临床视频脑电生理监测病例解析
Case Analysis of Clinical Video EEG Monitoring

主　审　黄远桂

主　编　刘永红　江　文　邓艳春

副主编　晋　琅　胡耿瑶　王晓丽

编　者（以姓氏笔画为序）

王　佳（商洛市中心医院）　　　　　张文娟（空军军医大学西京医院）

王　碧（空军军医大学西京医院）　　张歆博（空军军医大学西京医院）

王卫婵（空军军医大学西京医院）　　陈　泽（空军军医大学西京医院）

王则直（空军军医大学西京医院）　　陈蓓蓓（空军军医大学西京医院）

王金香（空军军医大学西京医院）　　郑　杰（河北医科大学第二医院）

王晓丽（空军军医大学西京医院）　　胡小静（空军军医大学西京医院）

邓艳春（空军军医大学西京医院）　　胡耿瑶（空军军医大学西京医院）

朱　江（空军军医大学西京医院）　　袁　娜（空军军医大学西京医院）

刘永红（空军军医大学西京医院）　　晋　琅（空军军医大学西京医院）

江　文（空军军医大学西京医院）　　潘远航（空军军医大学西京医院）

安文娜（空军军医大学唐都医院）

学术秘书　张歆博　张文娟

西北大学出版社
·西安·

图书在版编目（CIP）数据

临床视频脑电生理监测病例解析／刘永红，江文，邓艳春主编. —西安：西北大学出版社，2024.6

ISBN 978 - 7 - 5604 - 5393 - 4

Ⅰ．①临…　Ⅱ．①刘…②江…③邓…　Ⅲ．①脑电图—诊断 Ⅳ．①R741.044

中国国家版本馆 CIP 数据核字（2024）第 101325 号

临床视频脑电生理监测病例解析

LINCHUANG SHIPIN NAODIAN SHENGLI JIANCE BINGLI JIEXI

主　编	刘永红　江　文　邓艳春	
出版发行	西北大学出版社	
地　址	西安市太白北路 229 号	
邮　编	710069	
电　话	029 - 88303310	
网　址	http：//nwupress.nwu.edu.cn	
电子邮箱	xdpress@ nwu.edu.cn	
经　销	新华书店	
印　刷	陕西瑞升印务有限公司	
开　本	720mm×1020mm　1/16	
印　张	16.25	
字　数	285 千字	
版　次	2024 年 6 月第 1 版　2024 年 6 月第 1 次印刷	
书　号	ISBN 978 - 7 - 5604 - 5393 - 4	
定　价	88.00 元	

本版图书如有印装质量问题，请拨打 029 - 88302966 予以调换。

序 一

20世纪80—90年代开发与发展起来的数字技术，在脑电图及多导睡眠图中的开发与应用，对神经系统的癫痫、非癫痫性发作性疾病及睡眠障碍等的生理和病理生理等的研究及其在临床诊疗中的应用有着不可或缺的重要作用。

本书的大多数编者较长期地从事视频脑电图和多导睡眠图的工作，积攒了众多的典型病例。本书筛选出部分资料相对完整、诊断明确、经随访的案例，有的还节录了重要时段的实时脑电图或多导睡眠记录的视频，并结合回顾国内外相关最新文献资料及经典论述进行分析与讨论。此种先实践后理论的结构和表达形式，有助于读者对本书的内容有更容易、更深刻的理解和印记。本书对神经内外科、儿科等临床医师及从事脑电图、多导睡眠的医技同行有所裨益，是为善举。

近年来，随着国内外新兴的人工智能（artificial intelligence，AI）及视觉识别技术在医学领域的研究，希望通过本书对癫痫和睡眠障碍的识别与分析，能够更精准地判断癫痫发作及睡眠障碍的类型、严重程度、致痫区的定位，以及对癫痫性猝死预警等，为其提供更精准、更可靠的个性化治疗方案；也希望为我国脑电图、多导睡眠图等的规范操作、电子报告平台的应用与推广起到重要作用。

让我们一起在追求卓越中攀登，于缔造未来中创新。

黄远桂

2024 年 4 月 25 日

序 二

空军军医大学(原第四军医大学)是我的母校,从这里走出了黄远桂教授、吴立文教授、谭启富教授等多位癫痫和脑电图学界的老一辈专家学者,他们为我国培养了很多专业人才。黄教授的《临床脑电图学》是我初学脑电图时的"至尊宝典",我一直对黄教授心存感激与敬意。

西京医院神经内科在黄远桂教授的带领下,早在 20 世纪 70 年代就开展了临床脑电图工作,经过数十年的传承和发展,目前建立了较大规模的脑电生理监测中心,在脑电图和神经电生理的临床和研究方面积累了丰富的经验。本书提供了数十例或常见或罕见的视频脑电监测病例,涉及不同年龄和各种临床情况,并对每份脑电图病例进行了深入解析。这对脑电图专业人员的学习提高是一种很好的形式。

脑电图水平的提高不仅需要良好的设备,更有赖于记录操作的质量和分析判读水平,包括通过视频记录对临床症状学的观察判断及描述,以及临床医生对脑电图现象的理解和解读能力。在这些方面,本书中的很多病例值得我们更深入地分析思考和学习。在此感谢编者的杰出工作。

刘晓燕

2023 年 6 月 13 日

前　言

近年来，长程视频脑电监测技术在各级医院广泛应用，对癫痫及其他发作性疾病的诊断和鉴别诊断具有重要意义。空军军医大学西京医院神经内科脑电生理监测中心成立于 21 世纪初，在癫痫、睡眠障碍及相关的神经电生理领域有着比较深厚的积淀。本中心每年完成 5000 余例次长程视频脑电生理监测，开展了一系列临床和科研工作，积累了一些有趣的病例。《临床视频脑电生理监测病例解析》介绍了脑电图及睡眠监测相关基础知识，并在 2 万余例次病例中精心挑选了 60 余例临床案例，包括癫痫发作、非癫痫性发作及睡眠障碍等，重点分析病例的脑电生理特点。本书病例中有些病史及临床资料相对简单，但病例的临床症状及电生理特点经典、有趣、少见，尤其是一些非癫痫性发作、睡眠障碍类发作性症状的监测及诊治经验对于临床及神经电生理专业人员有一定帮助。

本书各节以患者临床及电生理特点为题，方便读者遇到类似病例进行快速查找。书中仔细分析了每个病例发作期及发作间期的神经电生理资料，一些发作期视频也是首次展示，有助于读者理解及判读。截至本书出版之时，我们提供的病例均经过至少两年的随访，做出的疾病诊断不一定完全准确，期望能够为神经电生理相关工作人员，如神经内外科医师、儿科医师、脑电图技师及睡眠监测技术人员等提供一定的参考。参与此书编写的人员多数来自西京医院神经内科脑电生理监测中心，还有少数非常优秀的进修人员和我的在读研究生。由于学术水平及专业知识有限，有些病例还需要更长时间随访，书中错误与不足之处在所难免，恳请批评指正，以便修改完善。

感谢我的导师黄远桂教授引领我走入癫痫和脑电图领域。在西京医院神经内科赵钢主任的大力支持下，西京医院较早在国内成立了规模较大的神经电生理监测中心。西京医院神经内科脑电生理监测中心所有的医、技、护人员为本书的出版付出了大量心血，还有我的研究生，他们刚刚接触这一专业不久，但他们的勤奋和钻研精神令我格外感动。

最后，感谢我的家人，是他们的理解和支持让我在自己热爱的专业上幸福地工作和学习。

刘永红

2023 年 6 月

阅图须知

　　本书中所有脑电图插图基本参数如无特殊说明，均采用低频滤波 0.3Hz、高频滤波 70Hz、陷波滤波 50Hz，灵敏度 10μV/mm，时间分辨率为 10s/p。肌电图（EMG）均采用体表双极导联，上肢肌电位于左右侧三角肌（L－ARM、R－ARM 或 L－Delt、R－Delt），下肢肌电位于左右侧股四头肌（L－LEG、R－LEG 或 L－Quad、R－Quad），低频滤波 53Hz、高频滤波 120Hz，灵敏度 7μV/mm。特殊部位 EMG 另有说明。心电图（ECG）采用双导心电，低频滤波 0.5Hz、高频滤波 70Hz，灵敏度 200～300μV/mm。一些病例的发作期视频可以通过扫描相应二维码进行观看。考虑到交流简便等，本书依然使用诸如 BECT、复杂部分性癫痫发作等术语。

目　录

第一章 基础知识

第一节 脑电图基础知识

一、电极的种类

脑电图（electroencephalogram，EEG）电极用于采集脑电信号。常规头皮 EEG 记录电极包括柱状电极（桥式电极）和盘状电极。柱状电极常用于短程 EEG 记录，在头皮与电极之间使用生理盐水等导电物质，以增加其导电性。盘状电极用于长程记录、睡眠记录及配合程度欠佳的儿童，通过专用电极膏和胶带将盘状电极牢靠固定于头皮。监测过程中应定时检查电极连接和阻抗情况，以尽量减少伪差，保证脑电监测质量。

二、电极系统

（一）国际 10 - 20 系统

根据国际脑电图学会的建议，头皮脑电图记录常规使用 10%~20% 系统确定电极的安放位置，简称国际 10 - 20 系统。国际 10 - 20 系统包括 19 个记录电极和 2 个参考耳电极。先在头部确定 4 个解剖点——鼻根、枕外隆突、双侧耳前点（耳前切迹处），由这 4 个点确定矢状线与冠状线，并以 10%~20% 的距离作为电极的间距。电极位置由英文字母和数字组成，左边为奇数，右边为偶数。每个字母的含义如下：

Fp：额极（frontal pole）；F：额（frontal）；C：中央（central）；P：顶（parietal）；O：枕（occipital）；T：颞（temporal）。如图 1 所示。

根据解剖位置，国际 10 - 20 系列的电极并未包括颞叶前部和底部，因此存在一定的局限性，现已更新为新版脑电图电极安放指南。

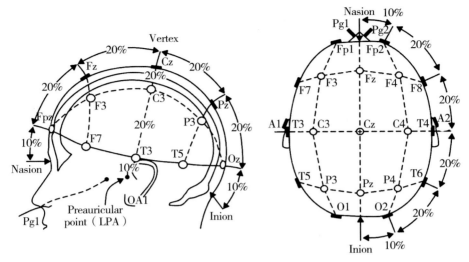

图 1　国际 10 - 20 系统脑电图电极安放位置

（二）改良的 10 - 20 系统

国际临床神经电生理联盟（International Federation of Clinical Neurophysiology，IFCN）在 2017 年更新了脑电图电极的安放指南[1-2]，建议在国际 10 - 20 系统的基础上，增加覆盖颞叶下部的 6 个电极——T9、T10（T7、T8 位置向下 10%）、F9、F10（T9、T10 位置向前 20% 或 F7、F8 位置向下 10%）和 P9、P10（P7、P8 位置向下 10% 或 T9、T10 位置向后 20%）；颞叶相关电极 T3、T4 修改为 T7、T8，T5、T6 修改为 P7、P8；共计 25 个脑电图电极（图 2），以此作为头皮脑电监测电极安放的最低标准。此外，该指南建议对于儿童患者也应遵照上述成人标准放置电极。

（三）国际 10 - 10 系统

国际 10 - 10 系统是在国际 10 - 20 系统基础上增加脑电图电极记录位置，以便更多覆盖功能脑区及更精准定位（图 3）。

三、电极安放位置的选择

目前推荐的标准脑电图电极安放并不能覆盖患者的全部大脑，如果高度怀疑患者为某个脑区相关的癫痫，通过国际 10 - 20 系统脑电图未监测到癫痫性电活动或需要精确定位癫痫灶，推荐使用完整国际 10 - 10 系统或更多的电极安放进行脑电监测记录，也可以使用高密度脑电图（64 ~ 256 电极）记录。但对于有些脑病、昏迷、全面性放电的患者，一般不需要特别增加脑电图电极就可帮助疾病的诊断。

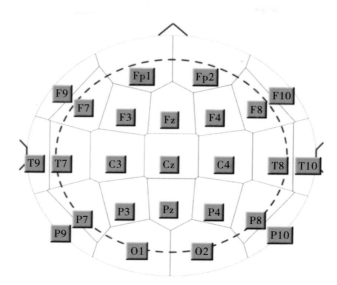

图 2 国际临床神经电生理联盟推荐的 25 个脑电图电极的放置位置及命名

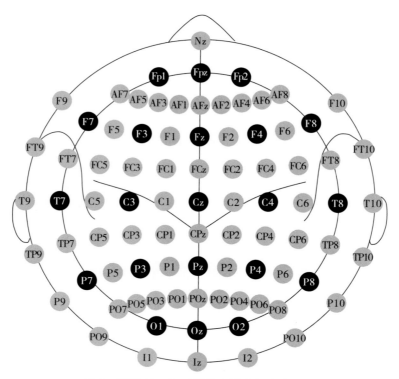

图 3 国际 10 – 10 系统脑电图电极安放位置

四、导联组合

常用的导联组合有耳垂参考导联、乳突参考导联、平均参考导联及双极导联(横联、纵联、环联)等，阅图时可根据需要合理选择不同导联。不同导联组合各有优势，简述如下：

(一)耳垂参考导联

耳垂参考电极是常用的脑电图参考电极位置，左、右耳垂分别标记为A1、A2，但导出的电位弱，容易受头部活动、侧卧位、血管搏动及颞区脑电活动的影响。

(二)乳突参考导联

乳突参考导联是将电极置于左、右耳后的乳突部位，分别标记为M1、M2。与耳垂相比，此部位不易受头部运动的影响，但脑电、血管搏动易对其产生干扰。

(三)平均参考导联

平均参考导联是将头皮的每个记录电极分别串联一个相同的电阻，再并联后作为参考导联。其优点是避免记录电极与参考电极之间距离不等、耳电极活化所带来的影响。

(四)双极导联

双极导联是将两个记录电极分别作为放大器的G1、G2端，反映两个记录电极间的电位差。常用的双极导联组合有纵联、横联和环联。其优点是精准定位病灶；但相邻的两个电极电压相同或距离过近时，会产生电压过低现象。

第二节 脑电图诱发试验

脑电图诱发试验的目的是诱发异常脑电活动，尤其是癫痫样放电，以提高脑电图检测的阳性率。对于能配合且没有明确禁忌的患者，睁-闭眼试验、过度换气试验和间歇性闪光刺激诱发试验是头皮脑电图的常规检查项目。其他诱发试验包括直立伸臂试验、睡眠诱发、药物诱发、惊吓刺激、躯体感觉或本体感觉刺激等。诱发试验应根据患者具体情况合理应用。由于脑电图诱发试验可能会给患者带来不适，甚至少见的不良影响，应提前让患者及家属充分了解该检查的必要性及可能的风险，并在获得知情同意的前提下进行[3]。我们推荐在长程视频脑电监测及视频多导睡眠监测前，安排患者或其法定监护人签署知情同意书，既保证患者的知情权，同时保证后期患者数据的合理应用（附西京医院神经内科脑电生理监测中心视频脑电图/睡眠监测及诱发试验检查知情同意书，见附录二，供参考）。

一、睁 - 闭眼试验

（一）操作方法

在光线适中的环境下行睁 - 闭眼试验（open - close eyes test），令患者保持清醒状态，闭眼放松保持 10 秒，然后睁眼 3～5 秒，再闭眼 10 秒，如此重复 2～3 次，观察脑波变化，尤其注意枕区脑波的反应。对于不能合作的婴幼儿，可由家长或检查者帮助患儿闭眼（手指轻按上眼睑）进行。对于有意识障碍或其他原因不能自行睁闭眼的患者，可以参考婴幼儿操作方法进行被动睁 - 闭眼试验。

1. 正常反应

一般在睁眼 1 秒以内，枕区节律受到抑制，称为 α 阻滞或枕区节律抑制。枕区节律抑制现象在出生后 5～6 个月时开始出现，随年龄的增长逐渐明显，6～10 岁抑制完全。盲人不会出现 α 阻滞。

2. 异常反应

在睁眼 1 秒以后 α 节律才出现阻滞称为潜伏时间延迟；闭眼 1.5 秒后 α 节律才出现称为后作用延长，目前其临床意义尚不明确。α 阻滞不完全或完全不抑制提示脑对光刺激的传导延迟或反应失常，常见于视力障碍，如白内障、屈光不正、青光眼、老年人黄斑变性、视网膜色素变性或枕叶病变，一侧改变更有意义。

（二）眼状态敏感测试

特殊的眼状态可以诱发癫痫样放电、癫痫发作，一些癫痫综合征存在特殊的眼状态敏感。

1. 合眼敏感

合眼敏感（eye closure sensitivity，ECS）是一种特殊的脑电现象，即在有灯光或自然光线的房间中嘱患者轻轻闭上眼睛，1～3 秒内可诱发脑电图异常放电，可以是广泛性的（多）棘慢复合波发放或局灶性癫痫样放电。这种异常放电持续时间可小于 1 秒（图 4）或持续数秒以上不等，随着闭眼时间延长，异常放电自行消失（图 5）。合眼敏感可见于眼睑肌阵挛、青少年失神癫痫、青少年肌阵挛癫痫（juvenile myoclonic epilepsy，JME）、枕叶癫痫等。对于合眼敏感相关的癫痫样放电持续时间，Duncan 和 Panayiotopoulos 等认为合眼敏感的异常放电持续时间为 1~4 秒[4-5]，国内杨等认为合眼敏感的异常放电持续时间不超过 5 秒[6]。我们的既往研究发现[7]，青少年肌阵挛癫痫患者合眼敏感诱发的异常放电时间最短不足 1 秒；而眼睑肌阵挛癫痫患者合眼敏感异常放电持续时间较长，可以长达 8 秒。以上提示，合眼敏感相关异常放电持续时间限制于 5 秒内的说法是否合适尚需商榷。有时短暂的瞬目也可诱发阵发性癫痫样放电，应注意鉴别。

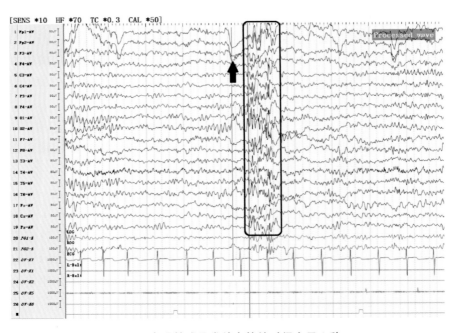

图 4 合眼敏感异常放电持续时间小于 1 秒

注：患儿，男，12 岁，诊断为青少年肌阵挛癫痫伴合眼敏感。患者合眼（箭头）1 秒内各导可见多棘慢复合波（黑框处），持续时间小于 1 秒。

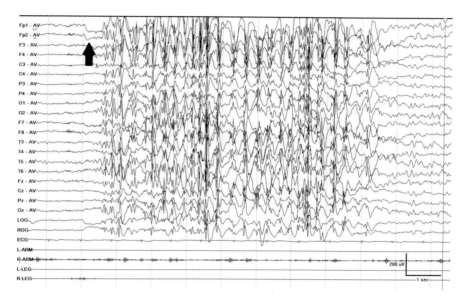

图 5　合眼敏感异常放电持续约 8 秒后消失

注：患者，女，20 岁，诊断为眼睑肌阵挛癫痫伴合眼敏感。清醒睁眼背景下，患者合眼（箭头）1 秒内各导出现阵发性棘慢波，持续约 8 秒后消失。

2. 闭眼敏感

闭眼敏感（eye closed sensitivity）是指闭眼 3 秒内脑电图出现异常放电，睁眼后立即消失。合眼敏感与闭眼敏感的鉴别：合眼敏感为闭眼 3 秒内脑电图出现癫痫样放电，持续闭眼状态下异常放电自行消失；而闭眼敏感诱发的癫痫样放电持续存在，直至睁眼后癫痫样放电消失（图 6）。对于闭眼敏感的患者，需要进一步测试确定是否存在失对焦敏感。

3. 暗敏感

暗敏感（scotosensitivity）是指患者处于完全黑暗的环境中，无论是闭眼还是睁眼状态，脑电图癫痫样放电持续存在；当黑暗环境解除，癫痫样放电消失（图 7）。脑电监测期间给予完全不透光的厚布充分遮盖双眼，可以实现暗敏感测试（脑电监测中心多个技术员测试确认暗敏感）。单纯的暗敏感比较少见。暗敏感诱发的癫痫样放电，可能是黑暗环境诱发，也可能是完全黑暗环境，患者处于失对焦状态，诱发癫痫样放电。因此，对于暗敏感的患者，推荐进行失对焦测试以确定是否存在失对焦敏感。

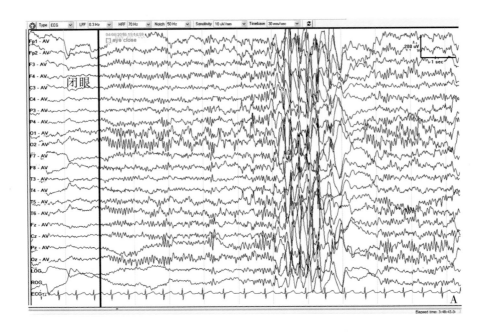

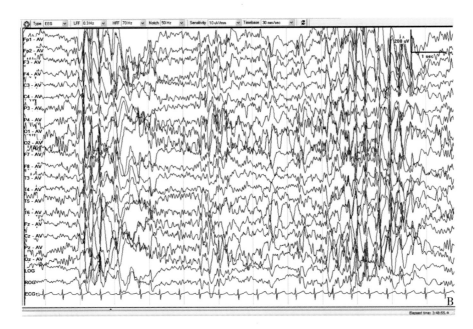

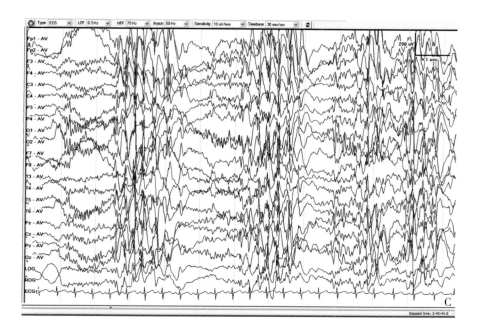

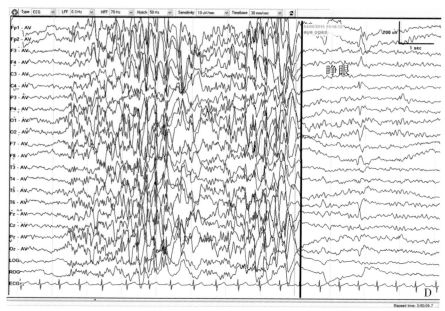

图 6 闭眼敏感

注：患儿，男，13岁，诊断为遗传性全面性癫痫伴闭眼敏感。闭眼时可见各导广泛性低波幅快节律、棘波、棘慢波、多棘慢复合波，持续约50秒，睁眼后消失。

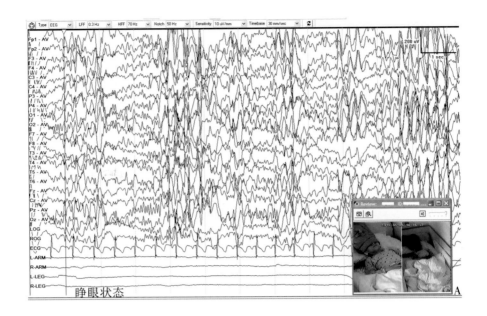

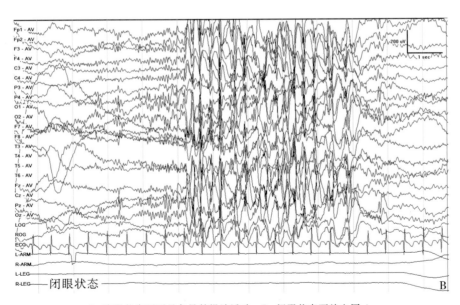

A. 睁眼状态下可见各导棘慢波活动；B. 闭眼状态下放电同 A。

图 7 暗敏感

注：患儿，女，8 岁，诊断为癫痫伴暗敏感。完全不透光的厚布遮盖患者双眼。

4. 失对焦敏感

失对焦状态是指中心视野失去有效的聚焦目标，与光线的明暗或"给－撤"状态无关。失对焦状态下，脑电图出现癫痫样放电为失对焦敏感（fixation-off sensitivity，FOS），可伴或不伴癫痫发作。FOS 多见于某些特发性局灶性癫痫（Gastaut 型儿童枕叶癫痫和 Panayiotopoulos 综合征）[8]，也可见于遗传性全面性癫痫（genetic generalized epilepsy，GGE）及家族性皮质肌阵挛震颤癫痫（familial cortical myoclonic tremor with epilepsy，FCMTE）。特发性全面性癫痫（idiopathic generalized epilepsy，IGE）患者在出现 FOS 期间，持续的脑电图异常放电可能伴随临床发作及短暂的认知障碍，应注意观察，必要时进行神经心理学测试，以确定 FOS 期间容易忽略的轻微认知障碍。目前认为，FOS 与视网膜小细胞通路兴奋枕叶及更多脑区有关，而闪光刺激光敏感与视网膜大细胞通路兴奋枕叶有关，二者可竞争性兴奋枕叶。但我们既往的研究发现，部分 IGE 及 FCMTE 患者可见 FOS 与光敏性共存，具体机制仍不清楚[9-10]。

（1）FOS 测试方法

目前推荐通过以下 3 种方法完成 FOS 测试：①在完全黑暗的房间内保持睁眼状态，脑电图出现癫痫样放电，而后令患者注视红色激光笔照射在墙面的光点时，癫痫样放电被抑制，即为 FOS；②嘱患者睁眼注视足以覆盖整个视野范围的白纸或白墙，脑电图出现癫痫样放电，而后令患者注视一个近距离（20cm）具体物象（如一支笔或一个小光点）并保持注视 30 秒，此时患者处于对焦状态，上述癫痫样放电被抑制，即为 FOS；③用透明胶带反复缠绕泳镜，保证佩戴该泳镜可以看到模糊的光但不能看清镜前物体，实现双眼失对焦状态，此时令患者睁眼注视前方，脑电图出现癫痫样放电，继续睁眼状态下摘除上述泳镜后，癫痫样放电消失，即为 FOS（参考图 43）。反复重复上述操作证实 FOS，但允许有一定适应性。

然而，在实践过程中，我们发现上述操作方法并不理想，比如患者在注视白墙或白纸时仍可对焦，并非失对焦状态，仅关灯后的房间内可能有仪器的指示灯或从门窗透光，不能实现完全黑暗的状态。经反复试验，本中心采用 FOS 测试方法如下：第一步，正常光照情况下，闭眼状态出现癫痫样放电，睁眼被抑制（闭眼敏感），怀疑 FOS；第二步，用完全不透光的厚布遮盖双眼（完全黑暗的环境），无论睁闭眼，脑电图均出现癫痫样放电，即为 FOS。也可以尝试以下方法：使用弱视斜视镜片压抑膜完全覆盖半透明泳镜的两面，佩戴泳镜后视力 <0.1，进行 FOS 测试效果最好，可

达到透光但无法对焦的状态。

（2）国际抗癫痫联盟（ILAE）推荐的 FOS 分级标准[11]

C 级（可疑 FOS）：闭眼出现癫痫样放电持续存在，睁眼消失（闭眼敏感）；推荐继续在黑暗状态或佩戴半透明护目镜进行脑电监测，或进行睡眠剥夺视频脑电监测。

B 级（可能的 FOS）：闭眼或佩戴半透明护目镜后癫痫样放电出现，视觉对焦后癫痫样放电消失，但上述症状不恒定。为了结果的恒定和确诊，推荐进行睡眠剥夺视频脑电监测，在晨醒时进行上述检查。

A 级（确定的 FOS）：一旦给予暗环境或佩戴半透明护目镜造成失对焦，癫痫样放电恒定出现。允许反复测试后出现一定程度的适应。

5. 瞬目敏感

瞬目敏感（blink sensitivity）是指眨眼后即刻出现癫痫样放电，常见于儿童良性癫痫伴中央颞区棘波（benign epilepsy of childhood with centro – temporal spike，BECT）。部分 BECT 患者或 BECT 变异型患者清醒时频繁眨眼，可诱发中央区为著的棘慢复合波（图 8A），严重时可扩散至各导，此时需注意通过呼叫患者等以确定是否有意识水平下降。

确定瞬目诱发，即确定癫痫样放电是由瞬目动作导致，需要确定瞬目诱发潜伏期的时限。国内刘等定义瞬目诱发的放电为额极瞬目正向偏转电位的波谷后 30~50 毫秒出现癫痫样放电[12]。一些国外学者认为，癫痫样放电在眨眼后的 70~100 毫秒出现；还有国外学者认为，瞬目诱发的放电在眨眼后的 100~200 毫秒内出现，但其具体的测量方法并未提及。本中心在具体实践中发现，如果按照额极瞬目正向偏转电位的波谷去测量，其诱发的癫痫样放电有可能会先于波谷出现，即在瞬目动作开始后出现癫痫样放电，而非完全闭眼后出现。因此，我们提出了瞬目诱发潜伏期（T）的概念（图 8B）。我们发现，瞬目诱发频繁时段的 T 值更短，而散发的瞬目诱发时段 T 值更长一些。

癫痫发作伴 Rolandic 区放电可见于 BECT，也可见于先天性脑外侧裂多微小脑回畸形、皮质发育不良、Rett 综合征等[12]。据本中心观察，瞬目诱发的 Rolandic 区放电最常见于 BECT 患者，瞬目敏感是否为 BECT 的特异性 EEG 特征，尚需更多病例观察确定。因此，笔者建议，对于 Rolandic 区有癫痫样放电的癫痫患者，可重复进行瞬目试验，以确定是否存在瞬目敏感，注意其间是否有轻微意识水平下降。目前关于瞬目敏感的相关研究较少，未来需大样本的研究以进一步明确其发生机制及临床意义。

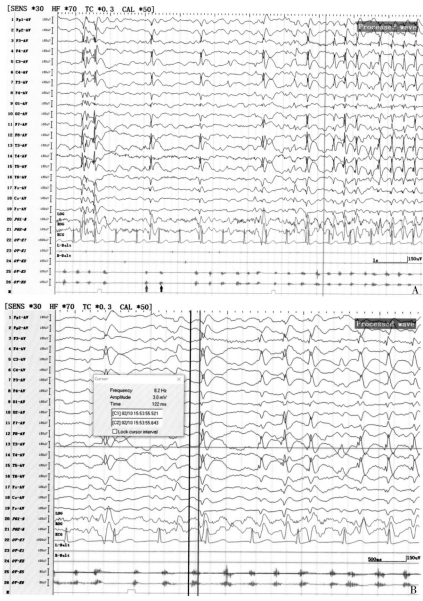

A. 瞬目敏感，清醒期可见瞬目诱发左侧 Rolandic 区放电（红箭头），但并不是所有瞬目均诱发癫痫样放电（黑箭头）。X5、X6 分别为左、右上睑提肌肌电导联。B. 瞬目诱发潜伏期，调整参数为 5 秒/帧，测量瞬目肌电起始（T1）至该瞬目诱发癫痫样放电起始（T2）之间的时限，定义为瞬目诱发潜伏期（T），即图中两条竖线的时间差（122 毫秒）。X5、X6 分别为左、右上睑提肌肌电导联。

图 8　瞬目敏感及瞬目诱发的潜伏期

注：患儿，女，5 岁，诊断为 BECT 变异型、瞬目敏感。

二、过度换气试验

（一）禁忌证及注意事项

急性脑卒中、大血管严重狭窄、短暂性脑缺血发作、烟雾病、严重心肺疾病、镰状细胞病、高颅压、临床情况危重患者及年老体弱者进行过度换气（hyperventilation，HV）试验需特别慎重。如果确需，应在专科医生评估后进行，且 HV 试验全程需有医护在床旁看护下进行，以保证患者安全。孕妇不推荐进行 HV 试验。

（二）操作方法

患者保持坐位或站立位，首先进行至少 1 分钟的平稳基础脑电图记录，测试时嘱受检者保持闭目状态连续进行 3 分钟深度呼吸，呼吸频率为 20～25 次／分，换气量为正常呼吸的 5～6 倍。如患者不能很好掌握呼吸节奏，可令其跟随节拍器做深呼吸。对配合程度较差的患儿，可通过引导其吹纸风车或纸条达到过度换气目的。

（三）应用

HV 诱发出的双侧对称性慢波为正常现象，如出现棘波、尖波等应结合临床资料综合评估。HV 试验是失神发作最有效的诱发试验，对于高度怀疑典型失神发作的患者，如 3 分钟 HV 未获得阳性结果，可将时间延长至 5 分钟，或休息 10 分钟后再重复一次 3 分钟的 HV。HV 阳性常见于儿童典型失神癫痫、青少年失神癫痫、肌阵挛失神癫痫等全面性癫痫综合征。一些局灶性癫痫患者也可出现 HV 诱发的癫痫样放电或癫痫发作，如枕叶癫痫（图 9）、颞叶癫痫及额叶癫痫（图 10）。我们的既往研究提示，HV 诱发局灶性癫痫发作在成人及儿童人群中均可发生。因此，不应忽视成年患者的 HV 诱发试验。我们的一些病例研究提示，HV 诱发试验呈阳性反应的局灶性癫痫患者似对抗癫痫发作药物治疗反应较好[13]。

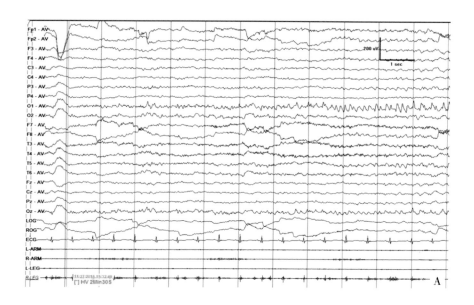

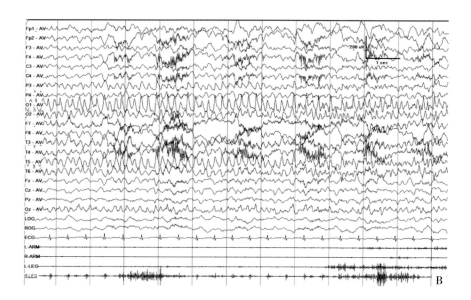

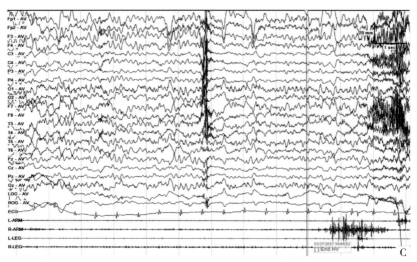

A. 左侧枕，中线枕导低幅 θ 波，逐渐演变为 6～7Hz 的尖形慢波节律；B. 频率稍减慢至 5～6Hz，波幅增高，扩散至后颞区；C. 异常波扩散至各导，可见 5～6Hz 慢波节律，其中左侧枕、中线枕导可见慢波中夹杂棘波。

图 9　枕叶癫痫

注：患者，男，26 岁，枕叶癫痫。HV 2.5 分钟患者出现视物模糊、呼之不应、深呼吸动作停止、低头并且身体向右倾倒。

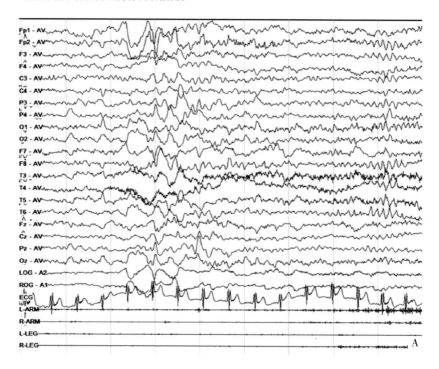

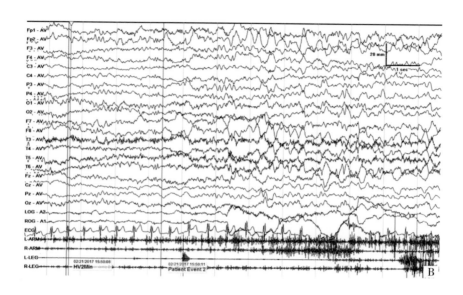

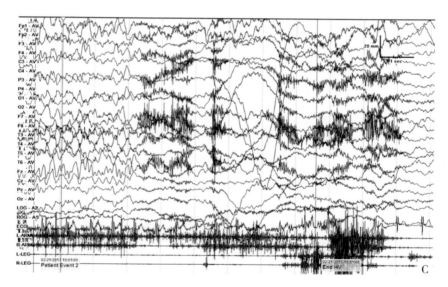

A. HV 2 分钟左右时右侧前额导起始的低幅快节律夹杂慢波；B. 右侧前额导波幅逐渐增高，2～3Hz 的慢波活动扩散至右侧颞导；C. 异常波扩散至各导为欠规则的慢波活动及肌电干扰伪迹。

图 10　额叶癫痫

注：患者，男，34 岁，额叶癫痫。HV 时可见患者动作停止、目光呆滞，继而头、眼向左侧偏转，之后出现双侧强直阵挛发作。

三、间歇性闪光刺激诱发试验

(一)测试前准备

间歇性闪光刺激诱发试验(intermittent photic stimulation – provoked, IPS)测试前应了解患者的相关信息,包括年龄(青少年为光敏感的高发年龄)、癫痫类型〔遗传性全面性癫痫、进行性肌阵挛癫痫(progressive my-oclonic epilepsy, PME)等癫痫性脑病,后者对低频闪光刺激敏感,注意刺激频率的选择〕及患者或家族成员是否有光敏感或癫痫病史等。

(二)测试方法

闪光刺激诱发试验应在较暗的环境中进行,室内环境的亮度以可清楚地观察到患者情况为宜。应在 HV 试验结束至少 3 分钟以后开始。患者应在清醒坐位状态下接受测试,闪光灯距离患者鼻根约为 30cm。青少年肌阵挛癫痫常常在觉醒后 2 小时内发作,推荐在醒后 2 小时内进行闪光刺激,以提高诱发的阳性率。极少数局灶性癫痫患者在闪光刺激过程中诱发出局灶性癫痫发作伴心搏骤停(见病例2),此时,应立即终止闪光刺激,必要时给予复苏急救以避免意外[14]。医护人员须全程在场观察,防止癫痫发作等导致患者受伤等意外事件的发生。

(三)刺激程序

首先进行刺激频率递增序列:1、2、8、10、15、18、20、25、40、50、60Hz;然后进行递减序列:60、50、40……1Hz。每个频率刺激持续 10 秒,间隔至少 7 秒。如在递增序列的某一刺激频率(如 15Hz)诱发出癫痫样放电,则停止递增刺激;然后从 60Hz 开始递减序列刺激,如在递减刺激的某一频率(如 40Hz)诱发出癫痫样放电,则终止试验,确定其光敏感的频率范围在 15 ~ 40Hz。如诱发出癫痫发作,则停止所有刺激程序。如怀疑某一频率可诱发光阵发反应,在停止 10 秒后可重复该频率刺激或给相差 1Hz 的频率刺激。对于一些癫痫性脑病患者,如进行性肌阵挛癫痫患者,对 IPS 有高度敏感性,尤其是低频时易出现光阵发反应(图 11),可以适当增加低频刺激频率,如 1、3、5、7Hz 等递增[15]。研究提示,IPS 是多种进行性脑病早期诊断的重要方法,建议对接受脑电监测的患者采用标准化 IPS 方法检测[16],包括婴儿和儿童患者。孕妇不推荐进行 IPS。

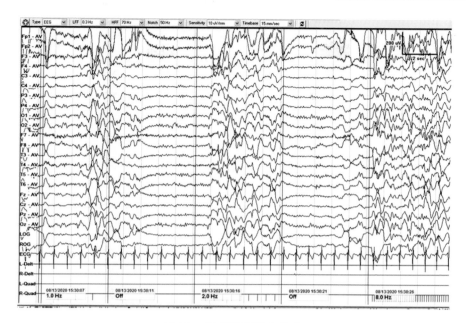

图 11 进行性肌阵挛癫痫

注：患儿，男，13 岁，PME。合眼状态下，1Hz、2Hz、8Hz 闪光刺激时脑电图各导癫痫样
放电。

（四）不同眼状态进行闪光刺激

推荐在睁眼、闭眼、合眼 3 种眼状态下分别进行以上序列的间歇性闪
光刺激，以提高阳性率并避免假阴性结果。本中心的研究提示，合眼状态
对闪光刺激最敏感，其次为闭眼、睁眼。少数癫痫患者 3 种眼状态对闪光
刺激均敏感，其潜在的临床意义尚需进一步研究。如一些患者难以完成 3
种眼状态下的刺激试验，闭眼刺激一般均可完成。对于不太合作的低龄儿
童，可以只进行睁眼刺激。

（五）IPS 正常及异常反应

1. 节律同化

节律同化（photic following）又称光驱动反应（photic driving response），
可分为基本节律同化及谐波节律同化，是 IPS 的正常反应。基本节律同化
为枕区可见与刺激频率相等的节律性脑波（图 12），谐波节律同化为刺激
后枕区脑波频率是刺激频率的倍数（图 13）。

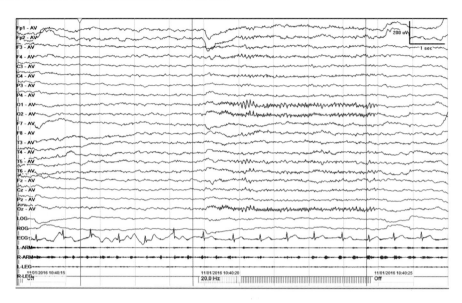

图 12　基本节律同化

注：患儿，男，14 岁，基本节律同化。合眼状态下，20Hz 闪光刺激期间，枕导的脑波频率
与闪光刺激频率相同。

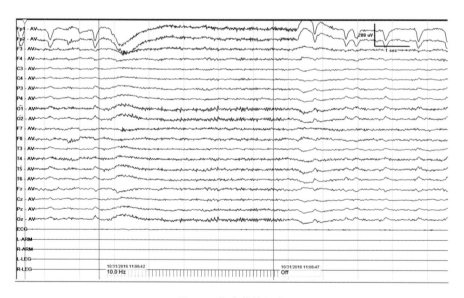

图 13　谐波节律同化

注：患者，女，23 岁，谐波节律同化。合眼状态下，10Hz 闪光刺激期间，枕导出现频率为
20Hz 的脑波活动，为闪光频率的 2 倍。

2. 光肌源性反应

光肌源性反应（photic – myogenic response）又称光肌阵挛反应，是由闪光刺激引起面部、头部或四肢肌阵挛性抽动，抽动与闪光刺激有锁时关系，EEG 表现为类似多棘慢复合波的肌电伪迹，刺激停止后消失，为非癫痫性肌肉抽动，应注意与癫痫发作鉴别。

3. 光电效应

光电效应（photoelectric effect）是由于光照到金属表面，金属内部电子被光激发产生一种电流，其本质上是一种伪差（图 14）。

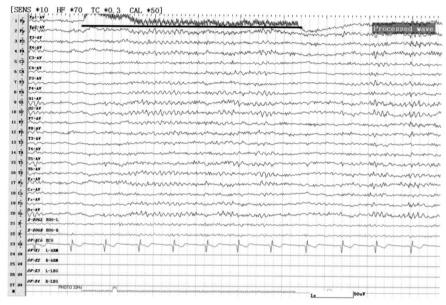

图 14　光电效应

注：患者，男，42 岁，光电效应。节律性闪光刺激引起 Fp1 出现与刺激频率相同的节律性伪差。

4. 光阵发反应

光阵发反应（photo paroxysmal response，PPR）即光敏性反应（photosen-sitivitiy response），为间歇性闪光刺激诱发出局灶或广泛性癫痫样放电（图15）。如果出现与之相伴的癫痫发作，则为光惊厥反应（photo convulsive response，PCR）。常见的光敏感频率为 8 ~ 25Hz。我们既往的观察发现，在合眼状态下，40Hz 以上闪光刺激更易诱发癫痫发作，应注意给予患者必要的保护。需要注意的是，癫痫样放电不一定与闪光刺激完全锁时，可以出现在闪光刺激时，也可以延迟于闪光刺激后出现。

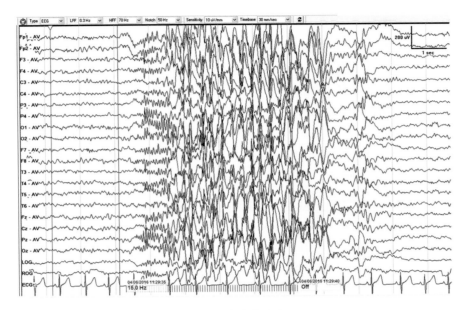

图 15　光阵发反应

注：患儿，男，15岁，癫痫，光阵发反应。合眼状态下15Hz闪光刺激诱发出各导棘波、棘慢复合波。

（六）其他视觉刺激

对电视、电子游戏或特殊图形敏感的患者，可通过平板电脑选择相应画面给予针对性刺激，以提高检查阳性率。

四、直立伸臂试验

（一）适应证

直立伸臂试验的主要目的是发现和诊断癫痫性负性肌阵挛和失张力发作，该发作类型主要见于学龄前至学龄期的儿童癫痫。

（二）测试方法

应在视频脑电图（video-electroencephalography，VEEG）监测下进行测试，肌电表面电极置于双侧三角肌和股四头肌表面，肌电图（electromyography，EMG）的带宽设置为53～120Hz。测试时令患者站立位（便于观察轻微短暂的下肢失张力），双上肢前伸平举，手心向下，使上肢维持张力的稳定，有助于发现负性肌阵挛或失张力等短暂肌电静息，临床则易于观察到上肢轻微短暂的失张力下垂。每次直立伸臂姿势保持数分钟直至患者不能坚持为止，休息数分钟后重复测试，至少重复 5 次。癫痫性负性肌阵挛在肌电图上表现为 50~400 毫秒的短暂电静息，与脑电图的高波幅棘波有锁时关系（图 16）。

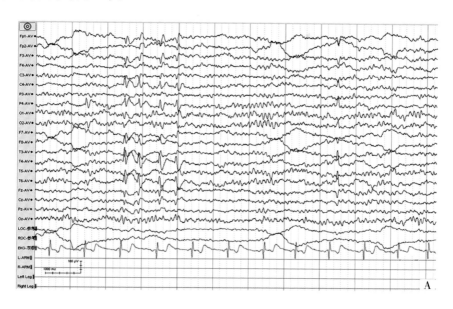

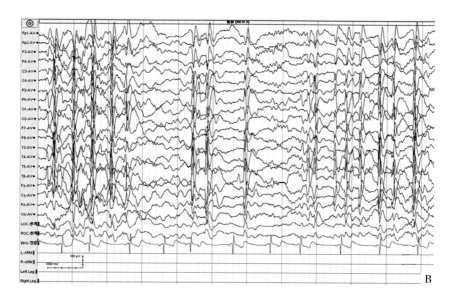

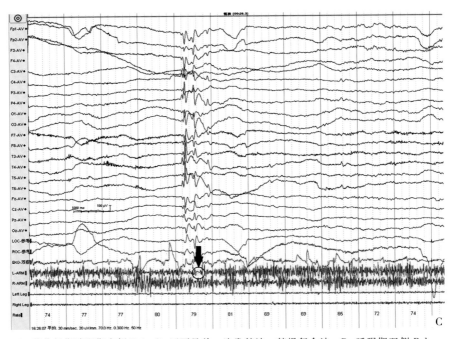

A. 发作间期清醒期右侧 Rolandic 区可见单、连发棘波、棘慢复合波；B. 睡眠期双侧 Rolandic 区（右侧显著）可见单、连发棘波、棘慢复合波；C. 患者直立伸臂试验时出现负性肌阵挛发作，表现为左侧上肢瞬间下垂，同步 EEG－EMG 可见右侧 Rolandic 区连发尖波、棘慢复合波，伴左侧上肢三角肌 EMG 出现短暂低平，持续约 200 毫秒，与右侧 Rolandic 区放电有明显锁时关系（箭头所指）。

图 16　慢波睡眠期癫痫性电持续状态（ESES）

注：患儿，男，12 岁，癫痫，ESES。

五、惊吓刺激诱发

（一）惊吓刺激

某些癫痫患者或非癫痫性发作的脑病患者，突然的惊吓刺激会诱发发作，临床常表现为肌阵挛发作、强直发作，少数继发双侧强直阵挛发作。触发因素多为各种突然的意外刺激，但是如果患者对刺激提前有心理防备时则不一定诱发出发作。刺激类型多数为听觉刺激，少数为触觉或视觉刺激。注意仔细询问病史，进行针对性诱发以明确发作性质。需要注意的是，惊吓诱发的发作不一定都是癫痫发作，需要结合发作期脑电图等综合分析。

（二）测试方法

推荐在 VEEG 监测下进行测试。清醒期在患者不注意的情况下给予突然的声音刺激（如敲打床栏杆、突然拍手）、触觉刺激（如触鼻试验、突然拍打背部）、视觉刺激（将某种物品突然呈现在患者眼前），此时观察患者的反应及同步脑电图改变。立位或坐位状态下更便于充分观察。由于惊吓性发作非常突然，动作幅度有时较大，应注意对患者的安全保护，并注意记录导线的长度以满足检查需要。

六、其他诱发试验

一些特殊的反射性癫痫，包括打麻将、高级思维活动、书写、进食等诱发的癫痫发作，可在脑电监测期间进行相关诱发。经药物治疗后的反射性癫痫，在复查脑电图期间推荐继续给予诱发，以判断治疗效果。在判读反射性癫痫发作时，需要仔细看图，如本中心曾经报道的一例进食性癫痫（见病例 20），患者自进食开始，脑电图出现全导癫痫样放电。癫痫样放电随着进食过程，频率增快，波幅增高，最后发生多次癫痫性痉挛或肌阵挛发作。此时，可以调整脑电图时间参数，以便清晰展示癫痫样放电的演变过程，确定是一种特殊的反射性癫痫。一些反射性癫痫不一定是在刺激后即刻诱发癫痫发作，可能需要较长时间的癫痫样放电募集后才出现临床发作，在 VEEG 监测期间可以通过给予多次刺激，关注刺激期间及刺激后的临床表现和脑电演变。

第三节　脑电图术语的应用

一、脑电图的基本术语

脑电图术语包括对单个波形和多个波形所构成的特定 EEG 模式的描述，脑波的描述内容包括频率、波幅、波形、位相、分布、出现方式和反应性等。

（一）频率、波幅及位相

频率是指 1 秒内相同周期的脑波重复出现的次数，根据不同频率可分为 α 节律（8 ~ 13Hz）、β 活动（14 ~ 30Hz）、θ 活动（4 ~ 7.5Hz）、δ 活动

（0.3~3.5Hz）、γ活动（>30Hz）。波幅是脑波波峰到波谷的垂直高度，反映的是两个电极的电位差。小儿及成年人的脑波波幅分级标准不同（表1）。位相又称时相，指脑波波形随时间变化与基线的关系。使用参考电极记录时，以基线为准，某一脑波的波峰向上为负相波，向下为正相波。有些脑波也可连续出现，如棘波、尖波可以正－负、负－正等连续的组合出现，这些称为双相性棘波或尖波。

表1　EEG波幅的分级

波幅	成人	小儿
低波幅	<20μV	<50μV
中等波幅	20~50μV	50~150μV
高波幅	51~200μV	151~300μV
极高波幅	>200μV	>300μV

（二）调节与调幅

调节是指脑波的基本频率出现的规律性与稳定性。在同一次记录中，左右相应部位频率相差不应大于0.5Hz，同一部位前后（1~3秒）相差不应大于1Hz，否则应视为调节差。调幅是指脑波基本频率的波幅变化规律性。清醒时枕区α节律，正常为波幅由低渐高至渐低，呈纺锤状（梭状），持续1至数秒。调幅不良表现为α波波幅持续无变化或波幅参差不齐。

（三）波形

波形是对单个脑波形态的描述，主要根据脑波的时限及形态划分，正常和异常的脑波形态包括正弦样波、弓形波、带切迹的波、双相波、三相波、多相波、尖波（70~200毫秒）、棘波（<70毫秒）、复合波（通常由棘波、尖波与其后的慢波构成，即棘慢、尖慢复合波）、重叠波、多形性波等。

二、脑电图报告术语

（一）癫痫样放电

癫痫样放电（epileptiform discharge，ED）一般指棘波、尖波、棘慢复合波、尖慢复合波、多棘慢复合波等阵发性脑电活动。上述异常脑电活动也可见于非癫痫患者和健康人群。脑电图报告中如果仅单一描述为"脑电图可见癫痫样放电"可能会出现误区，如一些小棘波或中线棘波等，可能是一种良性脑电图现象，但也见于一些癫痫患者，若笼统描述为癫痫样放电，可能会导致临床上的误诊误治。有些对癫痫疾病认识不够深入的医生，易错误地将癫痫样放电等同为癫痫，看到这样的描述，有时会把其他疾病误诊为癫痫。因此，在脑电图报告中应具体描述其出现的位置及波形，如左侧额、前颞导棘波、棘慢复合波等，有助于医生做出正确的临床判断。

在一些医院的脑电图报告中，常常可以看到这样的结论：左额导病理波。所谓病理是指疾病发生、发展的过程和原理。脑电图异常电活动的临床意义需结合患者的具体临床症状，以及异常电活动的波形、频率、部位等综合判断。脑电图异常电活动可出现在癫痫及其他神经系统或非神经系统疾病的患者，也可以出现在少数健康人中，不一定具有病理意义。因此，脑电图报告中应尽量避免出现病理波这类词语，以防止误导医生，导致患者接受错误或不适当的治疗，给患者及家属造成不必要的心理和经济负担；可以客观描述为某导棘波或尖波，至于这种棘波或尖波是否具有病理意义需结合临床综合判断。

（二）异常放电位置的描述

脑电图电极放置位点和覆盖的大脑区域之间并非一一对应的关系，尽量避免出现颞区（叶）、额区（叶）等异常放电的描述，描述为前颞导、后颞导等更为合适。特别需要注意的是，前颞导（F7、F8）对应的解剖学位置为额叶而非颞叶。国际临床神经电生理联盟脑电图电极安放标准指南（2017）中，新修改的命名法缺点是字母 P 表示顶叶的位置，而 P7、P8 对应颞叶后部。新的命名更侧重电极排列内部的逻辑，且与美国临床神经电生理学会的指南一致。电极的负相成分不一定提示对应的大脑区域或脑叶是异常放电的来源。负相波峰由切向源产生，可以位于不同的脑叶（如 Rolandic 区棘波产生于中央沟的前壁，即额叶，但我们往往看到顶导处于负相峰值）。依据指南及实际情况，19 导联头皮脑电图发作间期甚至发作期未见癫痫样或癫痫性放电的患者，可根据患者癫痫发作症状学科学地增加记录电极。如一例主诉为发作性发笑的患者，多次脑电监测，发作间期及发作期均未见异常，我们新增 6 个脑电通道，分别为 PG1、PG2（表面蝶骨电极）、T1、T2（接近前颞极部位）、F9、F10（位于 F7、F8 导联下方 2cm），新增电极覆盖了更多的额叶和颞叶，监测到发作期癫痫性放电（图 17）。

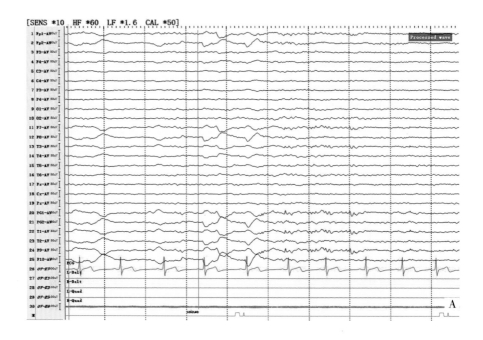

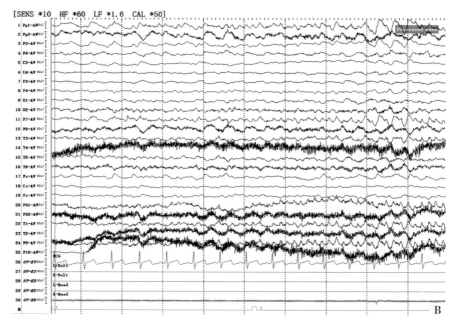

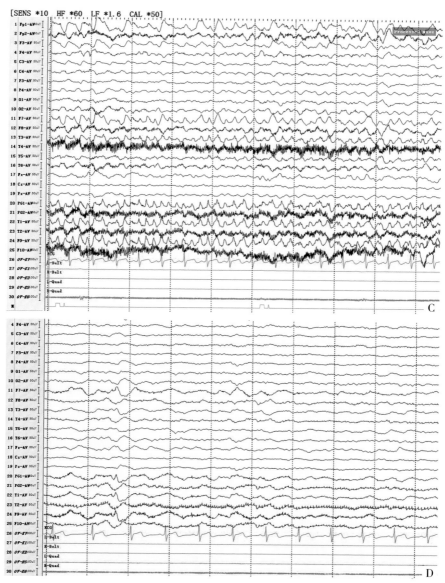

A. 左侧 PG1、T1、F9、F7、Fp1 导可见慢波活动上重叠棘波；B. 各导可见觉醒 α 背景，可见 PG1、T1、F9、F7、Fp1 导 2~3Hz 高波幅慢波活动；C. 逐渐演变为 4~5Hz 慢波节律，波幅增高，频率减至 2~3Hz 扩散至右侧，并可见大量肌电伪迹重叠在脑波上；D. 发作后期可见 PG1、T1、F9、F7、Fp1 导 1~1.5Hz 慢波活动及尖波。

图 17　癫痫发作期脑电图

注：患者，男，22 岁，癫痫。增加记录电极后脑电图改变如上，患者于快速眼动睡眠期突然发笑，嘴角右偏，伴右侧眼睑眨动、双下肢不自主运动，胸廓随发笑出现起伏动作，心率加快，持续约 1 分钟后缓解。

（三）发作期症状及脑电图描述

准确描述发作期的症状及脑电图改变对疾病的诊断至关重要。脑电图报告在对"发作"或其他异常电活动描述时，应注明时间、患者的状态（如清醒、闭眼、睁眼、具体睡眠分期等）、意识水平等，对同步 EEG 改变更应具体描述，综合判断发作性质。如睡行症的患者发作前脑电图背景表现为非快速眼动睡眠Ⅲ期的脑电图特点，即全导以 δ 活动为主，发作起始表现为极高波幅超同步化的 δ 活动。如果将睡行症"发作期"阵发性慢波也笼统描述为癫痫样放电或阵发性异常脑波，可能会误导临床医生做诊断。因此，在脑电图报告中应尽量避免出现"癫痫样放电"的笼统描述，详尽的异常脑波描述更有利于医生做出正确的临床判断。

第四节　脑电图的判读

一、判读顺序

脑电图的判读一般为视觉分析，其判读结果的准确性受判读者的理论知识、实践经验和思维方法等因素的影响[17]。一份完整的脑电图需要综合各方面的信息判断。

脑电图判读前，首先要了解患者的相关信息，包括检查目的、基本病史、临床诊断等。脑电图判读时需要关注以下三点：①选择合适的导联组合方法和脑电图的基本参数，包括灵敏度、高频滤波、低频滤波、时间分辨率等；②观察安静时的背景脑波、睡眠分期、各种诱发试验时脑电图的变化；③对于出现的异常脑波，确定波形、出现的部位及患者当时的状态，结合临床病史，注意伪差（心电图、肌电图、眼球运动等）的排除。脑电图判读应参照病史、症状、临床诊断及所用药物等情况进行综合分析，对脑电图的背景做出正常、界线、异常脑电图的判断。

二、伪差的识别

在脑电图记录中出现的任何来源于脑波以外的活动，包括来源于患者的生理性活动如肌电、躯体动作、心电活动、眼动电位；来源于电极的伪差，如电极障碍、阻值过高等，电磁感应和交流电干扰等；脑电图仪器本身包括放大器或电极故障以及在记录过程中由于技术操作错误而产生的各种失常图形。特别注意不要将伪差误判为异常 EEG。因此，在脑电图监测期间应尽可能减少伪差，注意识别伪差。

本中心收治的一例伴有癫痫发作的真菌性脑膜炎患者，行"右侧顶枕叶病灶切除术"后脑电图发作间期为右侧枕、中、后颞导为著持续性复合型慢波活动，监测期间左枕导亦可见间断出现阵发性复合型慢波活动，阅同步视频可见患者有抓挠左后枕的动作，通过仔细阅读脑电图及同步视频后发现左侧枕导复合型慢波活动与抓挠动作具有严格锁时关系，最终确定左侧枕导慢波为抓挠引起的伪差（图18）。

三、中央区 μ 节律及缺口效应

中央区 μ 节律是在清醒、安静状态下出现于一侧或双侧中央区（C3、C4）8～11Hz 的短至长程梳状节律，是一种负相尖而正相圆钝的波形，可左右交替或同时出现，睁眼时不被抑制，但可被对侧肢体主动运动抑制（图19），属于正常清醒期脑电图，应注意与顶、中央区的尖波、棘波鉴别。

缺口效应，也称缺口节律，多为成串出现。缺口节律也可单个出现，类似于尖波或棘波样波形（其后一般不跟随慢波，并不是癫痫样放电）。这些脑波并未形成节律，因此有学者提出缺口效应的概念。颅骨修补后有无缺口效应，与修补材料的电阻有关。当修补材料（钛网）电阻小于颅骨时，可记录到波幅较高、频率较快的缺口效应（图20）；当修补材料（自体骨）电阻与颅骨相当，可能记录不到此现象；当修补材料（聚甲基丙烯酸甲酯或聚醚醚酮）电阻大于颅骨时，头皮脑电图记录的脑波波幅及频率可能较对侧降低。缺口效应属于良性变异，应避免与大脑本身异常所致的异常脑波混淆[18]。

缺口效应需要与发作间期癫痫样放电、阵发性快波活动、β 活动、低波幅慢波活动及肌电伪差进行鉴别。因此，脑电图技术人员在完成脑电图报告时，需要对患者情况综合评估。

（1）判断颅骨是否异常，需要了解患者的病史（颅骨本身有无病变）、脑外伤史、手术史以及脑影像学检查。经过修补后的颅骨有时很难通过简单触诊被发现，详细地了解手术史和脑影像检查，如颅脑计算机体层成像（computed tomography，CT），可以明确上述问题。

（2）应用双极导联判读缺口效应更为合适。由于脑电活动在颅骨缺损处显著增强，缺损周围会突然减低（病理性脑波异常会有位置的过渡演变），即缺口效应仅仅出现在颅骨缺损处，不会向其他邻近脑区扩散，应用双极导联可以更好地显示缺口节律显著的空间分布特点。

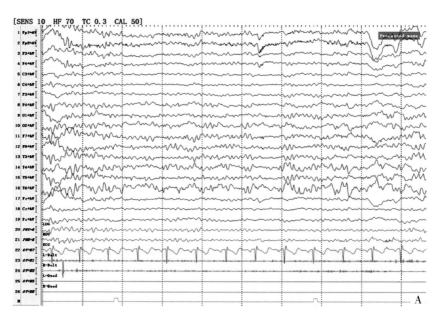

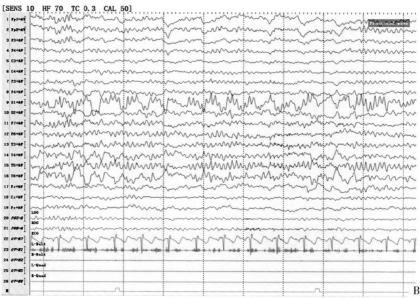

A. 发作间期可见右侧枕、中、后颞导为著持续性复合型慢波活动；B. 清醒闭目时左侧枕导突然出现2~3Hz复合型慢波活动，同步视频可见患者此时用手抓挠左侧枕部，动作停止后"慢波活动"消失，考虑为伪差。

图18 真菌性脑膜炎术后

注：患者，女，52岁，真菌性脑膜炎，右侧顶枕叶感染病灶切除术后。

（3）包括睡眠记录的长程脑电监测有助于区分缺口效应和癫痫样放电。常见的缺口效应是 α、β 和 μ 节律的变异脑波，因此，缺口效应在思睡期和睡眠期减弱或消失，相应睡眠分期的脑波出现（图 20）；非快速眼动睡眠对癫痫样电活动有易化作用，更容易被监测到，快速眼动睡眠对其有抑制作用。

（4）滤波参数的调整需要谨慎。降低高频滤波参数可以滤除较高频率的缺口节律，但是同时可能将类似的病理性棘波或尖波、肌电伪差滤除。如果选择合适的高频滤波参数，通常可以确定滤除的是肌电伪差，因为其频率更高；而且肌电伪差常出现在额区和颞区。滤除肌电伪差对看图是有帮助的，但是要小心将混在缺口效应中的癫痫样放电一起滤除。

（5）临床上，颅骨缺损合并相应部位脑组织异常并不少见，头皮脑电图在颅骨缺损区记录到的可能包括缺口效应、癫痫样放电及其他病理性慢波异常活动。缺口效应强调的是具有滤波效应的颅骨等电阻发生改变记录到的良性变异脑电图，而非脑本身异常所致。

目前没有任何研究证实对缺口效应需要给予治疗。但是癫痫性电活动和病理性异常慢波可以与缺口效应同时存在，掌握缺口效应的特征对于上述脑波的识别至关重要。

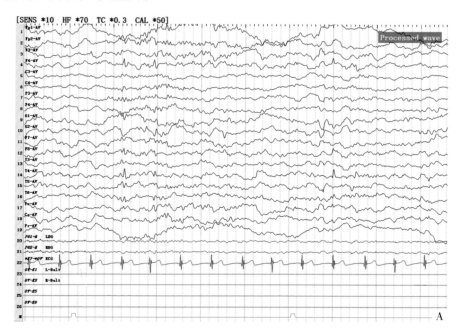

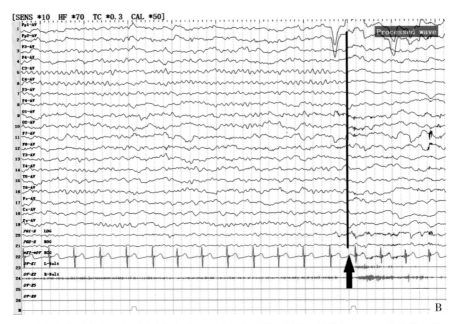

A. 发作间期右侧额、中颞导为著尖波；B. 清醒期可见双侧中央导为著 8～9Hz 节律波，考虑为中央区 μ 节律，视频可见患儿双上肢前伸，双侧 μ 节律被肢体活动抑制（箭头所指）。

图 19　癫痫患儿发作间期尖波和 μ 节律

注：患儿，男，3 岁，癫痫。

　　良性变异在正常人群中的出现率较低，目前判定为正常或临床意义不确定，因其形态上貌似异常，在临床上被误判的情况较多，应注意甄别。常见的良性变异型脑波包括缺口效应，还有 14Hz 和 6Hz 正相棘波、6Hz 良性棘慢波、中线 θ 节律、颞区节律性 θ 活动、婴幼儿中央区小棘波、睡眠纺锤波的变异型、门状棘波、成年人临床下节律性放电等。我们对良性变异的认识仍有不足，在阅图时应密切结合临床情况谨慎判断和解释。

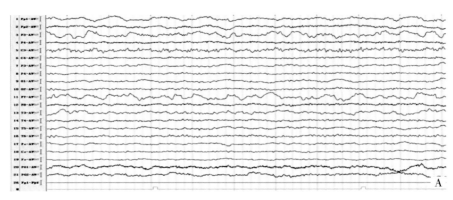

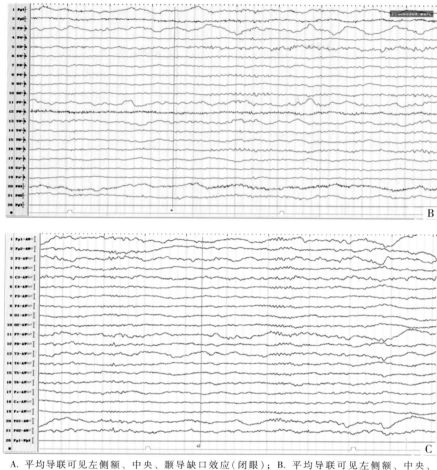

A. 平均导联可见左侧额、中央、颞导缺口效应（闭眼）；B. 平均导联可见左侧额、中央、颞导缺口效应，波幅减低（睁眼）；C. 非快速眼动睡眠Ⅱ期缺口效应，波幅较清醒期减低，同部位可见睡眠纺锤波。

图 20　缺口效应

注：患者，男，30岁，8年前脑外伤后行左侧额、颞叶钛网修补术后，症状性癫痫。

四、睡眠期脑电图

睡眠期脑电图可分为：①非快速眼动（non‑rapid eye movement，NREM）睡眠，包括Ⅰ期、Ⅱ期、Ⅲ期。Ⅰ期：α节律解体或减少、波幅降低、频率变慢、波形不规整、持续性差，逐渐出现顶尖波。Ⅱ期：纺锤波及K复合波（K‑complex）是该睡眠期的标志性脑波。Ⅲ期：在纺锤波的基础上出现高波幅慢波，或广泛性慢波活动。一些特殊的睡眠障碍性疾病，如睡惊症、睡行症等常发生于此睡眠期。②快速眼动（rapid eye movement，

REM)睡眠，可见低电压、混合频率的脑波活动，肌电水平低，有快速眼球运动。REM 睡眠期行为异常、睡眠相关痛性阴茎痉挛等常发生于此睡眠期。

夜间发作的额叶癫痫、颞叶癫痫等有时在症状上极易与睡眠中正常觉醒动作、睡眠障碍性疾病混淆，如本癫痫中心一例患者在 NREM 睡眠Ⅱ期出现微觉醒动作后继续进入睡眠，类似生理性觉醒，但同步脑电图上有发作期癫痫性放电，考虑为癫痫性觉醒(图 21)。另外一例额叶癫痫患者在睡眠中突然坐起，家属并不认为是癫痫发作，但结合病史、症状及发作期脑电图改变，确定为癫痫发作(图 22)。笔者建议，行脑电监测前应详细询问患者发作的时间，若为夜间睡眠期，应注意发作时脑电背景、睡眠分期及发作期脑电图的不典型改变(低波幅脑波或类 α 波)等。

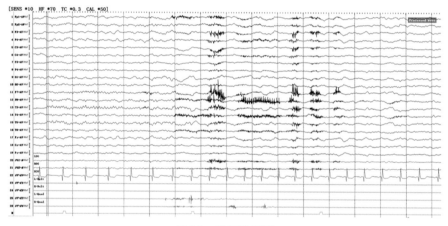

图 21　癫痫性觉醒

注：患者，男，22 岁，癫痫。EEG 可见 NREM 睡眠Ⅱ期背景，左侧前中、后、颞导 8 ~ 9Hz 节律波持续 6 秒后，视频见患者下肢微屈、四肢轻微活动后继续进入睡眠，考虑睡眠期癫痫性觉醒发作。

五、发作期脑电图的阅读

(一)发作期脑电图对确定癫痫发作类型的价值

发作时脑电图的演变及发作症状学对确定是否为癫痫发作、癫痫发作类型具有重要价值。同步视频监测有助于捕捉临床事件，尤其是患者及家属容易忽略的微小发作，视频脑电监测具有重要意义[19]。

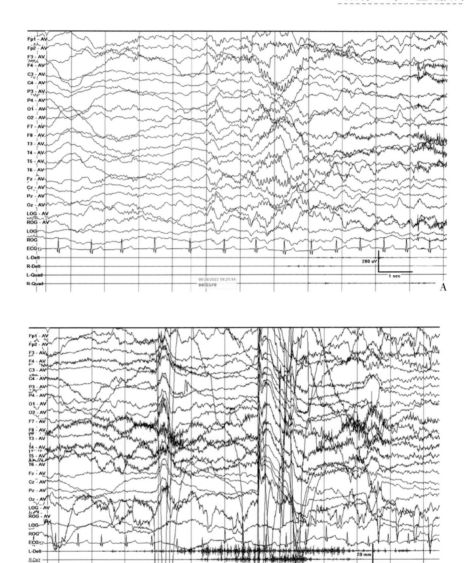

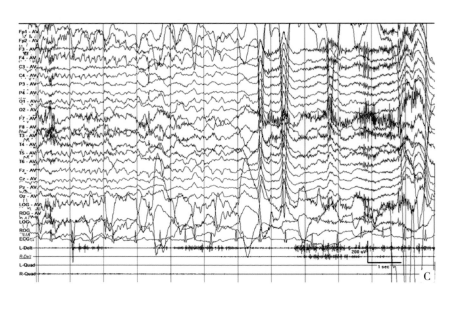

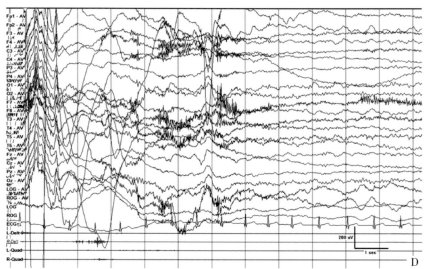

A. EEG 见 NREM 睡眠 Ⅱ 期背景脑波活动，右侧前额、额、中线额导为著 9~11Hz 节律性快波活动；B. 电压压低，为低波幅快波活动；C. 右侧前额、额、前颞、中央导可见 4~6Hz 慢波活动夹杂尖波、棘波；D. 频率逐渐减慢，右侧前额、额导 2~3Hz 慢波活动。

图 22　睡眠期癫痫发作

注：患者，男，17 岁，额叶癫痫。患者于睡眠中突然出现胯部左右扭动，继而双眼睁开、坐起、身体向右倾斜。家属将其扶至重新躺下后可与家属正常对话，其间轻微频繁眨眼。

（二）发作期脑电图特征及识别

发作期脑电图包括发作起始、演变、发作终止、发作后状态。发作期脑电图表现形式多样，表现为全导或局灶性突发的节律性脑电活动、背景活动减弱、尖波、棘波等。与发作间期不同，发作期脑电图更强调其频率、波幅和范围的时空演变。需要注意的是，对于部分性癫痫持续状态（epilepsia partialis continua，EPC）患者，包括发作性面部或肢体抽动及各种感觉性发作，其发作期头皮脑电图可能记录不到癫痫性放电，少数 EPC 患者发作期脑电图可以表现为责任脑区如中央导为著的单个棘波，癫痫性放电与肌电导联暴发有锁时关系。

（三）同步心电图、肌电图、眼电图等的特殊作用

临床上并非所有的发作性事件都是癫痫发作，如心源性发作、晕厥、阵发性运动障碍、异态睡眠等。需要注意的是，癫痫发作形式多种多样，有时其行为表现与正常行为难以识别，需通过视频脑电图仔细观察与分析判别。进行脑电监测前需告知患者和陪护家属脑电监测期间随时记录可疑癫痫发作，阅图时应仔细分析对应时间所记录的每一次事件。一部分非癫痫性发作与癫痫发作极为相似，准确的鉴别至关重要。例如心源性发作，其发作间期 EEG 通常无癫痫样放电，发作期脑电图出现慢波–电压抑制等改变（参见病例 23），阅图时应注意同步心电图是否有异常改变。故同步心电图、肌电图及眼电图等监测有助于确定发作性质。

参考文献

[1] SEECK M，KOESSLER L，BAST T，et al. The standardized EEG electrode array of the IFCN[J]. Clinical Neurophysiology，2017，128(10)：2070 – 2077.

[2] 张文娟，陈蓓蓓，沈晨曦，等. 国际临床神经电生理联盟脑电图电极安放标准指南(2017)解读[J]. 中华神经科杂志，2018，51(10)：854 – 856.

[3] 中国抗癫痫协会脑电图和神经电生理分会. 脑电图诱发试验技术标准[J]. Journal of Epilepsy，2022，8(1)：12 – 14.

[4] DUNCAN J S，PANAYIOTOPOULOS C P. The differentiation of 'eye closure' from 'eyes – closed' EEG abnormalities and their relation to photo and fixation – off sensitivity [M]//DUNCAN J S，PANAYIOTOPOULOS C P. Eyelid myoclonia with absences. London：John Libbey & Company，

1996：77 – 87.

[5] SENEVIRATNE U, COOK M J, D'Souza W J. Electroencephalography in the diagnosis of genetic generalized epilepsy syndromes[J]. Front Neurol, 2017, 8：499.

[6] 杨志仙, 蔡翔, 刘晓燕, 等. 合闭眼状态和光刺激对儿童癫痫样放电的影响[J]. 中华儿科杂志, 2008, 46(8)：579 – 584.

[7] 沈晨曦, 马瑞泽, 陈蓓蓓, 等. 合眼敏感相关癫痫的电临床研究[J]. 中华神经科杂志, 2019, 52(4)：321 – 326.

[8] DEDE H Ö, BEBEK N, EMEKLI S, et al. The clinical significance and electrophysiologic findings of fixation – off and closure of the eyes sensitivity：Data from a prospective unselected population [J]. Epilepsy Research, 2021, 170：106541.

[9] WANG X, ZHANG Y, ZHANG W, et al. The electroclinical features of idiopathic generalized epilepsy patients presenting with fixation – off sensitivity [J]. Epileptic Disorders, 2018, 20(6)：479 – 489.

[10] WANG X, WANG B, WANG J, et al. Characteristics of visual sensitivity in familial cortical myoclonic tremor and epilepsy[J]. Epileptic Disorders, 2021, 23(2)：366 – 375.

[11] KOUTROUMANIDIS M, ARZIMANOGLOU A, CARABALLO R, et al. The role of EEG in the diagnosis and classification of the epilepsy syndromes：a tool for clinical practice by the ILAE Neurophysiology Task Force (Part 1)[J]. Epileptic Disorders, 2017, 19(3)：233 – 298.

[12] 刘晓燕. 临床脑电图学[M]. 2 版. 北京：人民卫生出版社, 2017.

[13] 张文娟, 陈蓓蓓, 沈晨曦, 等. 过度换气在局灶性癫痫患者中临床及电生理研究 [J]. 神经损伤与功能重建, 2019, 14(10)：527 – 528, 540.

[14] KASTELEIJIN – NOLSTTRENITE D, RUBBOLI G, HIRSCH E, et al. Methodology of photic stimulation revisited：updated European algorithm for visual stimulation in the EEG laboratory[J]. Epilepsia, 2012, 53(1)：16 – 24.

[15] CANAFOGLIA L, GILIOLI I, INVERNIZZI F, et al. Electroclinical spectrum of the neuronal ceroid lipofuscinoses associated with CLN6 mutations[J]. Neurology, 2015, 85(4)：316 – 324.

[16] KASTELEIJN - NOLSTTRENITÉ D，MASTRANGELO M，SPALICE A，et al. Photosensitivity as an early marker of epileptic and developmental encephalopathies[J]. Epilepsia，2018，59(5)：1086 - 1087.

[17] 黄远桂，吴声伶. 临床脑电图学[M]. 西安：陕西科学技术出版社，1984.

[18] 朱江，晋琅，王碧，等. 缺口节律再认识[J]. 中华神经科杂志，2019，52(12)：1078 - 1080.

[19] 刘晓燕. 脑电图判读对癫痫诊断和治疗的影响[J]. 医学与哲学(临床决策论坛版)，2010，31(8)：13 - 15.

第五节　视频多导睡眠监测

一、电极安放

视频多导睡眠监测(viedo - polysomnography，V - PSG)是指在睡眠状态下连续进行实时视频录像并同时记录多个生理参数的技术，常规监测参数包括脑电、心电、眼动、肌电、胸腹式呼吸运动、鼾声、脉搏、血氧饱和度及体位等。本书主要介绍一些睡眠障碍类病例，涉及夜间视频多导睡眠监测、多次睡眠潜伏时间试验(multiple sleep latency test，MSLT)及清醒维持试验等，呼吸事件涉及较少。标准记录导联及佩戴方法如下：

(一)脑电图

脑电图电极安放参考国际 10 - 20 系统(图 23)。一般推荐记录导联应包括额(F3、F4)、中央(C3、C4)及枕导(O1、O2)，标准参考电极是左、右乳突导联(M1 和 M2)。睡眠纺锤波、K 复合波和慢波在中央导联均可记录到，α 波主要出现在枕导。如需要鉴别睡眠中发作症状是否为癫痫发作等，在进行 V - PSG 时，可增加 EEG 记录导联，以免因脑电图记录电极过少，遗漏癫痫样放电。带通滤波一般为 0.3~35Hz，灵敏度 10μV/cm，时间分辨率一般采用 30 秒/帧[1]。

(二)眼电图(electrooculogram，EOG)

眼动电极通常安放在眼睛外角——左、右眼外眦处。眼动电极以对侧乳突为参考电极(ROC - M1 和 LOC - M2)，为监测垂直和水平眼球运动，通常采取一上一下的安放方式，M1 和 M2 分别置于左眼外眦下 1cm 处和右眼外眦上 1cm 处，可记录到眼球向不同方向运动时在 EOG 产生的电位极性偏转（图 24）。眼球运动类型主要包括眨眼眼球运动、缓慢眼球运动（清醒闭眼、思睡期及 NREM 睡眠 I 期）、快速眼球运动及阅读性眼球运动。带通滤波一般为 0.3～35Hz 或更高，灵敏度 10μV/cm。

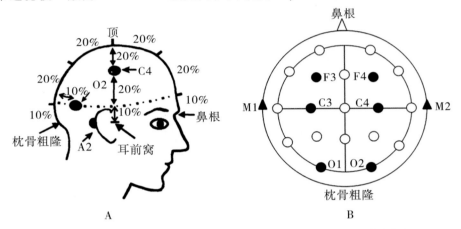

A. 国际 10－20 系统电极安放比例；B. 视频多导睡眠监测脑电图电极安放位点。

图 23　脑电图电极安放

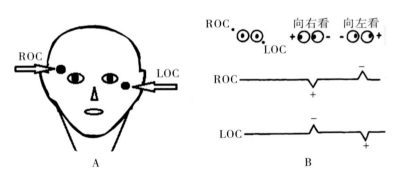

A. 眼动电极安放位置示意图；B. 眼球运动电位偏转。

图 24　眼动电极安放及电位偏转

（三）下颌肌电图（electromyography，EMG）

通常使用 3 个盘状电极置于皮肤表面，形成 2 个双极导联（Chin2 - Chin1 和 Chin3 - Chin1）。Chin1 位于中线下颌骨下缘上 1cm，Chin2 位于下颌骨下缘下 2cm 中线右旁开 2cm，Chin3 位于下颌骨下缘下 2cm 中线左旁开 2cm，阅图时可只显示 Chin2 - Chin1。带通滤波 10～100Hz 或更高，灵

敏度 $20\mu V/cm$，可根据阅图需要进行参数调整。

（四）心电图（electrocardiogram，ECG）

通常使用 2 个盘状电极，负极安放于右锁骨上窝与右下肢轴线延长线交会处，正极安放于左胸廓下方第 6、7 肋间与左下肢轴线延长线交会处。带通滤波 0.3~35Hz，灵敏度降至 EEG 的 1/200~1/50 或 1mV/cm，可根据阅图需要进行参数调整。

此外，标准多导睡眠监测中需要监测呼吸运动和气流、体动、指脉氧、体位等，可根据需要及仪器配备选择呼吸流速计、热敏换能器或经鼻压力信号、胸腹带、双侧胫前肌 EMG。一些特殊的睡眠障碍性疾病，如睡眠中咬舌、脊髓固有肌阵挛、颈肌阵挛等，肌电电极需根据发作症状合理安放，参见后文病例。体位监测可指示左、右、仰、俯和直立等不同体位，结合睡眠呼吸事件可观察不同体位与睡眠呼吸暂停的关系。

二、睡眠分期及结构

（一）睡眠分期

根据脑电图、眼电图及下颌肌电图，睡眠分为 NREM 睡眠和 REM 睡眠。NREM 睡眠分为 Ⅰ、Ⅱ、Ⅲ 期，其中 Ⅰ~Ⅱ 期称为浅睡眠，Ⅲ 期称为深睡眠或慢波睡眠（slow wave sleep，SWS）。美国睡眠医学学会（American Academy of Sleep Medicine，AASM）发布的睡眠判读指南中，将 NREM 睡眠中的 Ⅲ 期和 Ⅳ 期合称为 NREM 睡眠 Ⅲ 期，不再做进一步划分[1]。睡眠分期采用逐帧判读、逐帧分期的原则，从记录开始以 30 秒为一屏连续进行睡眠分期。每个时间段所属的睡眠分期由该时间段内占据大部分时间的分期所决定[1-3]，如果在 1 帧中存在 2 个或 2 个以上睡眠分期时，则哪一期占主导就将这一帧判读为该期（图 25）。识别某些特征性脑电图模式是睡眠分期最基本的要素，如觉醒期 α 波；NREM 睡眠 Ⅰ 期标志性顶尖波，NREM 睡眠 Ⅱ 期纺锤波和 K 复合波，NREM 睡眠 Ⅲ 期慢波；REM 睡眠期锯齿波、特征性眼电图等。

1. 清醒期（W 期）

W 期睁眼时 EEG 特征为高频率、低电压的脑电活动，以 α 和 β 频率为主；可出现快速眼球运动和眨眼（频率 0.5~2Hz 的垂直运动）；闭目后枕导可见显著的 α 活动，也可出现缓慢眼球运动；下颌 EMG 波幅相对较高（图 26）。

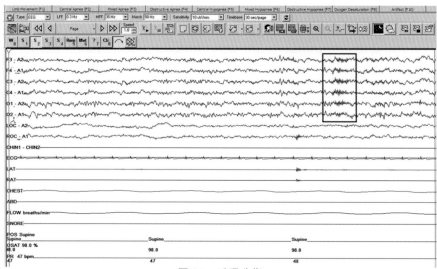

图 25 睡眠分期

注：患者，男，25 岁，入睡后由 NREM 睡眠Ⅰ期逐渐进入 NREM 睡眠Ⅱ期。此帧前 2/3 时段为 NREM 睡眠Ⅰ期，此帧后 1/3 时段出现睡眠纺锤波（黑框处），提示进入 NREM 睡眠Ⅱ期，此帧以 NREM 睡眠Ⅰ期波形为主，判定为 NREM 睡眠Ⅰ期。

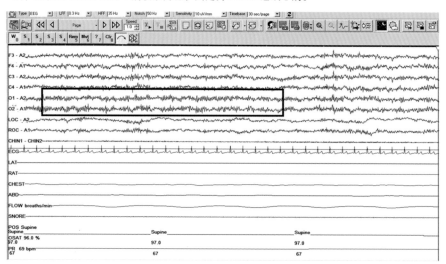

图 26 清醒期可见枕导 α 节律（黑框处）

2. NREM 睡眠Ⅰ期（N1 期）

N1 期 α 活动在一个时间段内所占比例小于 50%，主要以低电压、混合频率波型为主，有 θ 活动，以顶尖波为特征性脑波出现，缓慢眼球运动。下颌 EMG 与清醒状态相当或稍低（图 27）。

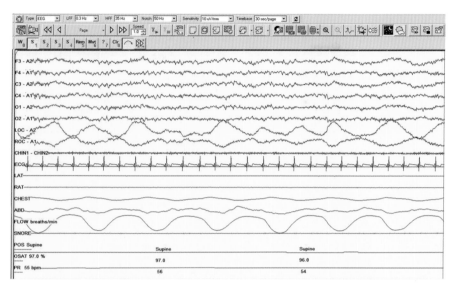

图 27　NREM 睡眠 I 期以低电压、混合频率脑波为主，缓慢眼球运动

3. NREM 睡眠 Ⅱ 期（N2 期）

N2 期为相对低电压混合频率波，频率慢于 N1 期，出现特征性脑波：K 复合波、睡眠纺锤波。眼球运动通常消失。下颌肌 EMG 波幅多变，但通常低于 W 期（图 28）。

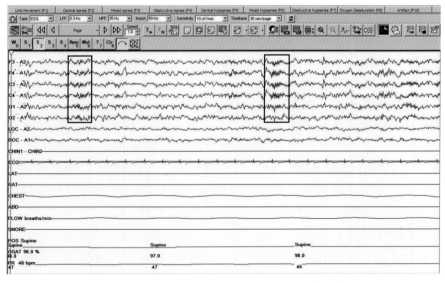

图 28　NREM 睡眠 Ⅱ 期可见特征性睡眠纺锤波（黑框处）

4. NREM 睡眠Ⅲ期（N3 期）

N3 期以 0.5~2Hz δ 活动为主，正负波峰之间的波幅 >75μV，主要出现于额导。N3 期仍可见睡眠纺锤波，眼球运动少见。下颌肌 EMG 波幅通常比 N2 期低，有时与 REM 睡眠期相似（图 29）。

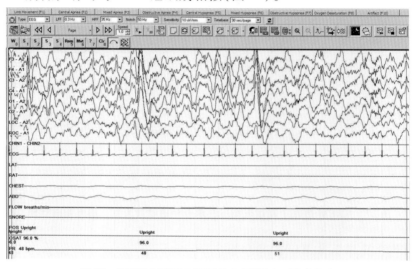

图 29　NREM 睡眠Ⅲ期可见各导联以 δ 活动为主

5. REM 睡眠期（R 期）

R 期为低电压混合频率波，与 N1 期相似，可间断出现慢 α 频率波、中央区为著的 2~6Hz 锯齿波，且经常在 REM 暴发之前出现。下颌肌 EMG 波幅较其他睡眠阶段低，通常是整个记录期间的最低值（图 30）。眼电导联可见快速眼球运动波，它是 R 期睡眠的标志。

6. 觉醒

觉醒是可能导致清醒或仅引起一过性睡眠中断的短暂现象。EEG 频率突然改变，出现持续至少 3 秒的 α、θ 波和（或）>16Hz（不包括睡眠纺锤波）的脑电活动，此前至少有 10 秒稳定睡眠，即可判定为觉醒（图 31）。REM 睡眠期判定觉醒要求在 EEG 频率改变时，下颌肌 EMG 波幅升高至少持续 1 秒。如果在睡眠期出现觉醒反应后，脑电改变为 α 波及快波活动持续超过 15 秒，则判定为 W 期。

（二）睡眠结构

睡眠结构包括对睡眠的数量、组成和质量特点进行描述，总睡眠时间在各睡眠期的分配。睡眠结构随着年龄变化而变化。其中需要分析多种参数，具体如下：

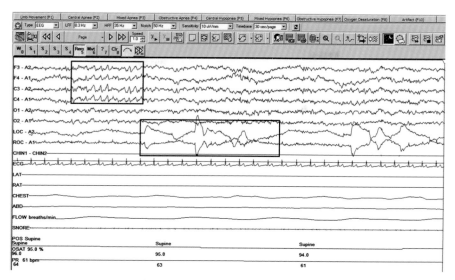

图 30　REM 睡眠期可见锯齿波（上部黑框），其后见快速眼球运动（下部黑框）

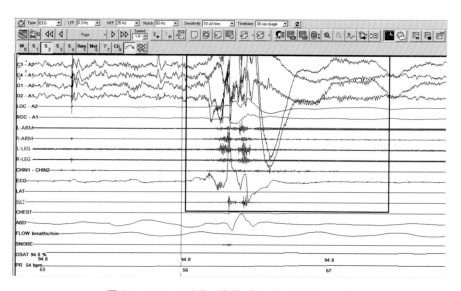

图 31　NREM 睡眠 I 期体动之后可见觉醒反应

注：各导联出现基线漂移及伪差，EEG 变为 α 节律持续约 10 秒。

　　总记录时间（TRT）：多导睡眠监测（PSG）记录开始（关灯）至记录结束的时间。

　　总睡眠时间（TST）：实际入睡总时间，包括 N1、N2、N3 期和 REM 睡眠期。成人总睡眠时间 360~550 分钟为正常。

睡眠效率：总睡眠时间与总记录时间之比（TST/TRT），正常参考标准为80%以上。

睡眠潜伏时间：也称入睡潜伏时间，指从PSG记录开始至出现第1帧睡眠期的时间。正常睡眠潜伏时间为10~20分钟，青壮年睡眠潜伏时间超过30分钟为入睡困难，老年人睡眠潜伏时间会延长。

REM潜伏时间：从睡眠开始到第1帧R期睡眠出现的时间，正常范围是60~90分钟。

睡眠觉醒次数：全夜睡眠中的觉醒次数（正常<2次），有些睡眠实验室计算全夜睡眠中觉醒总时间（正常<40分钟）。

睡眠阶段转换次数：每100分钟NREM睡眠内不同阶段的转换次数、全夜内NREM与REM睡眠的转换次数，用于判断睡眠稳定性。

睡眠各期的比例：青年人N1期占比通常为5%~10%，N2期占50%~60%，N3期占15%~20%，R期占20%左右。不同年龄各期占比差异很大。成人随着年龄增长，N1、N2期睡眠延长，而N3、R期睡眠缩短。此外，身体状况和疾病因素会使睡眠结构变得复杂。

三、多次睡眠潜伏时间试验

MSLT是睡眠监测的一部分，是通过让患者白天进行一系列的小睡来客观判断其白天嗜睡程度的一种方法。美国睡眠医学学会推荐的具体操作方法为：在1天内进行5次小睡试验，分别于上午10时、中午12时、下午2时、下午4时、下午6时开始，每次间隔2个小时。需要注意的是，MSLT需在前一夜多导睡眠监测完成之后进行，这对于明确白天嗜睡的原因具有重要意义，严重的睡眠呼吸暂停综合征、夜间频繁的周期性腿动障碍等均可出现MSLT检查阳性。监测参数包括EEG、下颌肌电图、眼电图、心电图及口鼻气流。保持房间昏暗，每次要求患者在熄灯后才能开始入睡，时限为20分钟。一旦进入睡眠，可延长15分钟继续观察患者是否进入REM睡眠。如果患者没有在20分钟内入睡，或者在第一个明确的REM睡眠时间段出现之后，则应停止小睡试验。每次小睡试验结束后，要求患者起床并保持清醒直至下一次小睡开始。

观察参数包括每次小睡的睡眠潜伏时间（从熄灯后到第一个任意一期睡眠开始的时间）及REM潜伏时间（从进入睡眠后到第一个REM睡眠开始的时间）。正常人平均睡眠潜伏时间超过15分钟，5次小睡中15分钟内进入REM睡眠的次数是0~1次。如果平均睡眠潜伏时间≤8分钟并且5次小睡中出现 2 次或 2 次以上 REM 期始发睡眠（入睡 15 分钟内出现 REM 睡眠）为异常，多见于发作性睡病。为确定疾病诊断，排除药物干扰，一般推荐在夜间多导睡眠检查和 MSLT 之前 2 周应停用任何可能影响睡眠潜伏时间或者 REM 潜伏时间的药物。注意科学解读 MSLT，需要联合分析前一夜多导睡眠图，注意前一夜睡眠质量是否会影响第 2 日 MSLT 检查结果（图 32）。

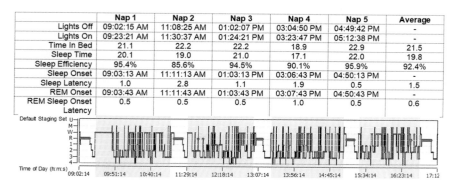

	Nap 1	Nap 2	Nap 3	Nap 4	Nap 5	Average
Lights Off	09:02:15 AM	11:08:25 AM	01:02:07 PM	03:04:50 PM	04:49:42 PM	-
Lights On	09:23:21 AM	11:30:37 AM	01:24:21 PM	03:23:47 PM	05:12:38 PM	-
Time In Bed	21.1	22.2	22.2	18.9	22.9	21.5
Sleep Time	20.1	19.0	21.0	17.1	22.0	19.8
Sleep Efficiency	95.4%	85.6%	94.5%	90.1%	95.9%	92.4%
Sleep Onset	09:03:13 AM	11:11:13 AM	01:03:13 PM	03:06:43 PM	04:50:13 PM	
Sleep Latency	1.0	2.8	1.1	1.9	0.5	1.5
REM Onset	09:03:43 AM	11:11:43 AM	01:03:43 PM	03:07:43 PM	04:50:43 PM	-
REM Sleep Onset Latency	0.5	0.5	0.5	1.0	0.5	0.6

图 32 白天多次睡眠潜伏时间试验

注：患儿，女，8 岁，发作性睡病。白天 MSLT 阳性：5 次小睡均入睡，平均睡眠潜伏时间 1.5 分钟，5 次均进入 REM 睡眠期。

四、清醒维持试验

清醒维持试验（maintenance of wakefulness test，MWT）是在一个特定环境中一段时间内，检测患者维持觉醒的能力，用于有效客观评价患者白天的嗜睡程度[4-5]。在接受 MWT 评估前，患者需要保持规律的睡眠觉醒作息及保证充足的睡眠时间。在检查前，需要进行整夜 PSG。美国睡眠医学学会推荐采取 4 个 40 分钟的试验方案，4 次试验之间每次间隔 2 小时，通常在患者清晨醒来之后的 1.5~3 小时（9：00 或 10：00）开始进行。

睡眠监测室条件：监测室应保持安静、温度适宜，应尽可能隔绝外部光线。房间内可用一盏 7.5W 的夜灯作为光源，光源应置于患者头后，使光线在其视野之外。嘱患者坐在床上，背部和头部可倚靠着床头（软枕），以免颈部屈伸不适。每次试验前，应询问患者是否需要去卫生间。建议第 1 次试验前至少 1 小时进食少量早餐，第 2 次中午试验结束后立即进食少量午餐。标准化指导语为："请安静坐着，尽可能保持清醒，直视前方，不要直视灯光。"测试当天禁止患者接触咖啡因、香烟及强光。患者不宜采用唱歌、摇摆、拍打面颊或其他刺激性措施来保持觉醒。

MWT 常规记录的导联组合包括额、中央及枕导 EEG、左右 EOG、下颌 EMG 及 ECG，每次监测开始前应进行生物标定。MWT 评估参数包括睡眠潜伏时间及进入睡眠的次数。如果试验中患者未入睡，可于 40 分钟后结束试验，或在出现明确睡眠后结束试验。明确睡眠定义为：连续 3 帧 N1 期睡眠或任何 1 帧其他期睡眠。记录 4 次监测的睡眠开始时间和结束时间，分析睡眠潜伏时间、睡眠结构并计算平均睡眠潜伏时间（mean sleep latency，MSL）。

目前缺乏公开发表的 MWT 标准值报告。一项健康人群 MWT 系统性研究发现，应用 40 分钟方案，42% 的受试者在 4 次 40 分钟的试验中能够全程保持清醒。97.5% 的正常人 MSL > 8 分钟。MSL ≤ 8 分钟为异常，但 MSL 在 8~40 分钟意义不确定。"正常"MWT 的结果并不一定能够保证工作中不出现困倦。保持警觉能力（不同于维持清醒能力）可能与治疗的依从性、既往总睡眠时间、药物不良反应和昼夜节律因素等有关。值得注意的是，同 MSLT 的睡眠潜伏时间相似，MWT 的睡眠潜伏时间随着年龄的增长而延长。

参考文献

[1] BERRY R B, ALBERTARIO C L, HARDING S M, et al. For the American Academy of Sleep Medicine. The AASM Manual for the Scoring of Sleep and Associated Events: Rules, Terminology and Technical Specifications [M]. Version 2.5. Darien, IL: American Academy of Sleep Medicine, 2018.

[2] RECHTSCHAFFEN A, KALES A. A manual of standardized terminology techniques and scoring system for sleep stages of human sleep[M]. Los Angeles: Brain Information Service/Brain Research Institute, UCLA, 1968.

[3] WOLPERT E A. A manual of standardized terminology, techniques and scoring system for sleep stages of human subjects[J]. Electroencephalography & Clinical Neurophysiology, 1969, 26: 644.

[4] DOGHRAMJI K, MITLER M M, SANGAL R B, et al. A normative study of the maintenance of wakefulness test (MWT) [J]. Electroencephalography and clinical neurophysiology, 1997, 103(5): 554 – 562.

[5] 赵忠新. 睡眠医学[M]. 北京: 人民卫生出版社, 2016: 77.

第二章　病例解析

第一节　癫痫发作

病例 1　快速眼动睡眠期剧烈运动

简要病史: 男，21 岁，因"睡眠中反复发作性身体扭转伴发声 6 年"来诊。患者 6 年前于睡眠中反复突发身体扭转伴发声，持续 15~20 秒缓解。患者自诉发作前有"难以描述"的预感，发作过程中意识清楚，知道自己的肢体动作，但不能控制。发作均在入睡后 1.5~2 小时出现，发作频率为 2~5次/晚。睡眠不足和精神压力大可致发作频率增加。外院诊断为"睡眠障碍、癫痫"等，给予治疗(具体不详)，发作未缓解。

个人史、既往史: 足月顺产，生长发育史正常。否认脑外伤、脑炎等其他神经系统疾病史。无热性惊厥史及家族史。

查体: 一般查体及神经系统查体未见异常。

辅助检查: 颅脑磁共振成像(magnetic resonance imaging，MRI)未见异常。颅脑正电子发射计算机体层显像(positron emission tomography and computed tomography，PET/CT)提示右侧颞极局限性代谢减低。

本次入院: 24h‐VEEG 监测到患者 7 次"发作"均在夜间 REM 睡眠期，4 次为过度运动发作，3 次为阵发性觉醒(paroxysmal arousal，PA)发作。所有发作之前均会出现觉醒反应，表现为轻微的头部转动及腿部伸展，持续约 10 秒，EEG 表现为右侧前额、额导周期性低波幅小尖波；其后可见过度运动发作，表现为身体左右翻滚扭转、上肢挥舞、下肢乱蹬，伴发声，持续约 20 秒缓解。由于大量肌电伪迹干扰，EEG 癫痫性放电无法确定，发作后期 EEG 可见右侧前额、额导慢波活动。发作间期 EEG 可见右侧前额、额导单发尖慢复合波（图 33）。发作过程中患者意识清楚，不能控制肢体动作。单纯阵发性觉醒发作脑电表现为 REM 睡眠背景上出现觉醒反应数秒→右侧前额、额导为著尖慢复合波持续数秒→右侧前额、额导 2～3Hz 慢波活动，患者仅表现为觉醒样肢体反应（视频1）。考虑以上 7 次发作均为癫痫发作，最终诊断为睡眠相关过度运动癫痫（sleep – related hypermotor epilepsy，SHE）。

视频 1

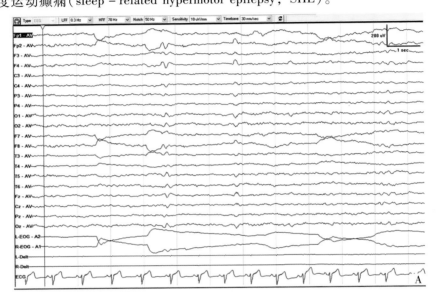

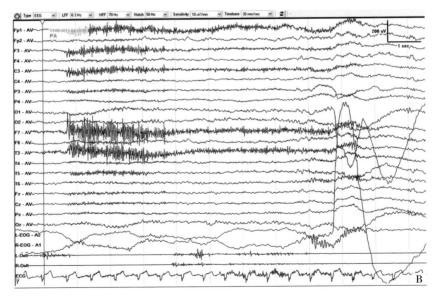

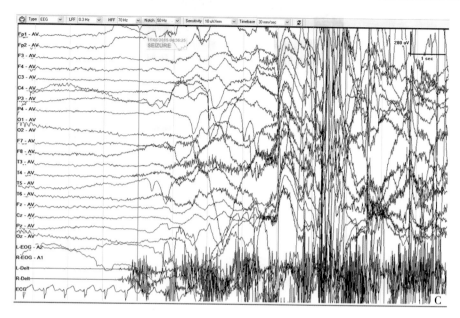

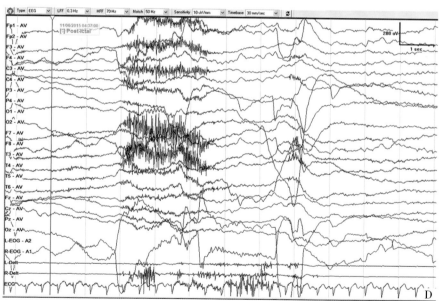

A. 发作间期：右侧前额、额导单发尖波、尖慢波。B—D. 癫痫发作期：B. 过度运动前觉醒反应，右侧前额、额导可见周期性小尖波，症状表现为类似生理性觉醒样头部左侧偏转及下肢伸展运动；C. 过度运动起始，REM 背景出现基线漂移和大量动作伪迹；D. 发作后期右额导慢波活动。

图 33　REM 期睡眠相关过度运动癫痫发作

　　用药及随访情况：患者出院口服奥卡西平 600mg/d，1 年内无发作。1年后症状复发，多次调药仍有发作，频率约 3 次/月。

　　病例分析：SHE 诊断主要基于以过度运动发作为核心特征的临床病史，根据证据级别不同，使用 3 个不同级别的诊断标准：人证（怀疑诊断）、视频记录（临床诊断）、视频 – 脑电记录（确诊）[1]。此患者的 VEEG 共监测到 7 次夜间 REM 睡眠期癫痫发作（4 次过度运动和 3 次 PA）。该患者的癫痫发作均发生于入睡后至少 1.5 ~ 2 小时。目前认为，在癫痫发作前出现觉醒反应，是由于癫痫发作起始放电影响到睡眠觉醒网络[2-4]。正常睡眠周期可分为 NREM 期和 REM 期，分别具有不同的生理特征、临床意义和癫痫发作阈值[5-6]。癫痫发作多见于 NREM 期，REM 期比 NREM 期脑电活动同步性降低，抑制了丘脑到皮质的电传播，提示 REM 期有抑制癫痫发作的作用[5,7]。但本例患者监测到的 7 次夜间发作仅出现在 REM 期，且有 3 次表现为 PA。最近的研究发现，REM 期的自发觉醒活动水平较 NREM 期高，可以迅速过渡到清醒状态，这可能会降低阵发性觉醒的阈值[8-11]，提示本例患者频繁发作与 REM 期觉醒阈值降低有关。

　　对于无创性术前评估手段无法精确定位致痫区的局灶性癫痫患者，立体定向脑电图（stereotactic electroencephalography，SEEG）是一种极为有效的定位手段。数十年来的传统观念认为，SHE 起源于额叶，但 SEEG 证实睡眠相关过度运动癫痫发作多为岛叶或颞叶癫痫发作[12-13]。因此在 SHE 患者中，相当一部分患者的癫痫发作起源于额叶之外的脑叶[1,14]。本例患者定位致痫灶较困难，发作期头皮脑电图被大量肌电伪迹所掩盖，MRI 上未发现明显病灶。发作间期 PET/CT 提示右颞极局灶性低代谢，与发作间期右侧额导放电并不吻合。患者发作期过度运动症状较典型，但发作前自觉有"不可描述的预感"，此症状可见于边缘系统及额、颞、顶叶等部位，并不具有特异性[15]。患者拒绝进行 SEEG 监测，因此致痫区尚不能明确。

　　由于 SHE 多发生在睡眠中，与睡眠障碍类疾病的鉴别非常重要。有文献报道，55.5% 的 SHE 被误诊为异态睡眠[16]。与异态睡眠不同的是，SHE 发作通常较频繁，成簇出现，发作形式比较刻板，且可以发生在任意睡眠期。而非快速眼动期异态睡眠，如睡行症、睡惊症、意识模糊性觉醒等，常发生在刚入睡后 90 分钟以内，发作次数少，一般不影响白天的精神状态，且动作复杂多样。一些 SHE 患者，其发作间期甚至发作期头皮脑电图可以无显著癫痫样放电，且发作间期癫痫样放电也可出现在快速眼动睡眠行为障碍（REM sleep behavior disorder，RBD）等非癫痫患者，本例患者发作需要与 RBD 相鉴别，SHE 的发作症状学表现为刻板的动作，可发生在夜间睡眠的任何时间，而 RBD 多发生在夜间睡眠的后 1/3 时段，且多存在梦境记忆。发作期的视频录像症状学也许对临床诊断更具实践性意义[17-18]。

本例患者虽然监测到发作仅出现于 REM 睡眠期，但 SHE 可以发生在睡眠的任何阶段，一次 24 小时的 VEEG 记录有其局限性，可以重复监测来确定其发作是否也出现于 NREM 睡眠期。对于临床上怀疑 SHE 的患者，建议进行视频脑电监测，同时告知家属记录夜间发作的具体信息，如利用手机录制发作全程并记录发作的具体时间，帮助医生判断发作的性质及睡眠阶段。

参考文献

［1］TINUPER P，BISULLI F，CROSS J H，et al. Definition and diagnostic criteria of sleep-related hypermotor epilepsy［J］. Neurology，2016，86（19）：1834 - 1842.

［2］CALANDRA-BUONAURA G，TOSCHI N，PROVINI F，et al. Physiologic autonomic arousal heralds motor manifestations of seizures in nocturnal frontal lobe epilepsy：implications for pathophysiology［J］. Sleep Medicine，2012，13（2）：252 - 262.

［3］GUMUSYAYLA S，ERDAL A，TEZER F I，et al. The temporal relation between seizure onset and arousal-awakening in temporal lobe seizures［J］. Seizure，2016，39：24 - 27.

［4］GIBBS S A，PROSERPIO P，TERZAGHI M，et al. Sleep - related epileptic behaviors and non-REM-related parasomnias：insights from stereo - EEG［J］. Sleep Medicine Reviews，2016，25：4 - 20.

［5］MINECAN D，NATARAJAN A，MARZEC M，et al. Relationship of epileptic seizures to sleep stage and sleep depth［J］. Sleep，2002，25：899 - 904.

［6］DERRY C P，DUNCAN S. Sleep and epilepsy［J］. Epilepsy ＆Behavior，2013，26：394 - 404.

［7］NG M，PAVLOVA M. Why are seizures rare in rapid eye movement sleep？Review of the frequency of seizures in different sleep stages［J］. Epilepsy research and treatment, 2013：932790.

[8]MCNAMARA F, LIJOWSKA A S, THACH B T. Spontaneous arousal activity in infants during NREM and REM sleep[J]. The Journal of physiology, 2002, 538：263 - 269.

[9] MONTGOMERY-DOWNS H E, O'BRIEN L M, GULLIVER T E, et al. Polysomnographic characteristics in normal preschool and early school-aged children[J]. Pediatrics, 2006, 117：741 - 753.

[10]HORNE J. Why REM sleep? Clues beyond the laboratory in a more challenging world[J]. Biological psychology, 2013, 92：152 - 168.

[11]JUNG Y, ST LOUIS E K. Treatment of REM sleep behavior disorder[J]. Current treatment options in neurology, 2016, 18：50.

[12]ARAIN A M, AZAR N J, LAGRANGE A H, et al. Temporal lobe origin is common in patients who have undergone epilepsy surgery for hypermotor seizures[J]. Epilepsy & behavior, 2016, 64：57 - 61.

[13]PROSERPIO P, COSSU M, FRANCIONE S, et al. Insular-opercular seizures manifesting with sleep-related paroxysmal motor behaviors：a stereo-EEG study[J]. Epilepsia, 2011a, 52：1781 - 1791.

[14]PROSERPIO P, COSSU M, FRANCIONE S, et al. Epileptic motor b - ehaviors during sleep：anatomo - electro - clinical features[J]. Sleep Medicine, 2011b, 12：S33 - S38.

[15]PERVEN G, SONK. Epileptic auras：phenomenology and neurophysiol-ogy [J]. Epileptic Disorders, 2015, 17：349 - 362.

[16]LICCHETTA L, BISULLI F, VIGNATELLI L, et al. Sleep-related hyper-motor epilepsy：Long-term ou tcome in a large cohort [J]. Neurology, 2017, 88(1)：70 - 77.

[17]TINUPER P, BISULLI F. From nocturnal frontal lobe epilepsy to Sleep-Related Hy permotor Epilepsy：A 35 - year diagnostic challenge[J]. Seizure, 2017, 44：87 - 92.

[18]陈泽，王晓丽，王则直，等. 快速眼球运动期发作的睡眠相关过度运动性癫痫的临床和电生理研究[J]. 中华神经科杂志，2022, 55(8)：819 - 825.

病例2　闪光刺激期间心搏骤停

简要病史：女，19岁，因"发作性意识不清伴肢体抽搐8年"来诊。患者8年前玩耍时突然出现意识丧失，摔倒在地，伴四肢抽搐、双眼上翻、喉咙发声、嘴唇发青、小便失禁，持续1~2分钟缓解。此后上述症状每年均有发作，频率为1~2次/年，发作形式及持续时间基本同前，多在感冒及月经前发作，部分发作前有先兆（害怕、头晕、心烦）。有两次发作表现为：原地转圈、意识不清或头眼向左侧偏转，后呈继发性全面强直阵挛发作（secondary generalized tonic-clonic seizure，SGTCS）。在当地医院就诊，查脑电图提示异常（具体不详），诊断为"癫痫"，给予"拉莫三嗪"治疗1个月余，患者因担心药物副作用自行停药后改服中药（具体不详），仍有间断发作。近半年发作频繁，遂来我院进行视频脑电监测。

既往史：否认脑外伤、脑炎等其他神经系统疾病史。无热性惊厥史及家族史。

查体：一般查体及神经系统查体未见异常。

辅助检查：颅脑MRI未见异常。

本次入院：24h-VEEG监测可见清醒期背景活动为9~10Hz α节律，发作间期可见各导广泛性异常波及左侧枕、后颞导为著的癫痫样放电。IPS期间，在合眼状态给予15Hz刺激开始时，脑电图可见双侧枕导（右侧为著）的低波幅棘波夹杂慢波活动，同步心率约为120次/分。随着闪光刺激持续进行，枕导慢波活动逐渐扩散至双侧颞、额导，刺激至60Hz结束时患者心率从120次/分减慢至60次/分左右，随后出现心搏骤停，约5秒后起搏一次再次停搏10秒，其间同步EEG可见各导联出现阵发性2~5Hz慢波活动→波幅逐渐增高→各导联电压减低→各导1~2Hz高波幅慢波活动。视频可见患者身体缓慢倾倒，心跳恢复后患者自行缓慢坐起，脑电图恢复至刺激前清醒背景（图34）。追问患者自诉身体倾倒前有心烦、恶心、恐惧感，倾倒时及倾倒后均意识不清，对发作过程不能回忆。综上考虑诊断为局灶性癫痫，VEEG监测到IPS诱发的局灶性癫痫发作伴心搏骤停。

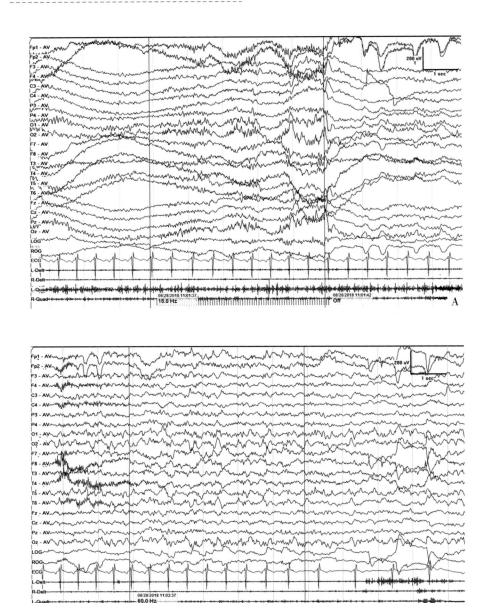

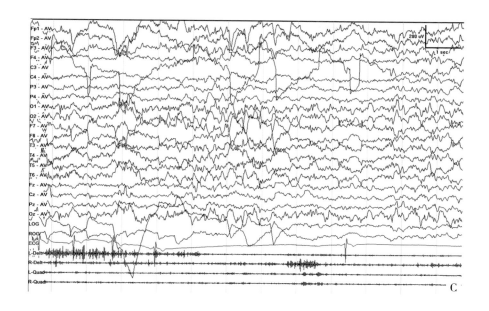

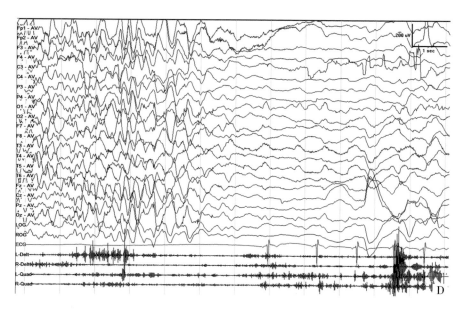

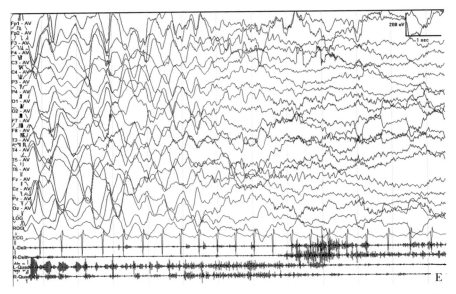

A. 15 Hz 刺激时可见以枕导为著低波幅棘波夹杂慢波，同步心率约为 120 次/分；B. 脑电图异常波扩散至额、颞导，60 Hz 刺激结束时心率逐渐减慢；C. 心搏骤停约 5 秒后起搏一次再次停搏 10 秒；D. EEG 出现各导阵发性 2～5 Hz 慢波活动→波幅逐渐增高→各导联电压减低；E. 各导 1～2 Hz 高波幅慢波→恢复正常背景。

图 34　闪光刺激时诱发局灶性癫痫发作伴心搏骤停

注：发作初期患者出现恶心、恐惧感，继之心搏骤停伴身体向前倾倒、呼之不应。

病例分析： 本例患者在闪光刺激时诱发出局灶性癫痫发作伴心搏骤停，发作期脑电图提示癫痫性放电从枕导起始，随后扩散至双侧额、颞导，同步心电图提示心率减慢，随后发展为停搏，10 余秒后恢复正常窦性心律。在心搏骤停后脑电图出现的变化为各导联 2～5 Hz 慢波活动→各导联电压减低→各导 1～2 Hz 高波幅慢波的演变模式。研究发现，致命性的心律失常往往是癫痫猝死（sudden unexpected death in epilepsy，SUDEP）的主要原因。癫痫发作后的心律失常包括房室传导阻滞、房颤、室颤等导致SUDEP[1]。病例 2 与上述报道不同，心搏骤停发生在癫痫发作期间。

以往的研究认为，IPS 是脑电监测期间一种安全有效的诱发试验[2]。闪光刺激试验的操作原则是：依次给予如下频率刺激，1 Hz、2 Hz、8 Hz、10 Hz、15 Hz、18 Hz、20 Hz、25 Hz、40 Hz、50 Hz、60 Hz，如果在某一频率出现全面性 PPR（即阈值的下限），跳过剩余的刺激频率，从 60 Hz 往下刺激（60 Hz、50 Hz、40 Hz、25 Hz……1 Hz）直到再次出现全面性 PPR（即阈值的上限）[3]。在给予病例 2 患者 15 Hz 刺激时，脑电图出现局灶性癫痫样放电，继续向上给予更高频率刺激，患者出现局灶性癫痫发作伴心搏骤停。

笔者认为，在闪光刺激时，脑电图如出现局灶性癫痫样放电，需要注意其癫痫样放电演变过程及患者的临床表现，如发生局灶性癫痫发作，应立即终止任何频次的闪光刺激。IPS 诱发癫痫发作期间发生心搏骤停的机制尚不清晰，笔者检索国内外文献，鲜有类似报道。为了确保诱发试验期间患者的安全，在进行 IPS 时应全程有医护人员在场，以便实时观察患者的脑电、心电演变及临床症状。如果出现癫痫发作或心搏异常等情况，必须及时停止诱发试验，根据病情给予相应处理[4]。

参考文献

［1］VAN DER LENDE M，SURGES R，SANDER J，et al. Cardiac arrhythmias during or after epileptic seizures［J］. Journal of neurology，neurosurgery，and psychiatry，2016，87(1)：69 – 74.

［2］BAI J，ZHANG W，RUAN Z，et al. Photosensitive epilepsy and photosensitivity of patients with possible epilepsy in Chinese Han race：A prospective multicenter study［J］. Journal of clinical neuroscience，2019，69：15 – 20.

［3］张文娟，刘永红，朱江．再谈闪光刺激方法学：新版欧洲脑电图室视觉刺激方法［J］. 中华神经科杂志，2014，47(4)：273 – 277.

［4］WANG X，LIU Y. Intermittent photic stimulation – provoked seizure associated with Ictal asystole［J］. Epileptic Disord，2019，21(5)：495 – 496.

病例3 成人发呆伴肢体抖动

简要病史：男，22 岁，因"发作性发呆伴肢体抖动 2 年"来诊。患者于 2 年前夜间睡眠中无诱因出现四肢抽搐、双眼上翻、呼之不应，持续 3 ~ 5 分钟后自行缓解（发作形式 1）。上述症状频繁出现，每 1 ~ 2 个月发作 1 次至 1 个月内发作数次。此外，患者每日均出现发作性目光呆滞、呼之不应，伴四肢或双上肢抽动，无双眼上翻及猝倒等，持续数秒至数十秒自行缓解（发作形式 2），对发作过程不能回忆。

既往史：患者足月顺产，发育正常，既往体健。否认脑外伤、脑炎等其他神经系统疾病史。无热性惊厥史及家族史。

查体：一般查体及神经系统查体未见异常。

外院辅助检查：颅脑 MRI 未见异常。

本次入院：24h – VEEG 监测，发作间期枕区以 9 ~ 10Hz α 节律为背景，各导联可见阵发性 3～3.5Hz 棘慢、多棘慢复合波，持续 0.5～3 秒；发作期各导可见阵发性 2.5～3.5Hz 棘慢节律（前头部导联显著），持续 2.5～5 秒，同步可见双侧三角肌肌电节律性暴发，与棘慢复合波同步（图 35）。同步视频可见患者目光呆滞、呼之不应，伴双上肢节律性肌阵挛样抽动并累及肩部。间歇性闪光刺激、睁-闭眼、过度换气诱发试验均未见异常。结合脑电、肌电及同步症状，考虑诊断为肌阵挛失神癫痫（epilepsy with myoclonic absence，EMA），给予口服丙戊酸钠缓释片 0.5g，2 次/日。

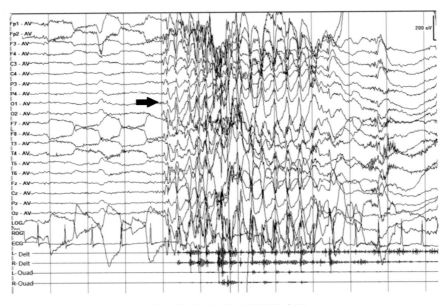

图 35　肌阵挛失神发作期脑电图

注：箭头所指处为发作起始。清醒睁眼背景下各导联 2.5～3.5Hz 棘慢节律暴发，患者发呆，双上肢节律性肌阵挛样抽动并累及肩部，同步可见双侧三角肌肌电节律性暴发（L-Delt、R-Delt），与棘慢复合波同步。

随访情况：随访 4 年，患者癫痫发作频率减少，肌阵挛失神每隔数天或数月发作 1 次，全面强直阵挛发作（generalized tonic-clonic seizure，GTCS）平均 5～6 次/年。精神压力大、情绪波动及睡眠不足等容易诱发癫痫发作（患者担心药物的不良反应，拒绝增加药量）。

病例4　儿童发呆伴肢体抖动

简要病史：男，9 岁，因"发作性发呆伴头部抽动 2 年"来诊。患儿于

2年前无明显诱因出现发作性头部抽动，伴目光呆滞、呼之不应，持续3~5秒缓解，起初家属未在意，后发作逐渐频繁，每隔数天发作1次，遂就诊于我院。

　　既往史：否认脑外伤、脑炎等其他神经系统疾病史。无热性惊厥史及家族史。

　　查体：一般查体及神经系统查体未见异常。

　　外院辅助检查：颅脑MRI未见异常。

　　本次入院：24h - VEEG监测，枕区基本背景活动正常，发作间期各导可见阵发性尖波、棘慢复合波及阵发性2.5~3.5Hz棘慢节律（前头部导显著），持续1~3秒。左侧额、中央、顶、枕导为主可见局灶性尖波、尖慢复合波及阵发性2.5~3.5Hz尖慢节律，双侧前头部导为主可见尖波、棘慢复合波（右侧导显著）发放。发作期各导可见2.5~3Hz棘慢节律发放（前头部导显著），持续8~12秒，同步可见双侧三角肌肌电节律性暴发，与棘慢复合波同步，右侧显著。同步视频可见患儿双眼目光呆滞、呼之不应，头部及双上肢节律性抽动。IPS结果示：在闭眼1~50Hz、睁眼2~25Hz、合眼1~60Hz出现PPR，诱发的脑电图异常与发作间期相同（图36）。睁 - 闭眼诱发试验未见异常。HV试验期间癫痫发作3次，发作形式同上。结合临床，考虑诊断为EMA，给予口服丙戊酸钠缓释片，1g/d。

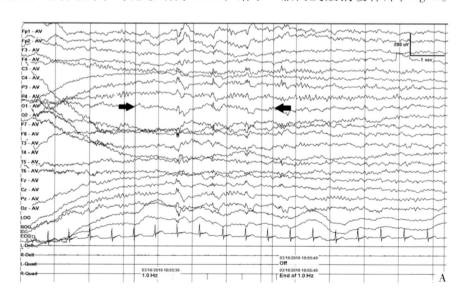

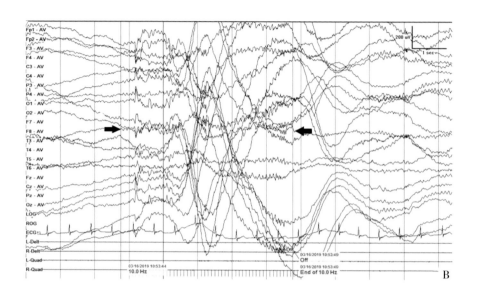

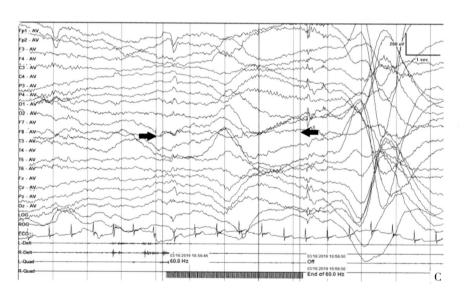

A. 患儿闭眼状态，给予 1Hz 闪光刺激，诱发出左侧中央、顶、枕导，中线中央、顶、枕导局灶性放电；B. 睁眼状态，给予 10Hz 闪光刺激，诱发出各导棘波夹杂慢波；C. 合眼状态，给予 60Hz 刺激，在闪光刺激结束后 1 秒内诱发出左侧顶、枕导，中线顶、枕导局灶性放电。

图 36　EMA 患儿闪光刺激诱发癫痫性放电

注：箭头所指为闪光刺激的起始和结束。

随访情况：随访 2 年，患儿未再出现癫痫发作。

病例 3、4 分析

EMA 是一种以肌阵挛失神为主要或唯一发作类型的儿童癫痫综合征。临床表现为双侧肢体节律性肌阵挛抽动，约 2/3 的节律性抽动主要累及头部和上肢[1]，少数波及下肢，偶可累及面部，表现为口轮匝肌的节律性抽动，但一般不累及眼睑。发作时意识可完全丧失，也可仅轻度受损。

根据文献报告，EMA 的最小发病年龄为 6 个月，最大发病年龄为 12.5 岁，平均年龄 7 岁[2]。病例 3 患者发病年龄 20 岁，根据其发作期临床表现、脑电图及肌电图特征，符合晚发型 EMA 诊断。与儿童起病的 EMA 不同的是，该例患者闪光刺激及过度换气诱发试验均阴性，这也许与其他特发性全面性癫痫综合征如眼睑肌阵挛失神癫痫类似，随着年龄增加，患者光敏性消失。

EMA 发作期脑电图为双侧对称同步的 3Hz 棘慢复合波节律暴发，发作间期脑电图为各导阵发性棘慢、多棘慢复合波，但持续时间较发作期短。EMA 的肌阵挛失神发作很容易被过度换气诱发。病例 4 患儿在 HV 试验诱发期间出现多次肌阵挛失神发作。文献报告，IPS 可以使 14% 的 EMA 出现发作[3]。一般认为，合眼和睁眼状态下 IPS 的阳性率高于闭眼状态，且引起 PPR 的刺激频段更宽。常见的容易诱发光惊厥发作的刺激频率为 10～20Hz。病例 4 与已有报告不完全相同，该患儿 IPS 光阵发性反应的眼状态和刺激频率分别是闭眼 1～50Hz、睁眼 2～25Hz、合眼 1～60Hz。其中，合眼状态 1～60Hz PPR 均阳性，提示患儿对低频、高频均敏感。病例 4 患儿发作间期脑电图有局灶性癫痫样放电，这种局灶性异常放电可能反映了皮质 - 皮质下网络广泛而不稳定的兴奋性增高，但不能作为局灶性发作起源的证据。与其他特发性全面性癫痫综合征类似，发作间期局灶性放电在诸如青少年肌阵挛癫痫和眼睑肌阵挛失神癫痫等均有报告。

起病年龄较大的 EMA，需要与青少年肌阵挛癫痫鉴别。JME 患者肌阵挛发作时意识清楚，很少表现为节律性肌阵挛抽动，而且常在觉醒后一段时间内发作[4]。病例 3 患者主要表现为上肢及肩部节律性抽动，未累及头部。累及头部抽动的 EMA 需与儿童失神癫痫中失神伴节律性肌阵挛鉴别，后者主要表现为失神发作时伴眼睑、眉弓、口周或颈部等不同节段的轻微节律性抖动，如果节律性肌阵挛以双侧上肢近端为主时，应考虑肌阵挛失神。如果发作主要表现为由合眼诱发的眼睑肌阵挛发作，则需要考虑 Jeavons 综合征。

EMA 属于全面性癫痫，治疗首选针对全面性发作的药物。据文献报道，EMA 的预后差异较大，使用丙戊酸钠或丙戊酸钠联合拉莫三嗪通常是有效的[5]。然而部分患者癫痫发作难以控制，某些情况下可能会进展为更严重的癫痫发作。较良性的病例通常以肌阵挛失神为唯一的发作类型；而伴随其他发作类型，特别是 GTCS 的患者，则可能提示预后不良。

脑电监测时，合理安放肌电电极、关注脑电图癫痫样放电的同时，注意同步肌电图改变，实时观察患者的意识水平，有助于发现可疑的 EMA。

参考文献

[1] ZANZMERA P，MENON R N，KARKARE K，et al. Epilepsy with myoclonic absence s：Electroclinical characteristics in a distinctive pediatric epilepsy phenotype[J]. Epilepsy & Behavior，2016，64(Pt A)：242－247.

[2] BUREAU M，TASSINARI C A. Epilepsy with myoclonic absences[J]. Brain & Development，2005，27(3)：178－184.

[3] GENTON P，BUREAU M. Epilepsy with Myoclonic Absences[J]. CNS Drugs，2006，20(11)：911－916.

[4] WANG L，JIANG Z，CHEN B B，et al. Electroclinical aspectsand therapy of Han pati ents with juvenile myoclonic epilepsy innorthern China[J]. Epilepsy & behavior，2016，62：204－220.

[5] 胡亚卓，樊新红，王晓丽，等. 肌阵挛失神癫痫临床和电生理研究[J]. 中国神经精神疾病杂志，2020，46(10)：577－581.

病例5　周期性三相波伴发作性噘嘴

简要病史：男，51 岁，因"发作性四肢抽搐伴呼之不应 3 年"来诊。患者于 3 年前无明显诱因出现四肢抽搐、呼之不应、小便失禁，在当地医院行腰椎穿刺及相关检查后诊断为"神经梅毒、癫痫"，给予"驱梅、抗癫痫发作"等治疗后病情好转出院。出院后继续口服"丙戊酸钠、艾地苯醌、茴拉西坦"等药物(剂量不详)。此后，家属诉患者间断出现目光呆滞、反应迟钝，偶有胡言乱语，伴持续不自主噘嘴，咀嚼食物及讲话时不自主噘嘴症状可缓解。2 年前，患者再次出现发作性四肢抽搐、呼之不应，送至当地医院行相关检查（具体不详），诊断同前，予"驱梅、抗癫痫发作及脑保护"治疗后好转出院。近期家属发现患者记忆力下降较前明显，偶有愣神、不自主噘嘴。

个人史、既往史：生长发育史正常。否认外伤等其他神经系统疾病史。无热性惊厥史及家族史。

查体：一般查体未见异常，可见不自主噘嘴。

辅助检查：颅脑 MRI 见双侧岛叶、右侧丘脑、左侧海马及第三脑室周围斑片状异常信号，伴局部脑萎缩及周围胶质增生（图 37）。MRI 增强见双侧海马、海马旁回、岛叶、右侧颞叶及第三脑室周围多发斑片状异常信号，局部脑萎缩并周围胶质增生。血糖、电解质、甲状腺功能检查均未见异常。血梅毒螺旋体明胶颗粒凝集试验（TPPA）（＋）、梅毒甲苯胺红不加热血清试验（TRUST）（1：1＋）。脑脊液检查：TPPA（＋）、TRUST（－），蛋白 0.36g/L，白细胞（WBC）20×10^6/L。

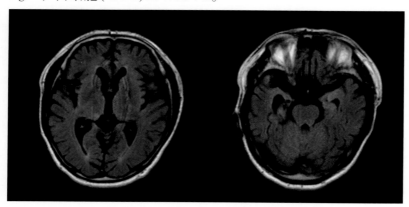

图 37　颅脑 MRI 示双侧岛叶、额叶内侧、海马萎缩

本次入院：24h-VEEG 监测，清醒及睡眠期可见右侧颞区为著类周期性三相波夹杂慢波活动，醒睡各期放电指数＞80%（图 38）；监测中视频录像可见患者间断出现噘嘴，双侧咬肌肌电图可见（图中为 L-Quad、R-Quad 导联位置）成簇肌电暴发，脑电图可见噘嘴伪差，未见癫痫样放电（图 39），噘嘴症状与患者平日不自主噘嘴症状一致（视频 2），考虑该症状为非癫痫性发作，是梅毒特有的"糖果征"；并监测到 8 次癫痫发作，发作期视频可见：患者于睡眠中突然睁眼、坐起，有下床的行为→右上肢自动症→发呆伴口

视频 2

周及右侧肢体自动症→臀部前后来回移动、环顾四周→躺下后发笑、口周及四肢自动症、喃喃自语、双眼目光呆滞、呼之不应→右上肢及口周自动症→发作逐渐停止，整个发作过程患者意识不清。同步脑电图改变为发作前睡眠期背景下，上述右侧颞区异常波持续性发放→各导电压减低数秒，右侧前额、额、前颞导为著起始4~5Hz的尖形慢波节律→逐渐扩散至各导3~4Hz慢波活动夹杂尖、棘波→左侧中央、顶、枕、中、后颞导为著3~4Hz慢波活动→各导低波幅混合频率波（患者四肢自动症）→左侧各导为著肌电干扰伪差（右上肢及口周自动症）（图40）。每次发作持续约2分钟缓解，8次发作形式相似。考虑诊断为神经梅毒、癫痫发作、糖果征，予苄星青霉素、丙戊酸钠缓释片等治疗。

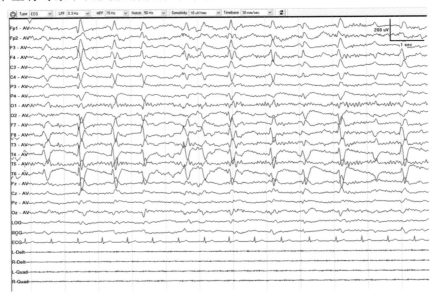

图38　梅毒患者发作间期可见类周期性三相波

随访情况：随访2年，患者目前口服"丙戊酸钠缓释片1g/d，拉莫三嗪片100mg/d，左乙拉西坦片1g/d，复方苯巴比妥溴化钠4片/日"。患者诉未再出现肢体抽搐发作、记忆力下降，偶有愣神及不自主嘬嘴。

病例分析：神经梅毒（neurosyphilis）是梅毒螺旋体侵犯脑膜和（或）脑实质引起的一种中枢神经系统慢性感染性疾病。既往认为，神经系统受累为三期梅毒的表现，但有研究发现，中枢神经系统的病变可以发生在梅毒感染的各个阶段[1]。据报道，未经治疗或治疗不彻底的梅毒患者，30%会出现神经梅毒，20%发展为无症状神经梅毒[2]。

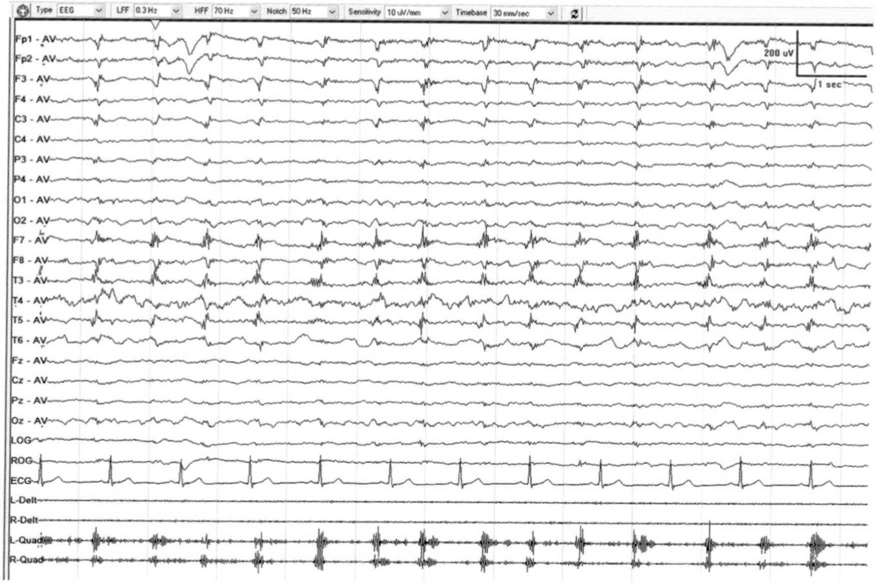

图 39　梅毒患者双侧咬肌肌电图见与噘嘴同步的肌电暴发

注：脑电图可见噘嘴伪差，L－Quad、R－Quad 为左、右侧咬肌表面肌电导联。

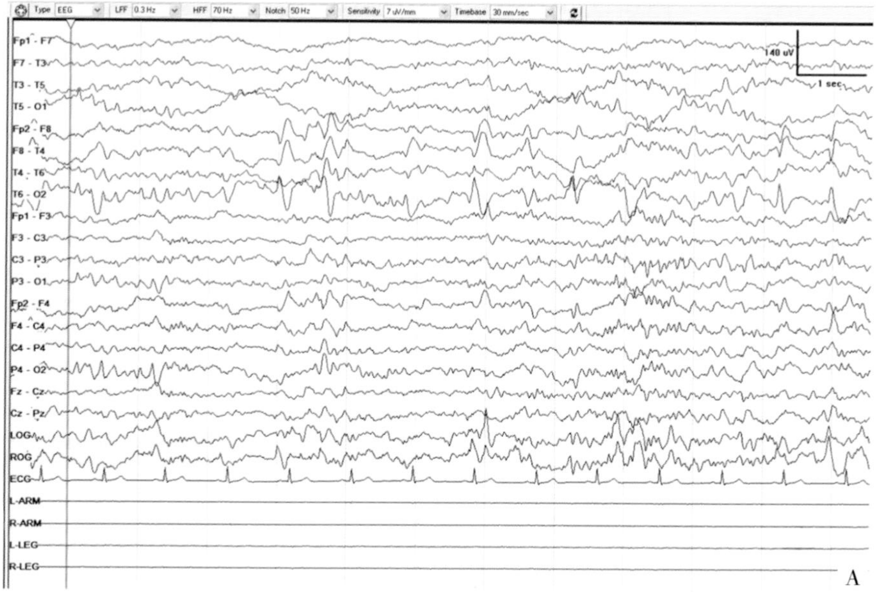

A

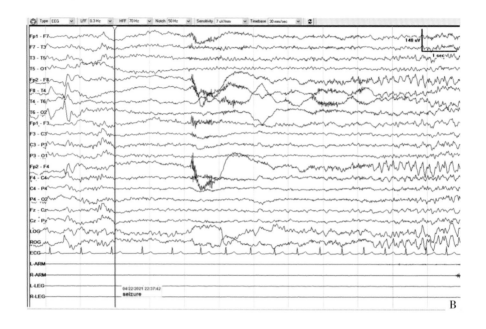

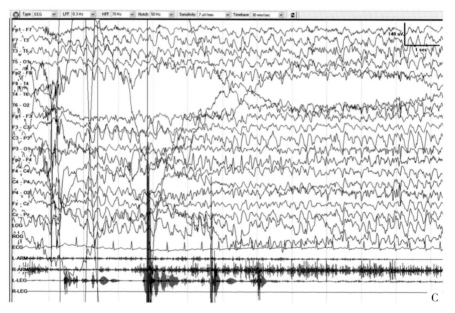

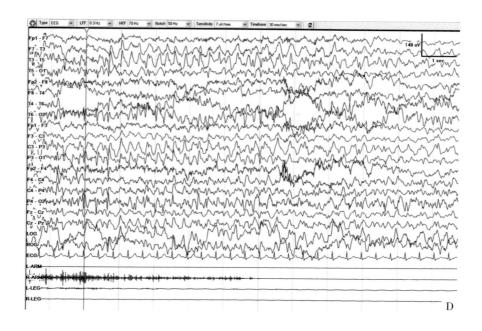

D

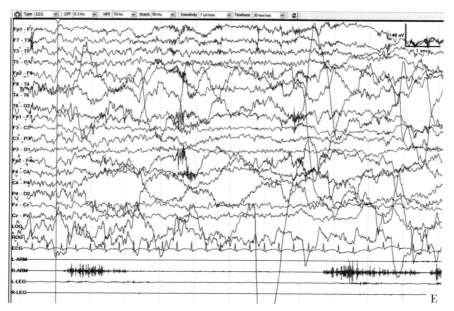

E

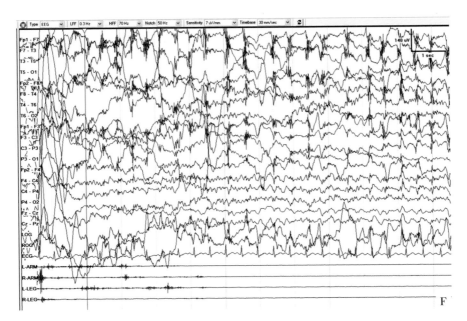

A. 发作前 NREM 睡眠Ⅱ期背景，右侧颞、额导可见持续性尖慢复合波及慢波活动；B. 各导电压减低约 2 秒→右侧额、颞区显著基线漂移伴肌电伪差→右侧前额、额、前颞导为著起始 4~5Hz 的尖形慢波节律；C. 异常放电逐渐扩散至各导 3~4Hz 慢波活动夹杂尖、棘波；D. 左侧中央、顶、枕、中、后颞导为著 3~4Hz 慢波活动；E. 各导低波幅混合频率波（患者四肢自动症）；F. 左侧各导为著肌电干扰伪差（右上肢及口周自动症）。

图 40　梅毒患者癫痫发作

　　各型神经梅毒均可伴癫痫发作。按照受累部位不同，神经梅毒分为脑脊膜神经梅毒（梅毒性脑膜炎和梅毒性硬脊膜炎）、脑膜血管神经梅毒（梅毒螺旋体侵犯脑膜或小动脉导致血管闭塞而出现脑梗死表现）、实质性神经梅毒（脊髓痨和麻痹性痴呆）、神经系统树胶肿及无症状神经梅毒 5 型。脑膜型、脑膜血管型、麻痹痴呆型 3 种分型并发癫痫发作更为常见[3]，这可能与此 3 型更易损害大脑皮质有关。其中，7% 左右的神经梅毒患者以癫痫发作为首发症状，麻痹性痴呆患者出现癫痫发作的发生率最高（60%），发作形式以全面性发作为主，亦有局灶性发作、癫痫持续状态等[4-5]。本例患者为局灶性癫痫发作，驱梅治疗及抗癫痫发作药物治疗后仍有癫痫发作。

　　1913 年，Camillo Negro 首次描述了神经梅毒患者在安静时出现类似于吮食糖果时嘴唇和下颌运动的现象，临床表现为口面部肌肉阵发性、非节律性短暂收缩运动，并命名为"糖果征（candy sign）"，即重复性、规律性、低频的口面部肌张力障碍，对神经梅毒具有诊断意义。其与震颤不同，是比较缓慢的、相对连续的、非持续性肌肉收缩。本例患者有多次局灶性癫痫发作史，后期出现癫痫性愣神发作、糖果征，后者表现为不自主噘嘴。糖果征是神经梅毒的一种特异性表现，发生机制目前尚不清晰，同步脑电图未见癫痫样放电，抗癫痫发作药物治疗无效，经驱梅治疗后症状可改善。因此，对既有癫痫发作，又出现噘嘴、咀嚼、眨眼等不自主动作的患者，行 24 小时视频脑电监测及梅毒相关实验室检查等，有助于明确此类发作的性质。

　　脑电图三相波常见于各种代谢性脑病，其中以肝性脑病最为常见，此外还可见于肾性脑病、肺性脑病、低钠血症、低血糖、酒精中毒性脑病、克 - 雅病（Creutzfeldt - Jakob disease，CJD）、脑炎、脑干丘脑病变、阿尔茨海默病、药物（如锂剂、左旋多巴、抗生素）中毒性脑病等。典型的三相波出现在不同程度的意识障碍患者，常提示预后不良。神经梅毒的脑电图常表现为全脑广泛性慢波（较多的 θ 波），亦可见棘慢复合波[6]。然而在神经梅毒伴癫痫发作的患者中，常见癫痫样放电。神经梅毒导致的癫痫发作类型包括局灶性和全面性癫痫发作。国外报道以复杂部分性发作和全面性发作常见，国内报道以全面性发作（强直阵挛发作）常见。周期性一侧癫痫样放电（periodic lateralized epileptiform discharge，PLED）常见于有癫痫发作的神经梅毒患者。

　　对神经梅毒患者来说，早期、足量的驱梅治疗，并按时复查是必要的。驱梅治疗 6 个月后脑脊液白细胞数应有所下降，2 年后脑脊液应恢复正常，否则应再次进行规范的青霉素治疗[7-8]。本例患者初次驱梅治疗后未按时复诊，未再进行 EEG 及脑脊液检查。本次就诊时根据症状及入院脑电图结果，提示初次驱梅治疗不彻底，需再次进行规范化驱梅治疗。值得注意的是，神经梅毒患者即使在规范化青霉素治疗过程中也可能出现癫痫发作，且加用抗癫痫发作药物后仍可出现癫痫发作。此时需考虑癫痫发作原因：神经梅毒继发性癫痫发作或青霉素诱发的癫痫发作[9]。

　　总之，神经梅毒被称为"伟大的模仿者"。对于不明原因的神经精神症状，尤其是中青年人出现智力障碍、首次癫痫发作、与体征和影像学表现不相符的类似脑血管病症状时，需要考虑神经梅毒感染的可能。掌握神经梅毒的不典型症状和神经梅毒并发癫痫发作及特异性糖果征的特点，有利于临床医生及时做出正确诊断。

参考文献

[1] PADIAN N, ARAL S O, HOLMES K K. Sexually transmitted disease and human immunodeficiency virus. Is everyone at risk and does everyone have to pay[J]. Sexually transmitted diseases, 1994, 21(2 Suppl): S53 – S54.

[2] FRIEDRICH F, GEUSAU A, GREISENEGGER S, et al. Manifest psychosis in neurosyphilis[J]. General hospital psychiatry, 2009, 31(4): 379 – 381.

[3] TONG M L, LIN L R, ZHANG H L, et al. Spectrum and characterization of movement disorders secondary to neurosyphilis[J]. Parkinsonism & related disorders, 2013, 19(4): 441 – 445.

[4] SINHA S, HARISH T, TALY A B, et al. Symptomatic seizures in neurosyphilis: an experience from a university hospital in south India[J]. Seizure, 2008, 17(8): 711 – 716.

[5] TONG M L, LIU L L, ZENG Y L, et al. Laboratory findings in neurosyphilis patients with epileptic seizures alone as the initial presenting symptom [J]. Diagnostic microbiology and infectious disease, 2013, 75 (4): 377 – 380.

[6] 张利贞, 滕弘, 李薇, 等. 神经梅毒的临床特点[J]. 临床神经病学杂志, 2013, 26(4): 272 – 274.

[7] FRENCH P, GOMBERG M, JANIER M, et al. IUSTI: 2008 European Guidelines on the Management of Syphilis[J]. International journal of STD & AIDS, 2009, 20(5): 300 – 309.

[8] 中国疾病预防控制中心性病控制中心, 中华医学会皮肤性病学分会性病学组, 中国医师协会皮肤科医师分会性病亚专业委员会. 梅毒, 淋病, 生殖器疱疹, 生殖道沙眼衣原体感染诊疗指南(2014)[J]. 中华皮肤科杂志, 2014, 47(5): 365 – 372.

[9] 李梦华, 邓琳, 吴黎明. 规范驱梅过程中癫痫发作的神经梅毒一例[J]. 中华皮肤科杂志, 2017, 50(5): 372.

病例6　免疫性脑炎面臂肌张力障碍发作

简要病史：女，76岁，主因"发作性面部及肢体抽动2个月"来诊。患者于2个月前无明显诱因间断出现右侧面部肌肉抽动，偶伴肢体抽动，无意识丧失及大小便失禁。当地医院诊断为"癫痫"，给予"丙戊酸钠"治疗后面部抽动症状缓解。后患者出现发作性意识丧失伴四肢抽搐、肢体僵硬、小便失禁，持续7~8分钟缓解。当地医院添加"奥卡西平"后患者发作减少，但仍有发作性面部及上臂抽动，持续约1秒。

个人史、既往史：生长发育史正常。否认脑外伤等其他神经系统疾病史。无热性惊厥史及家族史。

查体：一般查体未见异常。

辅助检查：颅脑MRI未见异常。

本次入院：24h-VEEG监测，发作间期EEG可见双侧额、颞导（左侧显著）1.5~2Hz慢波活动，左侧前、中颞、前额导可见散发及阵发性慢波、尖形慢波。监测到数十次"发作"，有两种发作形式：第一种表现为右侧肢体屈曲上抬伴右侧颜面部口角偏斜，呈肌张力障碍发作，持续约1秒缓解。同步EEG为左侧前额、额、中央、前、中颞导单发高波幅慢波活动，同步肌电图可见右侧肢体肌电短程暴发，持续约0.5秒（图41）。第二种发作表现为右侧面部和上臂肌张力障碍后出现胡言乱语、呼之不应，持续约40秒缓解。同步脑电图可见左侧前额、额、中央、前、中颞导单发高波幅慢波活动，伴右上肢肌电短程暴发→各导电压压低→右侧前额、额、前、中颞导频率由10Hz逐渐演变至4Hz，其间波幅逐渐增高并夹杂尖形慢波活动，上述异常脑波持续约40秒恢复背景脑波（图42）。入院后完善腰椎穿刺脑脊液检查，结果示脑脊液中抗富亮氨酸胶质瘤失活1蛋白（leucine rich glioma inactivated 1，LGI 1）抗体（1:10）阳性，最终诊断为抗LGI 1抗体相关脑炎、症状性癫痫发作，癫痫发作类型为面臂肌张力障碍发作（faciobrachial dystonic seizure，FBDS）（局灶性痉挛发作）、局灶性痉挛发作继发自动症发作。

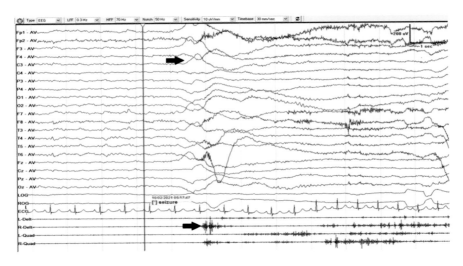

图 41　面臂肌张力障碍发作（癫痫性痉挛发作）

注：视频可见患者右侧肢体屈曲上抬伴右侧颜面部口角偏斜，呈肌张力障碍发作，同步 EEG 可见左侧前额、额、中央、前、中颞导高波幅慢波活动，同步肌电图可见右侧肢体肌 电短程暴发（箭头处）。

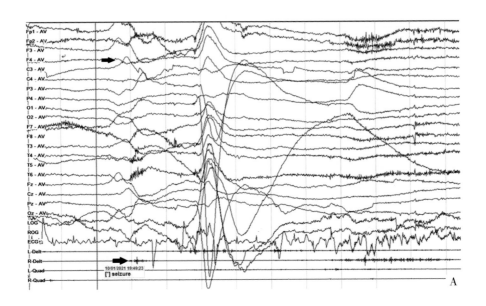

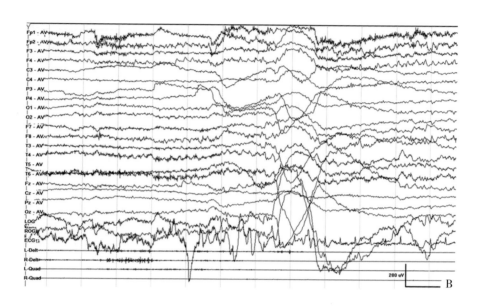

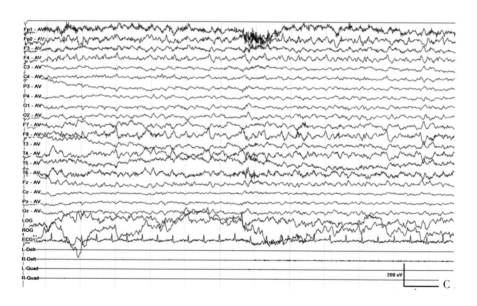

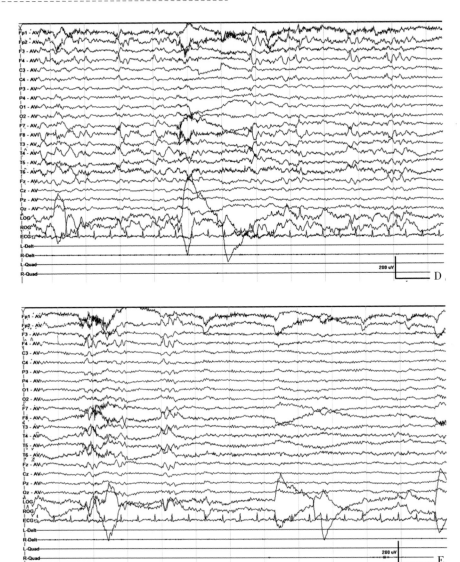

A. 左侧前额、额、中央、前、中颞导单发高波幅慢波活动，对应右上肢肌电暴发（箭头处），而后脑电图各导低电压；B. 右侧前额、额、前、中颞导4～10Hz节律波；C. 右侧前额、额、前、中颞导4～5Hz慢波节律，波幅逐渐增高、变尖，呈尖形慢波活动；D. 右侧前额、额、前、中颞导3～5Hz尖形慢波活动间断发放；E. 右侧前额、额、前、中颞导尖形慢波活动逐渐消失，恢复清醒背景。

图42 面臂肌张力障碍发作（局灶性癫痫性痉挛发作继发复杂部分性癫痫发作）

注：视频可见患者右侧肢体屈曲上抬伴右侧颜面部口角偏斜，呈肌张力障碍发作，而后胡言乱语、呼之不应，持续约40秒缓解。

　　用药及随访情况：给予免疫调节及口服丙戊酸钠缓释片、奥卡西平片治疗。随访 2 年，癫痫发作次数较前减少。

　　病例分析：FBDS 主要见于抗 LGI 1 抗体相关的自身免疫性脑炎，因其独特的发作形式被认为是抗 LGI 1 抗体脑炎的特征性表现[1]。LGI 1 是一种分泌性蛋白，是电压门控钾通道的成分蛋白，可调控神经元细胞突触的兴奋性[1-2]。有研究表明，人类常染色体显性遗传的颞叶癫痫有 LGI 1 基因突变[3]。因此，LGI 1 抗体往往会对海马、杏仁核等边缘结构产生损害，导致精神症状、癫痫发作、记忆力减退等颞叶、边缘叶损害的临床症状。

　　抗 LGI 1 抗体脑炎患者除具有典型的 FBDS，还可出现其他类型癫痫发作，如强直阵挛发作、复杂部分性发作（即伴知觉受损的局灶性发作）及单纯部分性发作（即不伴知觉受损的局灶性发作）等[4]。FBDS 表现为面部、手臂及下肢不自主抽动，面部症状包括发作性口角抽动、言语不能，伴反应迟钝等症状；手臂症状包括持物掉落，下肢症状包括突发跌倒。抗癫痫发作药物治疗效果不佳。有些学者提出 FBDS 是一种运动障碍而非癫痫发作；但一些学者认为 FBDS 具有发作性、刻板性、重复性等特点，同时会继发意识障碍或合并有全面性癫痫发作等，认为它是一种特殊的癫痫发作。本例患者每次 FBDS 时可见对侧前额、额、中央、前、中颞导单发高波幅慢波活动，并伴随同步肌电暴发，考虑为癫痫性痉挛发作。患者另外一种发作形式表现为局灶性癫痫性痉挛发作继发复杂部分性癫痫发作（即伴知觉受损的局灶性发作）。本病例支持 FBDS 是一种局灶性癫痫性痉挛发作。

　　抗 LGI 1 抗体相关的自身免疫性脑炎患者的 EEG 背景以 α 波为主，部分患者会出现阵发性 θ 波增多，极少数患者会出现 θ 节律背景[5]。发作间期常见多灶性尖波，颞导显著。目前研究和指南均认为 FBDS 需要免疫治疗以缩短病程，改善症状。大多数 LGI 1 抗体相关的自身免疫性脑炎是单相病程，大约18%的患者会出现复发[6]。

参考文献

[1] FUKATA Y, LOVERO K L, IWANAGA T, et al. Disruption of LGI 1 - Linked Synaptic Complex Causes Abnormal Synaptic Transmission and Epilepsy [J]. Proceedings of the National Academy of Sciences of the United

States of America，2010，107（8）：3799 - 3804.

［2］LAI M，HUIJBERS M，LANCASTER E，et al. Investigation of LGI 1 as the antigen in limbic encephalitis previously attributed to potassium channels：a case series［J］. Lancet Neurology，2010，9（8）：776 - 785.

［3］ZHOU Y D，LEE S，ZHE J，et al. Arrested maturation of excitatory synapses in autosomal dominant lateral temporal lobe epilepsy［J］. Nature Medicine，2009，15（10）：1208 - 1214.

［4］IRANI S R，MICHELL A W，LANG B，et al. Faciobrachial dystonic seizures precede LGI 1 antibody limbic encephalitis［J］. Annals of Neurology，2011，69（5）：892 - 900.

［5］AURANGZEB S，SYMMONDS M，KNIGHT R K，et al. LGI 1 - antibody encephalitis is characterised by frequent，multifocal clinical and subclinical seizures［J］. Seizure，2017，50：14 - 17.

［6］THOMPSON J，BI M，MURCHISON A G，et al. The importance of early immunotherapy in patients with faciobrachial dystonic seizures［J］. Brain，2018，141（2）：348 - 356.

病例7　家族性肢体抖动和强直阵挛发作

　　简要病史：女，50 岁，因"发作性双上肢不自主抖动 30 年，加重伴四肢抽搐 6 年"来诊。患者于 30 年前情绪激动后出现双上肢不自主抖动，以双手为著，持续数分钟至数小时不等。8 年前生气后双上肢抖动加重，由细微抖动转为粗大抽动，并累及躯干、双下肢、面部、眼睑。6 年前出现双侧肢体强直、抽搐伴呼之不应，持续 2～3 分钟后自行缓解，发作2～3 次／年。3 年前患者肢体抖动加重，尤其在生气、紧张、入睡前易出现，严重时可持续 2 小时，导致患者无法入睡。曾在当地医院诊断为"帕金森病、特发性震颤、癫痫"，给予"普萘洛尔片、苯巴比妥"口服，疗效欠佳。

　　个人史、既往史：生长发育史正常。否认其他神经系统疾病史。其祖母（已过世）、父亲、哥哥及姐姐均有肢体抖动及强直阵挛发作，发病年龄均在 40 岁左右。

　　查体：一般查体未见异常，神经系统查体可见不自主肢体抖动。

　　辅助检查：颅脑 MRI 未见异常。躯体感觉诱发电位（somatosensory

evoked potential，SEP）检查：刺激双侧正中神经 P25 至 N33 出现巨大皮质反应，左 21.4μV，右 11.6μV；长潜伏时间皮质反射（C 反射）检查：刺激双侧正中神经分别在左 36.0 毫秒、右 35.9 毫秒引出 C 反射；N20 波幅正常。

　　本次入院： 24h - VEEG 监测，脑电背景以枕导 8～9Hz 中至高幅（30～120μV）α 节律为主，调节、调幅欠佳；闭眼后见各导持续性 3～6Hz 中至极高波幅慢波夹杂尖、棘波，其间见患者双上肢不自主抖动，阵发性眼球上视、眼睑抽动，睁眼后上述现象消失（图 43A、B）。疑患者存在失对焦敏感，给患者佩戴半透明泳镜，无论患者睁眼或闭眼，脑电图均见各导联中至极高幅慢波夹杂尖、棘波，并持续存在直至摘除泳镜（图 43C、D）。闪光刺激时，于合眼状态 8Hz、25Hz 及闭眼状态 8Hz 给予刺激时，脑电图见各导慢波活动夹杂棘波（图 43E、F），同步视频监测可见患者四肢及躯干发作性抖动。综上考虑诊断为家族性皮质肌阵挛震颤癫痫（familial cortical myoclonic tremor with epilepsy，FCMTE）。患者存在失对焦敏感、光敏感、光惊厥反应。

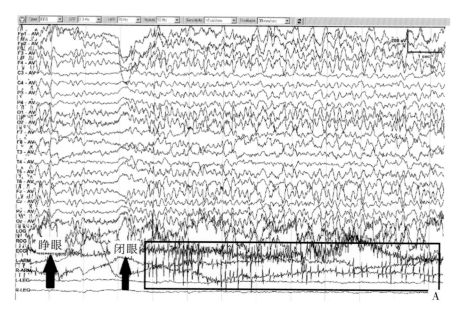

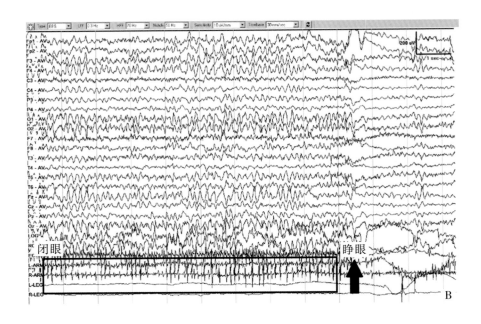

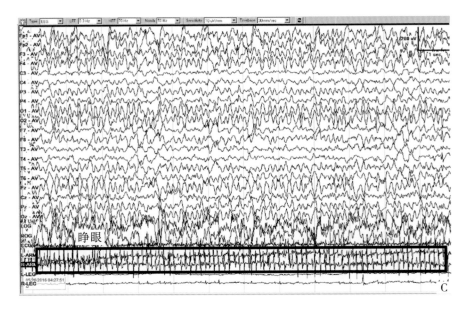

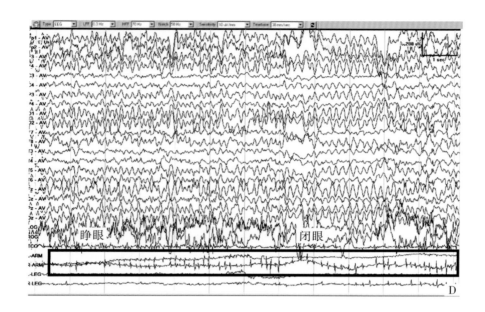

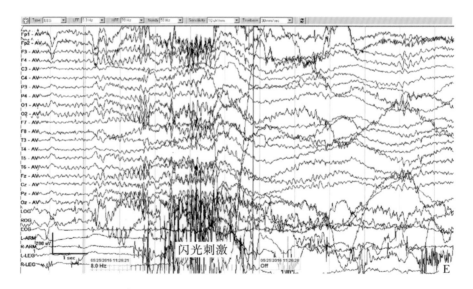

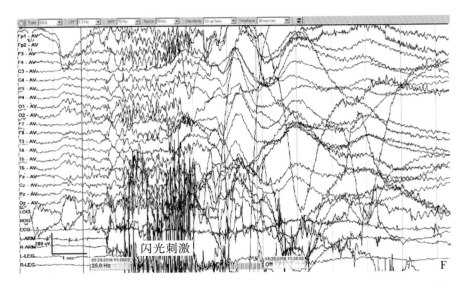

A、B. 闭眼（箭头）时持续 3～6Hz 中至极高幅慢波夹杂尖、棘波，其间患者双上肢不自主抖动、眼睑抽动，同步上肢肌电显示节律性肌电暴发（黑框），睁眼（箭头）时异常波消失，症状消失；C、D. FOS 期间，患者无论睁眼、闭眼状态，脑电图异常和发作性症状同 A、B；E、F. 合眼状态 8Hz、25Hz 闪光刺激（箭头）时，各导联慢波活动夹杂棘波，患者肢体抖动，左右三角肌肌电节律性暴发。

图 43　家族性皮质肌阵挛震颤癫痫闭眼敏感、FOS 及 PPR 阳性

随访情况：随访 3 年，患者目前口服"左乙拉西坦片，1g/d"，未再出现发作性肢体震颤及强直阵挛发作，可以正常工作生活。

病例 8　肢体抖动、怕黑

简要病史：女，29 岁，因"发作性肢体抖动 6 年，加重 8 个月"来诊。患者 6 年前于孕期生气后出现右上肢不自主抖动，持续 10 余分钟自行缓解，此后反复发作，症状及持续时间同前，但不影响日常生活。患者分娩后上述症状加重，出现头颈部、四肢及躯干不自主抖动，每次持续数分钟缓解，发作后感全身乏力。患者诉夜间怕黑，不能关灯睡觉，黑暗情况下身体抖动加重，严重时影响进食和睡眠。曾就诊于当地医院，考虑为"癫痫"，给予"氯硝西泮、丙戊酸钠缓释片"治疗，症状明显改善。

个人史、既往史：生长发育史正常。否认脑外伤等其他神经系统疾病史。无热性惊厥史。患者母亲有类似症状，30 岁起病。

查体：一般查体未见异常，神经系统查体见上肢不自主抖动。

辅助检查：颅脑MRI未见异常。SEP检查：刺激双侧正中神经P25至N33出现巨大皮质反应，左12.7μV，右11.6μV。C反射检查：分别刺激双侧正中神经，左侧在51.1毫秒引出C反射，右侧未引出C反射；N20波幅正常。

本次入院：24h-VEEG监测，脑电背景以枕导16~18Hz中幅（20~60μV）β节律为主，α波少见；闭眼后右侧枕、后颞、中线枕导可见持续性中至高幅不规则慢波活动夹杂尖慢、棘慢复合波，同步视频可见患者双手及头颈部不自主抽动，睁眼后上述现象消失。考虑患者可能存在FOS，给患者佩戴半透明泳镜，无论睁眼或闭眼，脑电均呈现上述异常改变，同步视频可见患者双手及头颈部出现发作性抽动。闪光刺激合眼状态（1Hz）可诱发各导联慢波活动夹杂棘波，同步视频可见患者四肢及躯干发作性抽动。综上考虑诊断为FCMTE。患者存在FOS、光敏感、光惊厥反应。

随访情况：随访3年，患者目前口服"丙戊酸钠缓释片1g/d，睡前氯硝西泮片0.5mg"，症状消失。

病例7、8分析

FCMTE是一种罕见的常染色体显性遗传性神经系统疾病，临床表现为皮质性震颤、肌阵挛及全面强直阵挛发作。2005年，Van Rootselaar等建议将此类疾病命名为FCMTE，并提出了诊断标准[1-2]：①成年起病，男女均受累，常染色体显性遗传；②核心症状为肢体远端震颤或阵挛，部分患者于情绪激动、光刺激或惊吓时可诱发GTCS；③使用抗癫痫发作药物（anti-seizure medication，ASM）有效，而β受体阻滞剂无效，为良性病程；④躯体感觉诱发电位支持震颤来源于皮质（如果患者没有GTCS，此项为必需；若有GTCS，此项非必需）[2-3]。

FOS由Panayiotopoulos于1981年首次提出，是指患者闭眼后1~3秒内出现癫痫样放电并在整个闭眼状态（即中心视力和注视力受阻或受损）持续存在，可以伴有癫痫发作，睁眼后上述现象立即消失，与光线的明暗或"给-撤"状态无关。FOS分为3级。C级（可能的FOS）：闭眼出现癫痫样放电，有睁眼消失的趋势；B级（很可能的FOS）：闭眼或佩戴半透明眼镜癫痫样放电出现，视觉对焦后癫痫样放电消失，但上述症状不恒定；A级（确定的FOS）：一旦给予暗环境或佩戴半透明眼镜造成失对焦，癫痫样放电恒定出现，允许反复测试后出现一定程度的适应[3]。目前认为，光敏性与 FOS 发生具有相互竞争机制[3-4]。FOS 和光敏感共存的 FCMTE 患者与单纯 FOS 的 FCMTE 患者临床表现及预后之间有无明显差别，尚需更多类似病例进一步验证[5]。FCMTE 可能与小脑－丘脑－皮质投射环路受损导致对皮质抑制作用降低，从而引起皮质的兴奋性增高有关。两例 FCMTE 患者均具有 FOS 和光敏性反应共存现象，且在失对焦诱发试验和闪光刺激时均诱发出了癫痫性肌阵挛发作。两例患者的家系图如图 44 所示。

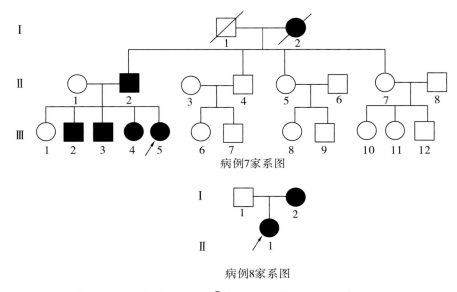

病例7家系图

病例8家系图

□健康男性 ■患病男性 ○健康女性 ●患病女性 ╱已去世 ↗先证者

图 44　家族性皮质肌阵挛震颤癫痫病例家系图

伴 FOS 的 FCMTE 罕有报道，可能与下列因素有关：第一，病史采集不够详细，两例患者在主诉时均强调"在夜间入睡时、闭眼或关灯时身体发作性抽动最为严重"，高度提示患者可能存在 FOS，但未引起临床重视；第二，据我们了解，国内的脑电监测中心较少做失对焦诱发试验，两例患者脑电监测期间，均存在闭眼期间持续性癫痫样放电伴或不伴癫痫性肌阵挛发作(闭眼敏感)，高度提示患者可能存在 FOS，后在我院脑电监测中心证实符合 FOS 的确诊标准。但是患者在外院进行脑电监测期间均未给予相应测试，也没有报告闭眼敏感。因此，详细的病史采集、脑电技术人员熟练掌握各种眼状态敏感的脑电图特点并对可疑患者进行必要的失对焦诱发试验，也许会发现更多的伴 FOS 的 FCMTE。

检索文献发现，目前推荐用于 FCMTE 的治疗包括丙戊酸钠、左乙拉西坦、氯硝西泮、苯巴比妥、卡马西平等[6]。我们的既往研究提示，拉莫三嗪治疗 FCMTE 有效[5]，机制尚不清楚。研究发现，FCMTE 发病与钙离子通道基因异常有关，拉莫三嗪也许是通过减少兴奋性神经递质谷氨酸及天冬氨酸的释放，阻滞 N 型钙离子通道治疗 FCMTE。

参考文献

[1] VANROOTSELAAR A F，VANSCHAIK I N，VAN DEN MAAGDENBERG A M，et al. Familial cortical myoclonic tremor with epilepsy：a single syndromic classification for a group of pedigrees bearing common features[J]. Movement disorders：official journal of the Movement Disorder Society，2005，20(6)：665 - 673.

[2] REGRAGUI W，GERDELAT-MAS A，SIMONETTA-MOREAU M. Cortical tremor(FCMTE：familial cortical myoclonic tremor with epilepsy)[J]. Neurophysiologie clinique Clinical neurophysiolog，2006，36(5 - 6)：345 - 349.

[3] LICCHETTA L，BISULLI F，FERRI L，et al. Cortical myoclonic tremor induced by fixation-off sensitivity：An unusual cause of insomnia[J]. Neurology，2018，91(23)：1061 - 1063.

[4] 沈晨曦，马瑞泽，陈蓓蓓，等. 合眼敏感相关癫痫的电临床研究[J]. 中华神经科杂志，2019，52(4)：321 - 326.

[5] 胡萌萌，袁娜，王晓丽，等. 伴失对焦敏感的家族性皮质肌阵挛震颤癫痫的临床和电生理研究[J]. 中华神经科杂志，2021，54(12)：1249 - 1255.

病例 9 儿童肢体抽搐、频繁摔倒

简要病史：男，3 岁，因"发作性双侧肢体抽搐伴呼之不应 2 个月余"来诊。患儿于 2 个月前无明显诱因出现双侧肢体强直、抽搐伴呼之不应，持续 1～2 分钟后症状自行缓解。至今共发作 5 次，发作形式相同。家长诉患儿平日有肢体抖动及走路时跌倒症状。就诊于当地医院，脑电图检查结果为异常脑电图（不详），诊断为"癫痫"，给予"丙戊酸钠 200mg/d"后上述症状仍反复出现。后调整为"奥卡西平 300mg/d、苯巴比妥 30mg/d"，但症状仍无缓解。

个人史、既往史：生长发育史正常。否认脑外伤、脑炎等其他神经系统疾病史。无热性惊厥史及家族史。

查体：一般查体及神经系统查体未见异常。

辅助检查：颅脑 MRI 未见异常。2 次外院常规脑电图结果为异常小儿脑电图。

本次入院：24h－VEEG 监测，结果提示：①清醒期脑电图背景为枕导 5～7Hz θ 活动，并可见较多量 δ 活动，未见明显 α 节律；②发作间期异常波为各导阵发性 2～3Hz 棘慢、多棘慢复合波；③监测到 6 次发作，表现为患儿双侧肢体瞬间抖动，伴有喉部发声，其中 5 次发生于清醒期，1 次发生于 NREM 睡眠 I 期；④站立诱发试验：患儿站立位，双上肢抬起活动中突然出现上肢坠落、身体前倾、跌倒，同步脑电图为全导棘慢、多棘慢复合波，发作期癫痫样放电与症状具有锁时关系，肌电图先出现与肌阵挛相关的肌电暴发，随后出现四肢肌电抑制（约 200 毫秒）后肌电活动恢复正常（图 45）。综上考虑诊断为肌阵挛－失张力癫痫（myoclonic－atonic epilepsy，MAE），予以托吡酯片 25mg/d（逐渐加量）。

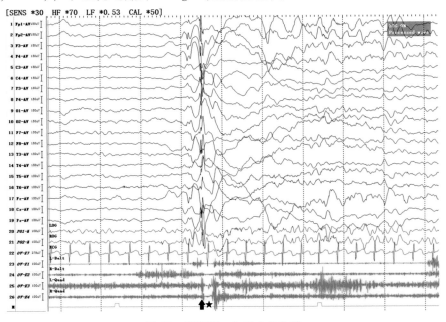

图 45 肌阵挛－失张力发作期

注：患儿站立诱发期间，脑电图出现全导棘慢复合波，双下肢肌电暴发显著（箭头处），对应各导棘波，而后四肢肌电抑制（星号处，200 毫秒）对应脑电图慢波，后肌电活动恢复正常，为肌阵挛－失张力发作。

随访情况：随访 2 年，患儿仍有上述发作症状，但较前减轻（患儿家属担心药物不良反应，拒绝进一步调整抗癫痫发作药物）。

病例分析：MAE 亦称 Doose 综合征，1970 年由 Doose 首先描述，是一种少见的婴幼儿癫痫综合征，以肌阵挛及失张力发作为主要特点。诊断要点包括：①起病前发育正常；②无器质性疾病及其他导致癫痫发作的疾病；③发病年龄在 7 个月至 6 岁，2/3 的病例为男性，5 岁以下患儿占 94%[1-2]；④患儿在肌阵挛 - 失张力发作之前精神运动发育多数为正常，2/3 的病例首先会出现热性及非热性全面强直阵挛发作[3-4]；⑤癫痫发作形式主要包括肌阵挛、失张力发作、肌阵挛 - 失张力发作、失神发作、强直性发作、阵挛性发作、全面强直阵挛发作；⑥脑电图最初可能为正常或 θ 波背景，后可出现全面性棘慢或多棘慢复合波；⑦除外婴儿良性肌阵挛癫痫、Dravet 综合征、隐源性 Lennox - Gastaut 综合征等[5-6]。

肌阵挛 - 失张力发作是 MAE 的特征性的发作症状，几乎见于 100% 的病例。临床表现为突发的对称性肌阵挛发作，随即出现肌张力丧失（肌阵挛后失张力），肌阵挛也可以混于失张力发作中。失张力发作可以累及整个身体或仅累及头部。姿势性肌张力全面丧失导致闪电样猝倒，而在短暂和轻度的失张力发作中，患儿可仅有点头或屈膝动作。长程同步 VEEG + EMG 有助于 MAE 的诊断和精确分析。肌阵挛失张力发作时 EEG 为广泛性棘慢、多棘慢复合波暴发，棘波对应肌阵挛成分，慢波对应失张力成分。每次肌阵挛发作时肌电图暴发持续约 100 毫秒，然后出现 200 ~ 500 毫秒肌电静息。对于怀疑 MAE 的患者，脑电监测时应详细询问病史，合理安放肌电电极，进行站立诱发试验（注意诱发期间给予患者保护，防止突然跌倒受伤）。

熟悉 MAE 的临床及脑电图特点有助于早期明确诊断、合理选择抗癫痫发作药物、尽早控制发作。比较明确的是，卡马西平、奥卡西平、苯妥英钠、氨己烯酸会使 MAE 加重甚至诱发癫痫持续状态，应避免使用[5]。也有左乙拉西坦引起 MAE 加重甚至癫痫持续状态的个案报道[7]。对于早期 MAE 判断预后较困难，目前认为强直阵挛发作、肌阵挛持续状态、认知功能下降提示预后不佳[5]。

参考文献

[1] BERG A T, BERKOVIC S F, BRODIE M J, et al. Revised terminology

and concepts for organization of seizures and epilepsies: report of the ILAE Commission on Classification and Terminology, 2005—2009[J]. Epilepsia, 2010, 51(4): 676-685.

[2]DOOSE H. Myoclonic - astatic epilepsy[J]. Epilepsy research Supplement, 1992, 6: 163-168.

[3]JOSEPH ROGER, MICHELLE BUREAN, CHARLOTTE DRAVET, et al. 婴儿、儿童、青春期癫痫综合征[M]. 刘兴洲, 译. 北京: 海洋出版社, 2009: 135-144.

[4]PANAYOTOPOULOS C P. 癫痫发作和综合征的诊断与治疗[M]. 任连坤, 译. 北京: 中国协和医科大学出版社, 2008, 266-270.

[5]KELLEY S A, KOSSOFF E H. Doose syndrome (myoclonic - astatic epilepsy): 40 years of progress[J]. Developmental medicine and child neurology, 2010, 52(11), 988-993.

[6] Proposal for revised classification of epilepsies and epileptic syndromes. Commission on Classification and Terminology of the International League Against Epilepsy[J]. Epilepsia, 1989, 30: 389-399.

[7]KROLL - SEGER J, MOTHERSILL I W, NOVAK S, et al. Levetiracetam - induced myoclonic status epilepticus in myoclonic - astatic epilepsy: a case report[J]. Epileptic disorders: international epilepsy journal with videotape, 2006, 8(3): 213-218.

病例 10 颞叶癫痫发作期"全导慢波"

简要病史: 女, 28 岁, 主因"发作性心前区不适 2 年"来诊。患者于 2 年前在 1 次做饭时突感心区不适, 自述"似有一股凉气从左上肢排出", 次日上述发作再次出现, 之后出现发作性恐惧、似曾相识感, 持续 1 分钟左右缓解, 自述发作时意识清楚。上述症状每日发作 7~8 次, 发病以来体重下降 20kg。外院诊断为"精神障碍", 给予对症治疗后效果不佳, 遂来就诊。

个人史、既往史: 生长发育史正常。否认脑外伤、脑炎等其他神经系统疾病史。无热性惊厥史及家族史。既往月经不规律。

查体: 一般查体及神经系统查体未见异常。

外院辅助检查: 颅脑 CT 未见异常。脑电图未见异常。

本次入院：24h - VEEG 监测，EEG 背景为枕导 8.5~11Hz α 节律，调幅、调节差，右颞导偶见尖波发放。可见患者清醒状态时出现 4 次"临床发作"，表现为清醒睁、闭眼平卧或坐位吃饭时，突然出现双眼直视、双手紧握、面色苍白→恐惧表情及左手摸索、抓握动作→头及身体转向左侧，右手按压"事件按钮"→吞咽、抿嘴、咀嚼动作，持续约 1 分钟缓解。事件结束后患者自述有幻视，看见阴影。发作期同步心率明显增快，由 80 次/分增至 120 次/分。同步 EEG 可见在清醒睁、闭眼背景脑电图中各导出现短程低波幅 12~14Hz 快波节律（前头部导著，其间混杂有肌电干扰伪差）→各导 2~5Hz 慢波节律，其间右侧前额、额导可见棘波、棘慢复合波，持续约 10 秒→恢复背景活动（图 46、47）。

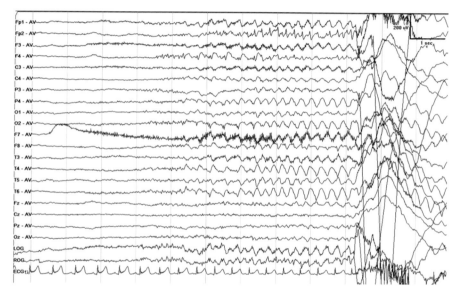

图 46　颞叶癫痫发作期"全导慢波"（平均参考导联）

注：发作期各导可见短程低波幅 12~14Hz 快波节律（前头部导联著）→各导 2~5Hz 慢波节律，其间右侧前额、额导可见棘波、棘慢复合波，持续约 10 秒。

随访情况：给予卡马西平治疗，随访 4 年，患者的发作次数明显减少。

病例分析：根据患者临床发作症状及发作期脑电图表现，癫痫发作诊断明确。发作期间，患者可以自行按压"事件按钮"，提示发作期患者的意识部分保留。发作期脑电图平均参考导联提示全导出现阵发性慢波活动，但在双极导联下癫痫样放电为右侧额、颞导为著，而左侧半球并无癫痫样

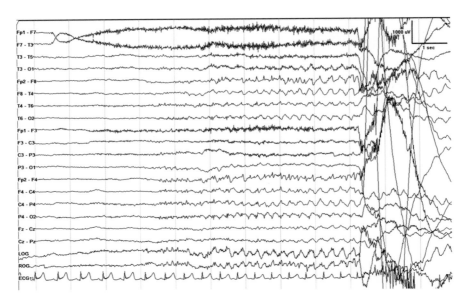

图47 颞叶癫痫发作期右侧额导为著癫痫性放电（双极导联）

注：发作期右侧各导可见短程低波幅12～14Hz快波节律→2～5Hz慢波节律，右侧额、颞导

可见棘波、棘慢复合波，左侧各导重叠有肌电干扰伪迹（与图46为同一时间段）。

放电。平均导联下左侧各导联慢波活动实为右侧异常波导致的共轭现象，而并非真正的异常波发放。发作期脑电图实为局灶性癫痫性放电，与临床症状相符。

阅读脑电图时，单纯依据平均导联会导致对异常放电部位的误判，阅图时合理地变换导联方式有利于异常波的定位分析及癫痫发作类型的确定[1-2]。

参考文献

[1]张文娟，陈蓓蓓，沈晨曦，等.国际临床神经电生理联盟脑电图电极安放标准指南(2017)解读[J].中华神经科杂志，2018，51(10)：854－856.

[2]李静雯，李晓宁，刘永红，等.长程视频脑电监测过程的质量管理[J].癫痫杂志，2019，5(2)：103－105.

病例 11 癫痫患者反应迟钝数天

简要病史：女，33 岁，因"发作性肢体抽搐 8 年"来诊。患者 25 岁怀孕 3 个月时，首次出现发作性呼之不应、双眼上翻、四肢抽搐，持续数分钟后缓解，之后每年发作 1～2 次，未就医。30 岁起，上述症状频繁出现，多于月经期发作，且几乎在每次月经期均会出现"痴呆样"症状数天。当地医院诊断为"癫痫"，给予"丙戊酸钠缓释片 0.5g/d"后仍有发作。其间也曾加用"苯妥英钠 0.3g/d"，因效果不佳，患者自行停药。近期再次出现"痴呆样"症状，遂就诊于我院。

个人史、既往史：生长发育史正常。否认脑外伤、脑炎等其他神经系统疾病史。无热性惊厥史及家族史。

查体：神经系统查体欠配合，表情呆板，不能正确完成"100 − 7"的计算，不能说出家庭住址，不能分辨左右手，可以说出自己孩子的名字，不能说出孩子的年龄，不认识自己的爱人。

外院辅助检查：颅脑 MRI 未见异常。随机血糖、电解质检查等均未见异常。

本次入院：24h – VEEG 监测期间，患者表情呆板、反应迟钝、问答不切题、不自主发笑。实时阅读 VEEG 可见，背景以各导持续性广泛性不规则低至高幅（4～5Hz）慢波为主，夹杂大量中幅棘波、尖波（前额、额、中线额导显著）（图 48A，视频 3）。其间枕导可见阵发性短程 β、α 活动数

视频 3

秒，睁、闭眼不受抑制。追问病史，家属诉患者自 30 岁起几乎在每次月经期均会出现上述"痴呆样"症状，该症状可持续 1～3 天，其间患者不主动要求进食，家人喂食可配合，在家人帮助下可如厕，其间有强直阵挛发作 1～2 次。结合以上，考虑诊断为非惊厥性癫痫持续状态（non – convulsive status epilepticus，NCSE），给予地西泮 15mg 缓慢静脉推注后患者临床症状明显好转，可以认识家人，粗测计算力、定向力等均正常，同步 EEG 可见各导广泛性不规则慢波活动发放频率相对减慢，而颞区高幅 δ 波明显增多，左右不同步。夜间睡眠可见 NREM 睡眠Ⅰ、Ⅱ期脑波，NREM 睡眠Ⅰ期各导仍可见阵发性慢波活动，其间夹杂尖慢、棘慢复合波。于次日晨起 7：00 后广泛性不规则慢波活动频率减慢，且有中断现象，其间可见阵发性枕导 8～9Hz α 波背景活动与异常波交替出现（图 48B）。共计监测 24 小时。

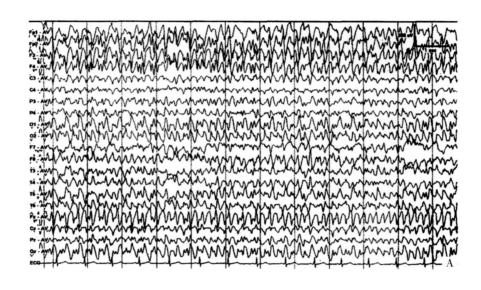

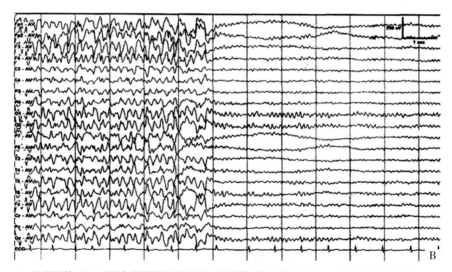

A. 监测开始 EEG 可见各导持续性广泛性不规则低至高幅慢波为主，夹杂大量中幅棘波、尖波，以前额、额、中线额导显著；B. 次日晨起 7：00 后可见广泛性不规则慢波活动频率减慢，并可见中断现象，与枕导 8~9Hz α 波背景节律交替出现。

图 48　非惊厥性癫痫持续状态

随访情况：目前患者口服"丙戊酸钠缓释片 750mg／d，拉莫三嗪 200mg／d"，随访 8 年，有 2 次 GTCS，月经期偶有持续 1 天的 NCSE。

病例 12　反应迟钝 3 天伴肢体抽搐

简要病史：女，50 岁，因"发作性反应迟钝 5 年"来诊。患者 45 岁时于情绪激动后出现"痴呆样"症状，表现为反应迟钝、行为异常，持续 1 天后自行缓解。之后每年发作 2～3 次，其间有 GTCS。外院按"癫痫"予以"卡马西平、苯妥英钠"等药物治疗，但患者症状无明显改善。上述症状频繁发作，每次"痴呆样"症状持续 3～4 天后自行缓解，其间有 5～7 次GTCS，上述症状多在月经期出现。近日上述"痴呆样"症状再次出现，遂来我院就诊。

个人史、既往史：生长发育史正常。否认脑外伤、脑炎等其他神经系统疾病史。无热性惊厥史及家族史。

查体：表情淡漠，对他人提出的问题及指令均不配合。

外院辅助检查：颅脑 MRI 未见异常。随机血糖、电解质检查等均未见异常。

本次入院：24h – VEEG 监测，患者表情呆板、不主动与他人交流、问答不切题。同步脑电图可见各导弥漫性2～3Hz尖、棘慢、多棘慢复合波，前头部显著（图 49A，视频 4），考虑 NCSE，给予静脉推注地西泮 10mg 后 EEG由各导中至高幅尖、棘慢、多棘慢复合波演变为弥漫性低

视频 4

至中幅欠规则慢波活动，患者症状无改善。追加地西泮至 20mg 后脑电图可见 NREM 睡眠 Ⅱ、Ⅲ 期脑波及较多量 11～12Hz 睡眠纺锤波，F7、T3 导可见单发棘波，患者症状仍无改善（视频 5）。上述脑波持续 2 小时后又恢复至用药前 EEG 模式。次日晨起脑电图可见各导不规则低至中幅慢波夹杂少量棘波，异常波有短暂中断现象，出现阵发性持续 2～3 秒枕导为主 α 波，随后又出现各导异常波（图 49B），患者症状仍无改善。予

视频 5

丙戊酸钠 0.4g 静脉推注后以静脉滴注维持 8 小时，同时口服左乙拉西坦1000mg/d，临床症状和 EEG 均无改善，其间患者一直处于意识蒙眬状态，他人喂食可以配合，大小便在家人帮助下可以完成，发生 1 次GTCS。本次 VEEG 监测 72 小时后，患者脑电图自行恢复至正常背景，意识清楚，言语流利。

随访情况：出院后患者继续服用左乙拉西坦 1000mg/d，每间隔 1～2

个月出现 1 次 GTCS 及 NCSE。后期将药物调整为拉莫三嗪 150mg/d，随访 3 年，未再出现 GTCS，仍有 NCSE，频率为 1~2 个月出现 1 次，每次发作持续 1 天左右自行缓解。

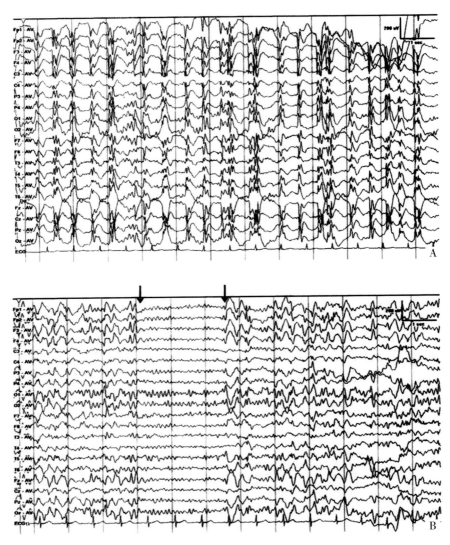

A. 监测开始 EEG 即可见广泛性 2~3Hz 中至高幅尖、棘慢、多棘慢复合波，以前额、额、中线额导为著；B. 次日晨起 EEG 出现慢波活动中断，箭头处出现枕导为主 8~9Hz α 波持续 2~3 秒，随后又出现各导异常波。

图 49 非惊厥性癫痫持续状态

病例 11、12 分析

两例患者均为女性，表现为"痴呆样"发作及 GTCS，且多见于月经期。根据症状学和发作期脑电图表现，考虑诊断为复杂部分性癫痫持续状态（complex partial status epilepticus，CPSE）。CPSE 的持续时间可以相对较长，但持续多久可以认为是 NCSE 尚无明确定论。欧洲及国内关于 NCSE 的专家共识建议，持续 30 分钟以上的非惊厥性癫痫发作为 NCSE[1-2]。由于 NCSE 临床症状轻微且非特异性，特征性脑电图变化为 NCSE 诊断不可缺少的条件[3]。上述两例患者脑电图表现为各导广泛性癫痫样放电 ≥ 2.5Hz，同时存在认知水平下降，临床症状及同步脑电图异常持续 1～3 天，符合 2013 版萨尔斯堡 NCSE 诊断标准[4]，因此诊断为 NCSE。在临床实践中，NCSE 的诊断存在两个极端：第一，对确定的 NCSE 识别不够，对于突然出现的反应迟钝、行为异常等临床症状没有及时给予脑电监测，导致临床漏诊、误诊。第二，将 NCSE 的诊断扩大化，将智力发育迟滞、自闭症等其他原因导致的认知障碍诊断为 NCSE，其诊断依据为该类患者的临床表现、发作期脑电图异常以及对 ASM 治疗的反应。例如，患有智力发育迟滞的患儿脑电图多为慢波背景，但可能被误认为 NCSE 脑电图标准中的 3b 或 4b（节律性慢波活动 > 0.5Hz），静脉推注地西泮后脑波频率增快被误认为是对苯二氮䓬类药物有反应，最终患儿可能被诊断为癫痫而长期接受抗癫痫发作药物治疗[5]。NCSE 发作期脑电图对地西泮的反应为癫痫样放电减少或消失，而不能将应用地西泮后脑波频率变快认为是治疗 NCSE 有效或诊断 NCSE 的标准。

NCSE 的治疗包括癫痫样放电的治疗、诱发因素的处理、潜在病因或相关脑病的治疗，以及行为异常和认知障碍的管理等[6]。一旦确诊 NCSE，治疗应尽早，特别是一些可能会发展为单纯惊厥性发作或者惊厥性癫痫持续状态，其治疗方案与癫痫持续状态一致[7]，但应相对保守[1]。大部分 CPSE 有自限性，较少遗留严重神经系统症状，故不提倡大剂量使用苯二氮䓬类药物静脉输注或深度麻醉等过分激进的治疗[8]。上述两例患者的临床演变完全符合 CPSE，根据以往的发作病史看，NCSE 发作可以自行终止，没有遗留神经系统症状。有趣的是，本文两例患者临床表现相似，均为女性，多在月经期出现 NCSE，发作形式均为 CPSE，但二者对地西泮的反应显著不同（表2）。病例11患者在给予15mg 地西泮后临床症状部分改善，但同步脑电图没有完全恢复至正常背景。病例12患者静脉推注地西泮 20mg 后脑电改善，但临床症状无变化。虽然两例患者发作期的临床表现类似，但二者发作期脑电图表现不同，两例患者发作期脑电不同表现与对地西泮的不同反应是否有关，尚需要收集更多病例进一步研究。

表2　两例 NCSE 患者的临床特点、脑电图及用药情况比较

| 病例 | 起病年龄 | 病程 | 临床症状 | EEG | | 静脉推注地西泮后 | | 目前用药 | 随访 |
				波形	分布	EEG改善	临床症状改善		
病例11	25岁	8年	"痴呆样"症状	慢波节律夹杂大量癫痫样放电	各导，前额、额、中线额导为主	部分改善	部分改善	丙戊酸钠缓释片、拉莫三嗪	有2次GTCS，无NCSE
病例12	45岁	5年		2~3Hz癫痫样放电为主	各导，前额、额、中线额导为主	显著好转	无改善	拉莫三嗪	无GTCS，仍有NCSE

目前 NCSE 的治疗不提倡大剂量使用苯二氮䓬类药物静脉输注或深度麻醉等治疗方案。本监测中心的处理原则为：第一，给 CPSE 的患者应用地西泮时，用药目标应兼顾改善临床症状及药物的安全性，如果使用后临床症状没有改善，此时脑电图已经出现睡眠脑电图和（或）药物性快波，建议停止使用；如果临床症状有改善，而脑电图没有完全恢复至正常背景脑电图，不建议继续追用地西泮，以免出现呼吸抑制等不良反应。因此，地西泮使用的目标剂量应参考临床症状和脑电图变化。第二，从两例患者以往的发病经过来看，发作形式为 CPSE 的 NCSE，即使不给予地西泮等药物干预，患者经过1~3天

的"痴呆样"症状后也可自行缓解，但应注意对处于发作期 NCSE 患者的护理。以上仅是两例 NCSE 患者应用地西泮的治疗经验，是否完全合适尚需进一步论证。

国外研究发现，21 号环状染色体综合征也可导致 NCSE。携带者往往表现为额叶癫痫、CPSE、NCSE，发生率可达 90%～100%。与其他染色体综合征不同，21 号环状染色体综合征患者可无明显异常体征，精神运动发育可能正常或轻度异常。本研究中病例 11 患者未发现染色体变异，病例 12 患者未进行相关检查。

参考文献

[1] 中华医学会神经病学分会脑电图与癫痫学组. 非惊厥性癫痫持续状态的治疗专家共识[J]. 中华神经科杂志，2013，46(2)：133－137.

[2] SUTTER R，KAPLAN P W. Electroencephalographic criteria for nonconvulsive status epilepticus：synopsis and comprehensive survey[J]. Epilepsia，2012，53(Supplement 3)：1－51.

[3] COCKERELL O C，WALKER M C，SANDER J W，et al. Complex partial status epilepticus：a recurrent problem[J]. Journal of neurology，neurosurgery，and psychiatry，1994，57(7)：835－837.

[4] BENICZKY S，HIRSCH L J，KAPLAN P W. Unified EEG terminology and criteria for nonconvulsive status epilepticus[J]. Epilepsia，2013，54(Supplement 6)：28－29.

[5] 马铁，史亮，白洁，等. 非惊厥性癫痫持续状态的诊治 2 例随访研究[J]. 癫痫与神经电生理学杂志，2015，24(1)：30－34.

[6] MAGANTI R，GERBER P，DREES C，et al. Nonconvulsive status epilepticus[J]. Epilepsy & behavior，2008，12(4)：572－586.

[7] LOWENSTEIN D H，ALLDREDGE B K. Status epilepticus[J]. The New England journal of medicine，1998，338(14)：970－976.

[8] RANTSCH K，WALTER U K，WITTSTOCK M，et al. Treatment and course of different subtypes of status epilepticus[J]. Epilepsy research，2013，107(1－2)：156－162.

病例 13　左侧面部麻木、口角抽搐伴流涎

简要病史：男，20岁，因"发作性肢体抽搐13个月，左侧口角频繁抽搐1周"来诊。患者于1年前在夜间睡眠中突然出现四肢抽搐、双眼上翻、呼之不应，持续约1分钟后缓解。此后上述症状每隔3~4天发作1次，清醒期发作前患者自感左侧面部不适、口角抽搐，随即意识丧失、四肢抽搐。发作后感左侧面部及左上肢麻木。于当地医院查颅脑MRI示右侧额、颞叶病变。视频脑电图示双额导散发尖波。给予"丙戊酸钠缓释片1500mg/d、拉莫三嗪100mg/d"治疗后未再出现发作。1周前患者出现发作性左侧口角抽搐，伴有咳嗽、流涎，发作时意识清楚，上述症状持续1分钟左右缓解。每日发作频率高达60余次，发作与情绪有关，清醒及睡眠期均有发作。外院给予"地西泮、咪达唑仑及苯巴比妥"等静脉或肌内注射，效果欠佳，出院后加用"卡马西平500mg/d"，症状仍未改善，遂来我院就诊。

个人史、既往史：生长发育史正常。否认脑外伤及脑炎等其他神经系统疾病史。无热性惊厥史及家族史。

查体：一般查体未见异常，神经系统查体见发作性左侧口角抽搐，余无阳性体征。

辅助检查：颅脑MRI平扫、增强、灰质成像检查提示右额叶发育不良。

本次入院：24h – VEEG监测，发作间期可见睡眠期双侧前额、右侧额、前颞导尖慢复合波（图50）。监测期间患者频繁出现左侧口角抽搐、左上肢及左侧面部麻木，同步EEG显示各导（颞导显著）中至高幅快波活动（伴肌电伪差）→各导4~5Hz复合慢波活动持续1~2秒→恢复正常背景（视频6）。

视频 **6**

考虑诊断为EPC，加用"托吡酯150mg/d"，患者发作完全控制。随后逐渐减停卡马西平、拉莫三嗪、丙戊酸钠缓释片。

随访情况：目前口服托吡酯治疗，随访5年无发作。

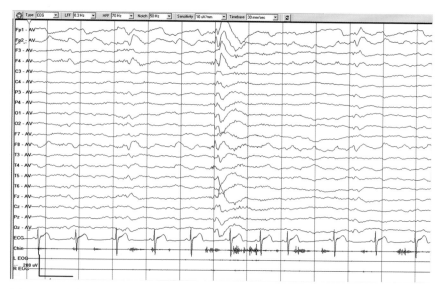

图 50 EPC 发作间期脑电图，NREM 睡眠Ⅱ期双侧前额、右侧额、前颞导尖慢复合波

病例 14 左侧口角频繁抽搐

简要病史：女，52 岁，因"发作性左侧口角抽搐 3 年，加重 2 天"来诊。患者于 3 年前受凉感冒后突发左侧口角抽搐、左上肢不适，继而意识丧失，跌倒在地，上述症状持续 2 分钟左右缓解，每隔 2～3 天发作 1 次。至当地医院查颅脑 CT 未见异常，脑电图正常，腰椎穿刺脑脊液压力、细胞学、生化指标均在正常范围。按"癫痫"予以"奥卡西平 900mg/d"治疗后未再发作。1 年前患者自行调整药物为"卡马西平 200mg/d"后上述症状仍未再发作。2 天前，患者与家人生气后再次出现左侧口角抽搐，每日发作达 50 余次，发作前有左侧口角及左上肢不适感，发作时意识清楚，清醒及睡眠期均有发作，发作间期患者言语不利。

个人史、既往史：生长发育史正常。否认脑外伤及脑炎等其他神经系统疾病史。无热性惊厥史及家族史。

查体：一般查体未见异常，神经系统查体见发作性左侧口角抽搐，余无异常。

辅助检查：颅脑 MRI 未见异常。

本次入院：24h - VEEG 监测到 60 次发作，表现为患者左侧口角、面部及左眼不自主抽搐，伴左上肢麻木感、吐字不清，持续 10 余秒至 1 分钟缓解。发作时患者意识清楚、对答切题。同步 EEG 见右侧中央、顶、后颞导为著快波、棘波样节律波（可见肌电伪差混入）→右侧额、中央、顶、后颞导节律波（伴各导肌电伪差）→右侧前额、额、前颞导为著慢波活动夹杂尖波、尖慢复合波→清醒背景（图51，视频7）。考虑诊断为 EPC，调整药物为"卡马西平 400mg/d"后仍有发作。加用"托吡酯 150mg/d"，患者未再出现上述症状，但出现轻度找词困难（考虑为托吡酯不良反应）。

视频 7

随访情况： 目前口服托吡酯 75mg，2 次／日，随访 4 年无发作。

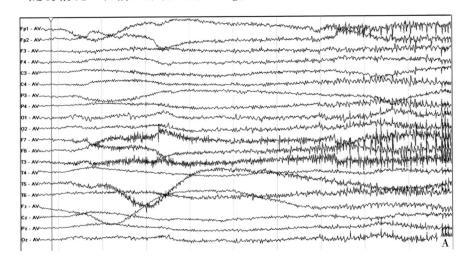

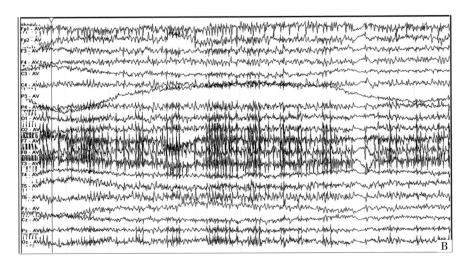

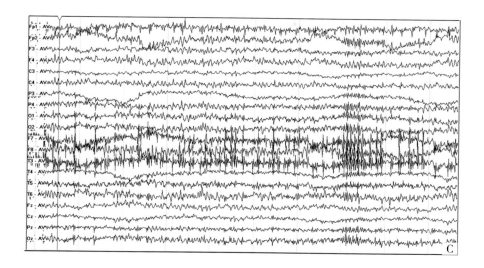

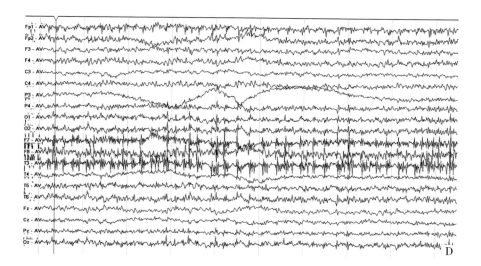

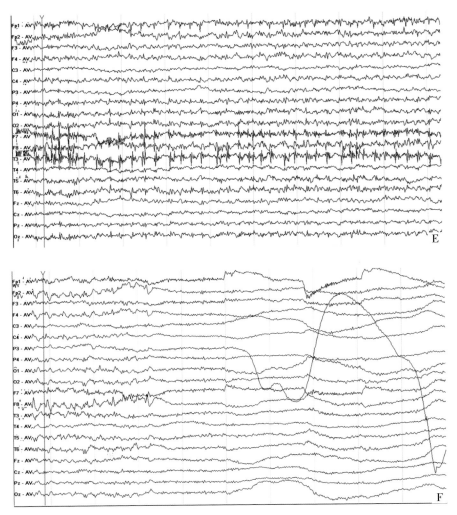

A. 右侧中央、顶、后颞导快波、棘波样节律波(可见肌电伪差混入);B—D. 右侧额、中央、顶、后颞导为著节律波;E、F. 右侧前额、额、前颞导为著慢波活动夹杂尖波、尖慢复合波→清醒背景。

图 51　EPC 发作期脑电图

病例 15　左侧肢体频繁抽搐

　　简要病史:男,20 岁,主因"发作性左上肢屈曲伴左下肢强直 3 年,加重 1 周"来诊。患者于 3 年前无诱因出现发作性左上肢屈曲、左下肢强直,持续 1~2 分钟缓解,每日发作数次。外院查颅脑 MRI 未见异常。按

"癫痫"给予"卡马西平"治疗后未再出现发作，约半年后患者自行停药。停药2年后，患者再次出现上述症状，1天发作30余次，发作时意识清楚，清醒及睡眠期均有发作，发作后患者感头痛。

个人史、既往史：生长发育史正常。否认脑外伤及脑炎等其他神经系统疾病史。无热性惊厥史及家族史。

查体：一般查体未见异常，神经系统查体无阳性体征。

辅助检查：颅脑MRI未见异常。

本次入院：24h–VEEG监测，发作间期可见右侧前额、额、中线额导尖慢复合波发放；患者频繁出现发作，发作期EEG表现为清醒背景下出现右侧前、中、后颞导为著慢波活动叠加针刺样肌电干扰→各导联中至高幅1～1.5Hz欠规则δ活动及节律，其上仍重叠针刺样肌电干扰→各导4～5Hz θ活动及节律（额导为著）→各导电压抑制→恢复背景（图52）。视频中可见患者出现双手紧握护栏，频繁挤眼（左眼较明显）、咬牙→左下肢抽动2～3秒→逐渐缓解（视频8）。考虑诊断为EPC，予以"托吡酯250mg/d"口服后症状无缓解。患者自诉服用卡马西平有效，予以"卡马西平

视频8

500mg/d"（考虑到患者既往服用卡马西平无过敏，与患者沟通后，每3天加量100mg），发作减少至每日2～4次，服药9天后无上述发作。

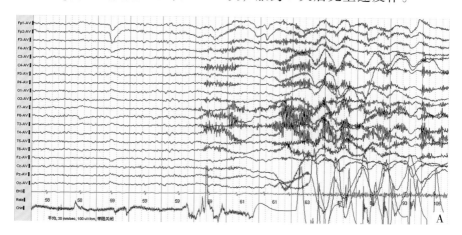

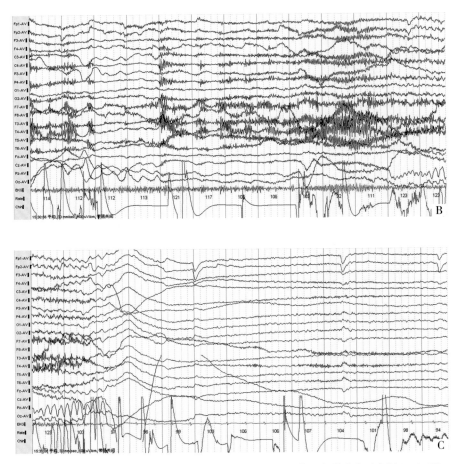

A. 以右侧前、中、后颞导为著慢波活动叠加针刺样肌电干扰→各导联中至高幅 1～1.5Hz
欠规则 δ 活动及节律，其上仍重叠针刺样肌电干扰；B. 各导 4～5Hz θ 活动及节律（额导显
著）；C. 各导电压抑制→恢复背景。

图 52　EPC 发作期脑电图

随访情况：目前口服卡马西平 500mg/d，随访 4 年无发作。

病例 13～15 分析

　　根据单纯部分性癫痫持续状态分类，病例 13～15 的发作形式属于单纯
部分性运动性癫痫持续状态。病例 13、14 的发作主要集中在面部，并且
受情绪影响明显。病例 15 的发作集中在一侧肢体。应注意与非癫痫性肌
阵挛（起源于基底节区、脑干或脊髓）、抽动症、面肌痉挛、半身舞蹈或投

搐症、心因性假性发作等相鉴别。许多作者提出，发作期视频脑电图对于 EPC 的诊断及鉴别诊断至关重要，该 3 例患者发作期脑电图混杂大量肌电伪差，应仔细观察发作起始及异常放电。因此，既往明确的癫痫发作病史（如有过典型的强直阵挛发作）结合临床发作特征、发作间期脑电图癫痫样放电、影像学责任病灶，以及抗癫痫发作治疗效果均有助于明确诊断。

全面性惊厥性癫痫持续状态的治疗可以依据基于随机对照研究产生的指南，而 EPC 缺乏相关指南，治疗时首选静脉应用苯二氮䓬类药物[1-2]。一些新型抗癫痫发作药物如拉莫三嗪、托吡酯、左乙拉西坦以及重复经颅磁刺激也被推荐用于部分性癫痫持续状态的治疗[3]，静脉注射拉考沙胺对于难治性 NCSE 及 EPC 有效[1]。考虑到加量缓慢，笔者认为拉莫三嗪不适用于 EPC。上述 3 例患者虽然都属于单纯部分性运动性癫痫持续状态，但所累及的部位及发作形式不同，对抗癫痫药物的反应也有差别。病例 13、14 的发作主要集中在面部，以面部肌肉抽搐为主，伴随有发作前先兆（面部及同侧上肢不适感）以及发作后 Todd's 麻痹（发作后言语不清），托吡酯的疗效非常显著；病例 15 的发作集中于一侧肢体（上肢屈曲、下肢强直），表现为强直性发作，托吡酯对其无效，而卡马西平疗效显著。

关于癫痫持续状态的诊治，以往关注较多的是全面强直 - 阵挛性癫痫持续状态。在实际临床工作中，EPC 并不比全面强直 - 阵挛性癫痫持续状态发生率低，EPC 与其处理方法基本相似，但控制发作的紧迫性和彻底性相对较弱。EPC 可长达数十天，如病例 13 在给予托吡酯之前，发作已达 30 余天，尽管每天有数十次发作，但始终没有发展成全面强直阵挛发作。因此，予以抗癫痫发作药物治疗之前，尤其是应用大剂量或有潜在严重不良反应的药物时，应充分评估药物治疗的风险和获益。选择合适的口服抗癫痫发作药物也可以实现对 EPC 的控制。

上述病例也符合成簇癫痫发作的诊断。目前多数有关成簇癫痫发作的研究采用的定义标准是根据特定时间段内癫痫发作的频率，为一组或一系列连续的癫痫发作，发作间期为数小时甚至数分钟，属于单次发作和癫痫持续状态之间的某个范围[4]。全面强直 - 阵挛性癫痫持续状态发作时间临床定义为一般大于 5 分钟，发作之间意识不能恢复到基线状态；而成簇癫痫发作一般持续时间较短且在发作之间意识可恢复。成簇癫痫发作的出现提示癫痫发作控制不佳甚至恶化，未经治疗的成簇癫痫发作可演变为癫痫持续状态，威胁患者生命。因此，快速识别这些特点并进行干预可以有效减少癫痫持续状态的发生。

参考文献

[1] RANTSCH K，WALTER U，WITTSTOCK M，et al. Efficacy of intravenous la-cosamide in refractory nonconvulsive status epilepticus and simple partial status epilepticus[J]. Seizure，2011，20(7)：529–532.

[2] SHORVON S，BAULAC M，CROSS H，et al. The drug treatment of status epi-lepticus in Europe：consensus document from a workshop at the first London Colloquium on Status Epilepticus[J]. Epilepsia，2008，49(7)：1277–1285.

[3] EGGERS C，BURGHAUS L，FINK G R，et al. Epilepsia partialis continua re-sponsive to intravenous levetiracetam[J]. Seizure，2009，18(10)：716–718.

[4] 晋琅，李静雯，刘永红. 成簇癫痫发作[J]. 中华神经科杂志，2021，54(1)：55–59.

病例16 一侧肢体抽搐后无力伴周期性一侧癫痫样放电

简要病史：男，58岁，因"发作性四肢抽搐、呼之不应1年，发作性左上肢抽搐、无力16天"来诊。患者3年前因车祸导致颅脑外伤，曾行开颅手术治疗(右侧额、颞区)。1年前患者于看手机时突然出现四肢强直、抽搐、呼之不应、牙关紧闭，持续约5分钟后意识转清，不能回忆发作过程。曾就诊于当地医院，未予治疗。16天前患者无明显诱因突发左侧口角间断抽搐，伴反应迟钝、双眼凝视，数十秒缓解，约1小时后出现左侧上肢间断抽搐、无力。就诊于当地医院，按"癫痫"予以口服"左乙拉西坦片、丙戊酸钠"治疗后左侧上肢间断抽搐、无力症状无缓解，遂来就诊。

个人史、既往史：生长发育史正常。否认脑炎等其他神经系统疾病史。无热性惊厥史及家族史。

查体：意识清楚，左上肢肌力为1级，伴间断抖动。余未见明显阳性体征。

外院辅助检查：颅脑CT示右侧额、顶、颞骨质缺如(考虑术后改变)，右侧额颞叶及左侧颞叶软化灶。简易精神状态检查量表(mini mental status examination，MMSE)评分20分(中学文化程度，正常参考范围>23分)。

本次入院：24h-VEEG监测，清醒时以枕导6~8Hz低波幅混合节律为主调，左侧枕导为优势，双侧半球脑波波幅不对称，可见正常睡眠脑波。其中，右侧中央、顶、后颞导为著可见类周期性慢波重叠尖、棘波（图53、54）。监测期间可见患者于清醒期及睡眠期间断出现左上肢阵挛样抖动，持续数分钟至数小时不等。患者在此过程中意识清楚，反应略减慢。同步EEG可见右侧中央、顶、前、中、后颞导为著类周期性多形性慢波上重叠快波、尖波、棘波，上述异常脑波与左上肢抖动时肌电暴发具有锁时关系（图55）。患者发作后出现左上肢无力。结合以上，考虑诊断为脑外伤后癫痫，伴有知觉受损的局灶性运动性癫痫持续状态，Todd's麻痹。

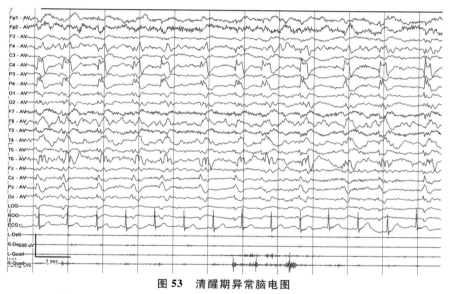

图53　清醒期异常脑电图

注：清醒期右侧中央、顶、后颞导为著类周期性慢波重叠尖、棘波发放，并扩及Cz、Pz，平均间期为1秒。

随访情况： 随访2年，增加抗癫痫发作药物剂量后，左上肢抽搐症状于服药2天后缓解，未再发作，左上肢无力症状于服药1个月后恢复，目前继续口服抗癫痫发作药物治疗。

病例分析： 本例患者在16天前频繁出现左侧上肢阵发性抽搐发作，发作后自感左侧上肢持续性无力。左侧上肢无力为急性脑卒中发作还是Todd's麻痹，决定了下一步治疗方案。主要鉴别点如下：①影像学上除了以往所知脑卒中会出现颅脑影像学异常信号外，反复癫痫发作也可引起致痫区周围细胞毒性水肿。颅脑 MRI 通常表现为长 T_1、长 T_2 信号影，弥散加权成像（diffusion – weighted imaging，DWI）呈高信号影。如果抗癫痫发作药物治疗后上述磁共振异常信号消失，可排除脑梗死。另外，脑梗死发生

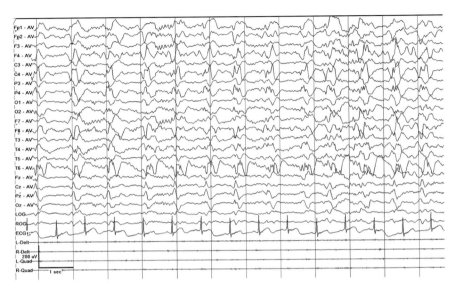

图 54　睡眠期异常脑电图

注：睡眠期右侧额、中央、顶、后颞导为著仍可见类周期性慢波重叠尖、棘波，平均间期
为 1 秒。

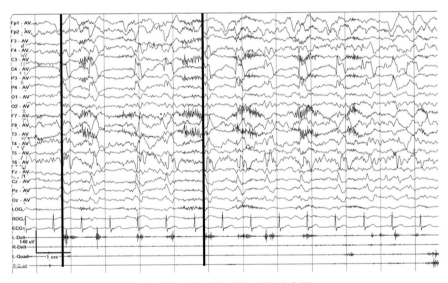

图 55　局灶性癫痫发作期脑电图

注：发作期可见患者左上肢阵挛样抖动，EEG 可见右侧中央、顶、前、中、后颞导为著类
周期性多形性慢波上重叠快波、尖波、棘波，左上肢 EMG 可见肌电类周期性暴发，与上
述异常波具有锁时关系（黑线处）。

区域一般符合脑血管解剖学供血区特点，而癫痫发作后脑水肿常沿局部脑回分布。遗憾的是，此患者因体内有钢板固定，无法行颅脑 MRI 检查。②注意观察左上肢偏瘫症状是否会完全缓解：脑梗死肢体瘫痪一般恢复较慢，且常留后遗症。而 Todd's 麻痹发生在癫痫性抽搐后，一般涉及一侧或某个肢体抽搐后的瘫痪，可持续数小时甚至数天，但最终会有良好的恢复[5]。此患者经过调整 ASM 后，癫痫发作控制良好，1 个月后肢体无力症状基本恢复，四肢肌力均为 5 级。因此，此患者肌无力症状多考虑为癫痫发作后神经功能缺损，与 Todd's 麻痹类似，与癫痫发作有关，最终均恢复良好。1 个月后复查 VEEG 可见失对称背景脑波，未见明显 PLED（图 56）。

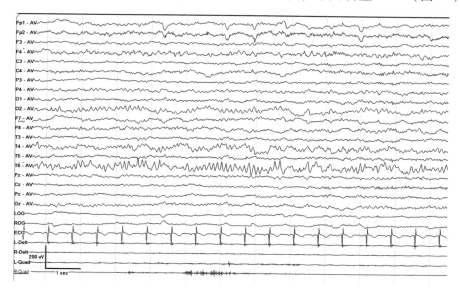

图56　患者出院 1 个月后复查 8h – VEEG

注：失对称背景脑波（与右侧颅骨缺损有关），未见周期性异常波。

周期性一侧癫痫样放电是一种少见的脑电图现象。PLED 特征为单相或双相尖波、棘波、尖慢及棘慢复合波，以周期性或类周期性发放，间期背景活动常为低幅慢波[1]，睡眠期间也可持续出现 PLED。PLED 为一过性脑电图异常，多在数日或 3 周内消失，偶可持续数月甚至更长时间[2]，尖波、棘波会逐渐变钝、波幅降低、间隔时间延长、周期性变得不规律。PLED 多见于急性期脑部病变，如急性脑梗死、脑炎、肿瘤、颅内出血等；一些慢性脑部异常，如代谢紊乱、非酮症高血糖、高热及一氧化碳中毒等也可见 PLED。此外，其他一些少见疾病如亚急性硬化性全脑炎、线粒体脑肌病、多发性硬化、结节性硬化等也可出现 PLED[3]。多数患者在 PLED 出现前或同时伴有癫痫发作，发作类型多为对侧肢体的局灶性运动发作、复杂部分性发作、局灶性癫痫持续状态或继发全面性发作。临床发作通常在 PLED 消失前或消失后几天内停止。

PLED 的发生机制尚不明确，可能与弥漫性皮质和皮质下结构改变有关。也可能是因为缺氧或代谢因素改变了神经细胞膜、酶或神经递质功能，使神经细胞兴奋性增加或抑制作用减低所致。Gross 等认为，PLED 的发生可能是由基底神经节 - 丘脑皮质环路的节律性异常放电改变了皮质锥体神经元的反应所致[4]。本例 PLED 是患者癫痫发作期的脑电图异常表现，其对应的癫痫发作症状包括对侧肢体抽搐及意识水平下降，癫痫发作后存在较长时间的神经功能缺损，PLED 在其中的作用尚需进一步研究。

参考文献

[1]刘晓燕. 临床脑电图学[M].2 版. 北京：人民卫生出版社，2017：346 - 347.

[2]LAWN N D，WESLMOMLAND B F，SHARBROU F W. Multifocal periodic lateralized epileptiform discharges（PLEDs）：EEG features and clinical correlations[J]. Clinical neurophysiology，2000，111（12）：2125 - 2129.

[3]RUDZINSKI L A，RABINSTEIN A A，CHUNG S Y，et al. Electroencephalographic findings in acute subdural hematoma[J]. Journal of clinical neurophysiology，2011，28（6）：633 - 641.

[4]GROSS D W，QUESNEY L F，SADIKOT A F. Chronic periodic lateralized epileptiform discharges during sleep in a patient with caudate nucleus atrophy：insights into the anatomical circuitry of PLEDs[J]. Electroencephalography and clinical neurophysiology，1998，107（6）：434 - 438.

[5]BINDER D K. A history of Todd and his paralysis[J]. Neurosurgery，2004，54（2）：480 - 487.

病例 17　动作诱发手抖

简要病史：女，19 岁，因"发作性右上肢抖动 5 年"来诊。患者于 14 岁上课时出现双侧肢体强直、抽搐、双眼凝视、牙关紧闭、呼之不应，抽搐持续 1～2 分钟缓解，数分钟后意识转清。上述症状频繁发作，就诊于外院，诊断为"癫痫"，给予"奥卡西平"（剂量不详）治疗后未再出现强直阵挛发作，但仍有间断右上肢僵硬麻木感及抖动，发作时意识清楚，每次持续数秒钟缓解，多于右上肢准备持物或随意运动时出现，每日发作数次。1 年前添加"左乙拉西坦片"治疗后症状未见缓解。

个人史、既往史：足月顺产，生长发育史正常。否认脑外伤、脑炎等其他神经系统疾病史。无热性惊厥史及家族史。

查体：一般查体及神经系统查体未见异常。

外院辅助检查：颅脑 MRI 未见异常。

本次入院：24h – VEEG 监测，发作间期可见 NREM 睡眠 Ⅱ 期纺锤波下，左侧中央、顶导为著多棘波、多棘慢复合波（图 57）。监测到患者多次临床发作，同步视频可见患者于清醒期右上肢活动时出现动作诱发的轻微肌阵挛发作，同时患者诉右上肢无力、持物不稳伴麻木僵硬感，发作时意识清楚。发作期同步脑电图可见左侧顶、中央、枕导为著的棘波、多棘波、棘慢复合波，同步右侧三角肌肌电图（R – Delt）可见间断肌电暴发，右上肢静止时症状完全消失（视频 9）；睡眠期仍可见患者右上肢抽动，症状及脑电改变同清醒期（图 58）。综上考虑诊断为反射性局灶性癫痫发作、动作诱发肌阵挛伴感觉性发作，给予添加拉考沙胺，逐渐减停奥卡西平。

视频 **9**

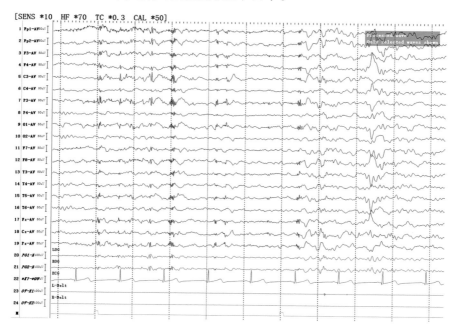

图 57　发作间期脑电图

注：NREM 睡眠 Ⅱ 期纺锤波背景下可见左侧中央、顶导为著多棘波、多棘慢复合波。

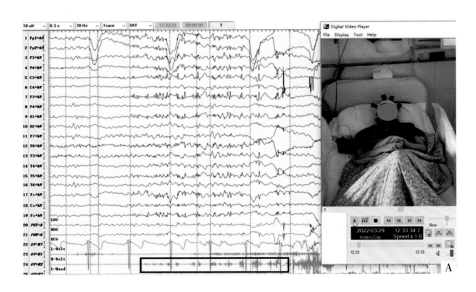

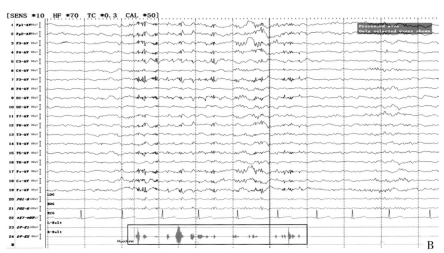

A. 清醒期可见患者活动右上肢时出现肌阵挛性抽动，同步脑电图可见左侧顶、中央、枕导为著的棘波、多棘波、棘慢复合波，同步右侧三角肌肌电图（R－Delt）可见间断肌电暴发（黑框处），右上肢静止时症状及异常放电消失；B. 睡眠背景下可见动作诱发肌阵挛发作，右侧三角肌肌电图可见短暂肌电暴发，同步脑电图可见左侧中央、顶导为著的多棘波、多棘慢复合波，异常波与肌电暴发具有锁时关系（黑框处）。

图 58　动作诱发癫痫发作期脑电图

随访情况：随访 2 年，患者诉发作明显减少。

病例分析：肌阵挛以突然、短暂、惊跳样不自主运动为特征，伴有肌肉活动暴发（正性肌阵挛）或肌肉活动静息（负性肌阵挛）[1]。可在休息时、随意运动时（动作诱发）出现，也可在受到感觉、视觉、听觉或情绪刺激时出现。癫痫、脊髓疾病、克－雅病等可以观察到静止时的肌阵挛发作；在进行性肌阵挛癫痫、脑缺氧后、颅脑创伤及术后的症状性癫痫中可见动作诱发的肌阵挛[2]。

　　本例患者的临床特点为动作诱发的右侧上肢肌阵挛伴随感觉性异常，同步脑电图可见左侧中央、顶区为著的癫痫性放电，脑电图癫痫性放电与肌电暴发锁时同步，提示其为癫痫性肌阵挛发作，皮质中央区可能参与了局灶性肌阵挛的发生。有研究报道，前后中央皮质的第Ⅲ层和第Ⅴ层锥体神经元过度兴奋可能参与皮质肌阵挛的发生[3-4]。2019 年，Coebergh 于 *Neurology* 报道一例 62 岁男性出现动作诱发的肌阵挛发作，患者颅脑 MRI 显示左脑辅助运动区有陈旧性出血，而该区域涉及运动启动和连续的复杂运动[5]。Franceschetti 等用脑磁图－肌电图研究动作性肌阵挛涉及的神经网络，发现动作性肌阵挛不仅涉及局部的皮质网络，还有更广泛的神经元特定网络参与[6]。

　　本例患者发作期的脑电图癫痫性放电与肌电暴发锁时同步，提示其为癫痫性肌阵挛发作。动作诱发的肌阵挛发作常见于进行性肌阵挛癫痫，比如唾液酸沉积症。EEG－EMG 同步的神经生理学指标研究表明，唾液酸沉积症患者的皮质运动同步水平非常高，与肌阵挛的严重程度平行，这可能是该类患者运动障碍非常严重的原因[7]。

　　该病例为局灶性肌阵挛发作，拉考沙胺较奥卡西平效果好。这可能与两个药物不同作用机制有关。一代和二代钠离子通道阻滞剂包括卡马西平、奥卡西平、拉莫三嗪等，通过作用于快失活钠离子通道而发挥抗癫痫作用，而拉考沙胺属于第三代新型 ASM，选择性作用于慢失活钠离子通道，其在局灶性癫痫性肌阵挛发作中的效果尚待进一步研究。

参考文献

［1］CAVINESS J N. Myoclonus［J］. Mayo Clinic proceedings，1996，71：679－688.

［2］EBERHARDT O，TOPKA H. Myoclonic Disorders［J］. Brain sciences，2017，7(8)：103.

［3］VAUDANO A E，RUGGIERI A，AVANZINI P. Photosensitive epilepsy is associated with reduced inhibition of alpha rhythm generating networks［J］.

Brain，2017，140（4）：981－997.

[4] MIMA T，NAGAMINE T，IKEDA A，et al. Pathogenesis of cortical myoclonus studied by magnetoencephalography[J]. Annals of neurology，1998，43（5）：598－607.

[5] COEBERGH J A F. An unusual case of action-induced jerking[J]. Neurology，2018，91（8）：361－362.

[6] FRANCESCHETTI S，CANAFOGLIA L，ROTONDI F，et al. The network sustaining action myoclonus：a MEG-EMG study in patients with EPM1[J]. BMC neurology，2016，16（1）：214.

[7] CANAFOGLIA L，FRANCESCHETTI S，UZIEL G，et al. Characterization of severe action myoclonus in sialidoses[J]. Epilepsy research，2011，94（1－2）：86－93.

病例18 做题时手抖

简要病史：男，23岁，因"发作性双上肢不自主抖动4年"来诊。患者于19岁做高等数学题时突然出现双手不自主抖动，不能继续书写，其间意识清楚。于当地医院就诊，考虑"书写性癫痫"，未予药物治疗。今年因工作需要使用电脑制作课件时反复出现双手不自主抖动，影响工作，遂就诊于我院。询问病史，患者诉除写字抖动外，在打麻将、绘画及做课件时也会出现手抖。

个人史、既往史：生长发育史正常。否认脑外伤、脑炎等其他神经系统疾病史。无热性惊厥病史及家族史。

查体：一般查体及神经系统查体未见异常。

外院辅助检查：颅脑MRI未见异常。

本次入院：24h－VEEG监测，背景以低波幅10～11.5Hz α节律为主，调节、调幅差（图59），发作间期可见浅睡眠期双侧额、中央、中线额、中央导棘慢复合波发放（图60）。监测期间嘱患者集中精神思考及运算诱发发作，可见患者出现双手抖动，成簇发作，以手腕为轴向上向外迅速抖动，同步EEG可见左侧额、中央、顶、中线额、中央、顶导为著棘慢复合波，同步双上肢肌电图可见与脑电图棘波对应的短暂肌电暴发（图61）。结合患者临床症状及同步脑电图，考虑诊断为癫痫、反射性癫痫、思维活动相关的反射性癫痫。癫痫发作类型：肌阵挛发作。给予"左乙拉西坦1500mg/d"治疗。

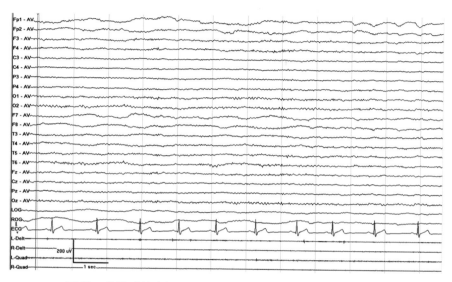

图59 背景以低波幅 10～11.5Hz α 节律为主，调节、调幅差

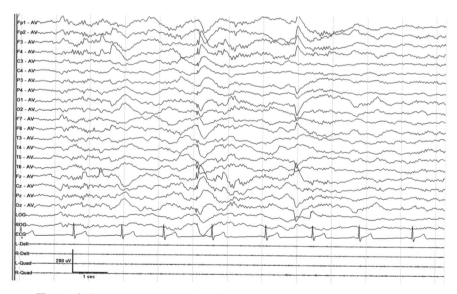

图60 发作间期可见浅睡眠期双侧额、中央、中线额、中央导棘慢复合波

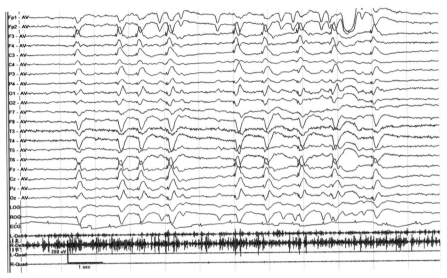

图 61　运算诱发癫痫发作

注：患者集中精神思考及运算过程中出现双手抖动症状，成簇发作，以手腕为轴向上向外迅速抖动，影响下笔，同步 EEG 可见左侧额、中央、顶、中线额、中央、顶导为著棘慢复合波，同步双侧三角肌肌电图（右侧显著）可见与脑电图棘波对应的短暂肌电暴发。

随访情况：随访 2 年，未再出现发作性手抖，患者可以正常从事电脑编程等高级思维活动。复查视频脑电图：背景同前；发作间期未见癫痫样放电，思维活动未诱发癫痫发作及脑电图癫痫样放电。

病例 19　打麻将时肢体抽搐

简要病史：男，31 岁，主因"发作性双侧肢体抽搐伴呼之不应 3 年"来诊。患者于 3 年前打麻将过程中出现双侧肢体强直、抽搐，伴呼之不应、双眼上翻、口唇发绀，持续约 1 分钟缓解。至今共出现 3 次上述 GTCS，均在打麻将时发生。就诊于当地医院，视频脑电图结果为背景以低幅 11～12.5Hz α 节律为主，调节、调幅尚可，未见癫痫样放电。诊断为麻将诱发性癫痫，建议戒麻将，未予药物治疗。患者在手机上和电脑上打麻将时仍有 GTCS，从事设计工作中在进行电路设计时也会出现 GTCS。

个人史、既往史：生长发育史正常。否认脑炎、脑外伤等其他神经系统疾病史。无热性惊厥史及家族史。

查体：一般查体及神经系统查体未见异常。

外院辅助检查：颅脑 MRI 未见异常。进一步完善动脉自旋标记（arterial spin labeling，ASL）、磁共振波谱、磁共振弥散张量成像、血液氧饱和水平检测，其中 ASL 示右侧大脑半球脑血流量较对侧减低（图 62），余未见异常。

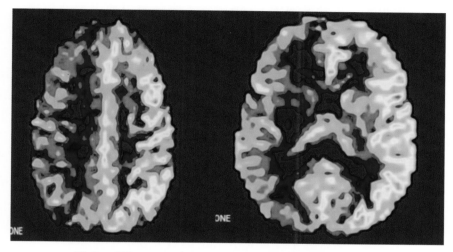

图 62 颅脑 ASL 示右侧大脑半球脑血流量较对侧普遍减低

本次入院：24h - VEEG 监测，脑电背景同前，发作间期合、闭眼时，枕、后颞导偶见棘波、棘慢复合波（左侧导显著），当时因认识不足，未进行相关诱发试验。诊断为癫痫、反射性癫痫、思维活动相关的反射性癫痫。癫痫发作类型：GTCS。给予左乙拉西坦治疗。

随访情况：患者从事设计工作，进行设计思考时频繁发作，严重影响工作，1 年后再次就诊，加用丙戊酸镁治疗。随访 2 年，偶有 GTCS，均于进行设计工作时出现。

病例 18、19 分析

思维活动诱发的癫痫是一种罕见的反射性癫痫，包括特定的认知功能如计算、绘画、打牌或下棋、解魔方、思考、做决定以及抽象推理[1]。目前关于思维活动相关的反射性癫痫尚无明确的概念，其临床和电生理特点鲜有报道。Forster 等[2]报道了 1 例思维活动诱发发作的 20 岁男性癫痫患者，其在集中精力做事时诱发出 EEG 各导 3Hz 棘慢复合波持续数秒，诱发的发作类型为典型失神发作。上述报道与我中心思维活动相关的反射性癫痫病例类似。在我中心既往的研究中，5例思维活动相关的反射性癫痫患者均为青年男性，起病年龄13～29岁，病程2～7年[3]，思维活动诱发的癫痫是否具有青年男性发病优势尚需进一步验证。诱发因素包括各种思维活动（电脑编程、设计电路、阅读不熟悉的词语、排尿想法、思考事物等）。国内学者张等报道的书写性癫痫，其发作期脑电图与本中心研究极其相似，均为左侧额、中线额、中央、顶导出现棘慢复合波[4]。

　　病例18最初在做高等数学题时出现手抖症状，曾经诊断为书写性癫痫，后来患者发现使用电脑制作课件时同样出现上述发作症状，在本院行脑电监测期间令其集中精神思考及运算诱发，诱发的癫痫发作为不伴意识受损的手部肌阵挛发作，给予左乙拉西坦治疗后未再发作，患者可以正常思考和工作。复查脑电图时，给予上述诱发未再出现癫痫发作或癫痫样放电。通过仔细询问病史等，一些诊断为书写性癫痫的患者也可能是思维活动相关癫痫。根据病例18起病年龄及癫痫发作类型，也需要与JME进行鉴别诊断。青少年肌阵挛的诊断标准有两级。Ⅰ级标准：起病年龄在10～25岁，智力正常，肌阵挛发作不伴有意识障碍，多发生在觉醒后（2小时内）；EEG可见正常脑电背景下暴发的全面高波幅棘慢波，伴有肌阵挛发作。Ⅱ级标准：起病年龄在6～25岁，没有智能发育迟滞或者减退，肌阵挛发作主要发生在觉醒后，睡眠剥夺、精神压力、光刺激诱发的肌阵挛发作，或GTCS在肌阵挛之前发生；EEG可见正常脑电背景下至少有1次发作间期各导不对称的棘慢、多棘慢复合波，不伴有肌阵挛发作[5]。病例18患者的发作间期和发作期脑电图均不符合JME的电生理特点；JME的发作特点为觉醒后容易发作，而该患者只有在高级思维活动时诱发发作，因此该患者的临床和EEG特点均不符合JME的诊断。

　　本中心研究发现，思维活动诱发的癫痫发作间期ASL示右侧或左侧大脑半球灌注相对减低，是否为其功能神经影像特点尚需进一步研究。思维活动诱发的癫痫患者EEG背景活动均为低幅α节律，发作间期中央、顶导棘波、棘慢复合波发放，提示思维活动诱发癫痫患者上述脑区兴奋性增高。打麻将等反射性癫痫可以通过停止接触麻将等反射因素避免癫痫发作，通常不需要药物治疗；而思维活动诱发的癫痫其诱因多为日常工作、生活所必需，难以避免上述诱因，故应综合评估后根据具体癫痫发作类型给予抗癫痫发作药物治疗。本中心既往研究提示，左乙拉西坦对于思维活动相关的反射性癫痫效果显著。

思维活动相关的反射性癫痫常常容易被忽视，如阅读不熟悉词语诱发的口周肌阵挛常常被患者忽视，如果不了解这种类型癫痫的脑电图背景特点，不详细询问病史及不进行针对性诱发试验，容易导致漏诊。由于思维活动相关的反射性癫痫罕见，尚需更多研究来明确该类癫痫的临床和神经电生理特点及其发病机制，并为其制定明确的概念。

参考文献

[1] OKUDAN Z V, OZKARA C. Reflex epilepsy: triggers and management strategies[J]. Neuropsychiatric disease and treatment, 2018, 14: 327 - 337.

[2] FORSTER F M, RICHARDS J F, PANITCH H S. Reflex epilepsy evoked by decision making[J]. Archives of neurology, 1975, 32(1): 54 - 56.

[3] 杜真真, 王金香, 刘永红, 等. 思维活动相关的反射性癫痫的临床和电生理研究[J]. 中华神经科杂志, 2022, 55(9): 1002 - 1007.

[4] 张敏, 金美, 杨春晓, 等. 一例书写性癫痫及文献复习[J]. 癫痫杂志, 2018, 4(2): 177 - 179.

[5] KASTELEIJN - NOLST TRENITÉ D G, SCHMITZ B, JANZ D, et al. Consensus on diagnosis and management of JME: From founder's observations to current trends [J]. Epilepsy & behavior, 2013, 28: S87 - 90.

病例 20 进食相关的头部抽动

简要病史：男，14 岁，因"发作性进食时头部抽动、肢体抽搐 9 年"来诊。患儿 5 岁于进食时出现头部不自主向左抽动、手中持筷掉落、呼之不应，持续 1~2 秒后症状自行缓解，上述症状反复发作，1~4 次/月。就诊于外院，行长程视频脑电监测提示异常，颅脑 MRI 正常，诊断为"癫痫"，给予"丙戊酸钠缓释片"治疗，自觉效果欠佳。患儿 7 岁时上述发作频率逐渐增加，并出现"发呆、动作停止"，加用"硫必利"治疗后仍有发作。患儿 13 岁时癫痫发作频率及发作类型改变，出现"全身强直阵挛发作及肌阵挛发作"，先后给予口服"托吡酯、丙戊酸钠、氯硝西泮、拉莫三嗪、左乙拉西坦"等治疗后四肢抽搐未再发作，头部不自主抽动偶有发作，为进一步诊治遂来我院。

个人史、既往史：足月出生，顺产，无缺氧史。生长发育史正常。否认脑外伤、脑炎等其他神经系统疾病史。无热性惊厥史及家族史。

查体：一般查体及神经系统查体未见异常。

辅助检查：颅脑 MRI、PET/CT 未见异常。

本次入院：24h–VEEG 监测，发作间期、清醒及睡眠期可见各导阵发性广泛性棘慢、多棘慢复合波发放，睡眠期为多灶性尖、棘波，尖慢、棘慢复合波（图 63）。监测到患儿坐位进食时频繁发作，表现为不自主点头，头突然向左侧偏斜，同时伴随右上肢上抬，发作呈簇状出现。进食全程患儿发作次数逐渐增加，进食结束后临床症状逐渐消失（图 64A—D）。同步 EEG 表现为各导出现高波幅多位相慢波活动，其后跟随低至中幅混合频率波，与点头发作锁时（图 64E），考虑为癫痫性痉挛发作。结合患儿病史、临床发作及多次脑电监测资料，诊断为进食性癫痫、痉挛发作、不典型失神发作，给予添加"吡仑帕奈"治疗。

随访情况：随访 1 年，上述症状均未再发作。

病例分析：进食性癫痫是一种罕见的反射性癫痫，其特征为与进食密切相关的癫痫发作[1]。进食性癫痫的发病机制较为复杂，食物的外观、味道或质地均可成为诱发因素，但同一患者的诱发因素常常是相同或刻板的。吞咽食物时引起的躯体感觉、本体感觉、自主神经刺激及患者的情绪等均可参与反射性癫痫的发生[2-3]。

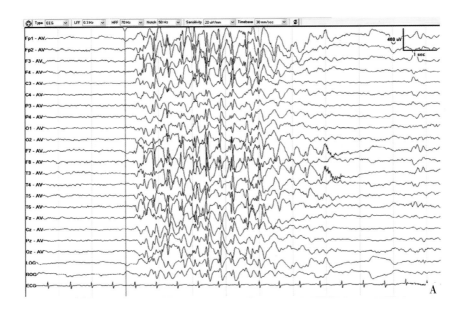

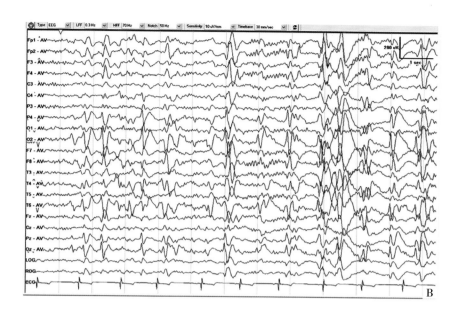

A. 清醒背景阵发性广泛性棘慢、多棘慢复合波；B. 睡眠期多灶性尖、棘波，尖慢、棘慢复合波。

图 63 发作间期 EEG

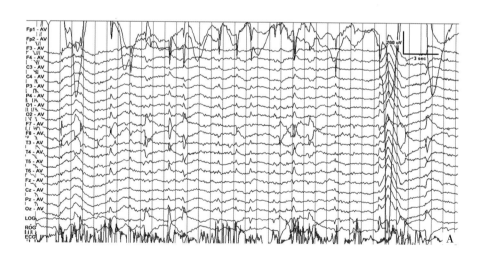

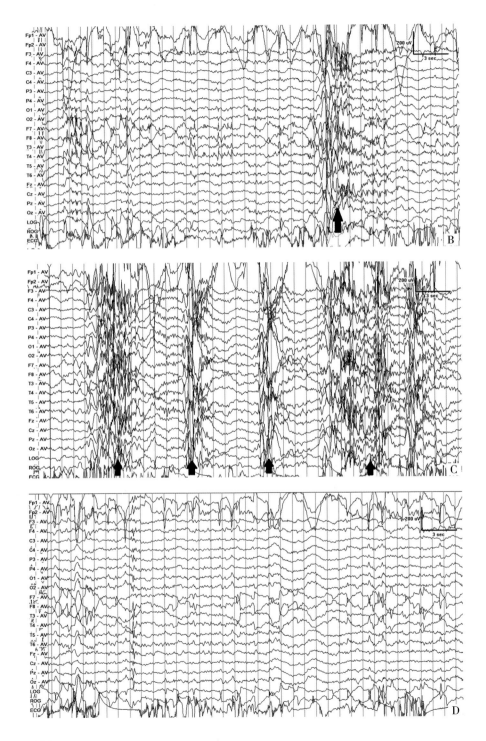

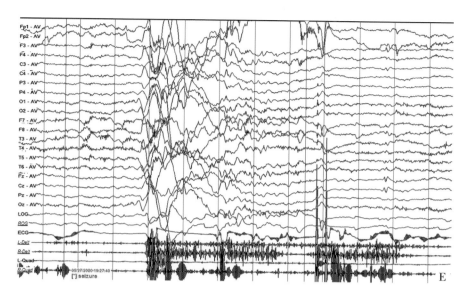

A. 进食前清醒睁眼背景，可见少量尖、棘波；B. 开始进食 1 分钟时出现 1 次痉挛发作（箭头所指）；C. 进食 3~4 分钟时出现频繁的痉挛发作（箭头所指），共持续 6 分钟；D. 进食结束后发作明显减少（时间分辨率调整为 10mm/s）；E. 正常时间参数 EEG 记录进食期间 1 次癫痫性痉挛发作，EEG 各导出现高波幅多位相慢波活动，其后跟随低至中幅混合频率波，EMG 可见约 300 毫秒菱形肌电暴发（时间分辨率为 30mm/s）。

图 64　患儿进食期间频繁癫痫发作

进食性癫痫多为症状性癫痫[4]，病因可能为皮质发育畸形、脑血管畸形、缺氧性脑损伤、脑膜脑炎、脑占位性病变等[5-6]，也可为特发性癫痫。在一部分儿童进食性癫痫患者中发现了 *SYNGAP*1、*MECP*2 基因突变。意识受损的局灶性癫痫发作是最常见的发作类型，其次是无意识受损的局灶性发作和继发性全面性发作，多起源于颞叶或外侧裂区，其他癫痫发作类型包括强直发作、失张力发作或肌阵挛发作。多数患者也有自发性发作[7]。大多数患者的发作期和发作间期 EEG 显示额、颞导癫痫样放电。

根据对治疗药物的反应，进食性癫痫的治疗可采用一种或多种抗癫痫发作药物[6]。既往报道发现，最有效的治疗药物是丙戊酸钠、卡马西平、氯巴占和苯巴比妥。在局灶性癫痫发作中，卡马西平单药治疗效果最佳。全面性反射性癫痫患者可使用治疗特发性全面性癫痫药物，如丙戊酸钠、拉莫三嗪或左乙拉西坦。在某些情况下，饭前服用氯巴占对于预防与进食相关的癫痫发作有一定疗效，药物难以控制的患者也可考虑手术治疗。本例患儿曾经尝试在吃饭前 30 分钟口服 0.5mg 氯硝西泮，具有一定效果。

本例患儿为少见的表现为全面性发作的进食性癫痫，最初表现为进食诱发的癫痫性痉挛，随着年龄的进展，发作频率逐渐增加，且出现了不典型失神、肌阵挛发作及 GTCS 等其他癫痫发作形式。长程视频脑电图有利于发现进食后脑电图癫痫性放电及癫痫发作募集发生的全程特点。患儿接受了多种抗癫痫发作药物治疗，包括丙戊酸钠、托吡酯、左乙拉西坦和拉莫三嗪，但疗效欠佳，后期加用吡仑帕奈后癫痫发作完全缓解。

参考文献

［1］VON STÜLPNAGEL C，HARTLIEB T，BORGGRÄFE I，et al. Chewing induced reflex seizures（"eating epilepsy"）and eye closure sensitivity as a common feature in pediatric patients with SYNGAP1 mutations：Review of literature and report of 8 cases［J］. Seizure，2019，65：131 – 137.

［2］AGUGLIA U，TINUPER P. Eating seizures［J］. European neurology，1983，22(3)：227 – 231.

［3］JAGTAP S，MENON R，CHERIAN A，et al. "Eating" epilepsy revisited – an electro – clinico – radiological study［J］. Journal of clinical neuroscience，2016，30：44 – 48.

［4］RÉMILLARD G M，ZIFKIN B G，ANDERMANN F. Seizures induced by eating［J］. Advances in neurology，1998，75：227 – 240.

［5］PATEL M，SATISHCHANDRA P，SAINI J，et al. Eating epilepsy：phenotype，MRI，SPECT and video – EEG observations［J］. Epilepsy research，2013，107(1 – 2)：115 – 120.

［6］GIRGES C，VIJIARATNAM N，WIRTH T，et al. Seizures triggered by eating – A rare form of reflex epilepsy：A systematic review［J］. Seizure，2020，83：21 – 31.

［7］VERCELLINO F，SIRI L，BRISCA G，et al. Symptomatic eating epilepsy：two novel pediatric patients and review of literature［J］. Italian journal of pediatrics，2021，47(1)：137.

病例 21　老年患者间断性遗忘

简要病史：女，70 岁，因"间断性遗忘 1 年"来诊。1 年前患者出现发作性记忆下降，对自己经历的某些事情不能回忆，比如患者和家人一起外出旅游 4 天，其间家人未发现患者异常，但事后患者否认曾经去旅游。上述症状间断出现，遗忘状态持续时间为数分钟或数天，经家人或朋友提醒后有时可回忆部分内容。家人发现患者"总是否认自己近期做过的事情，行为古怪"。遂到心身科就诊，诊断为"抑郁症"，给予相应药物治疗后症状无改善。

个人史、既往史： 既往诊断为"腔隙性脑梗死"。否认脑外伤及脑炎等其他神经系统疾病史。无热性惊厥病史及家族史。

查体： 一般查体及神经系统查体未见异常。

外院辅助检查： 颅脑 MRI 提示双侧基底节区腔隙灶。颅脑磁共振血管成像（magnetic resonance angiography，MRA）大致正常。MMSE 评分正常。

本次入院： 24h – VEEG 监测，发作间期左侧前、中、后颞导可见单发棘慢复合波（图 65），监测到 4 次临床发作，表现为患者不自主咂嘴、摸索、搓捏被子、呼叫无反应，持续约 30 秒缓解，同步脑电图显示左侧前、中颞导显著慢波活动，其中夹杂单发尖波及尖慢复合波。追问病史，患者于 2 年前无明显诱因出现愣神，有时伴咂嘴、摸索、答非所问，大约持续 1 分钟后意识恢复正常。结合患者临床及发作期视频脑电图，考虑诊断为癫痫，伴有知觉受损的局灶性发作，给予奥卡西平 600mg/d（缓慢加量）。

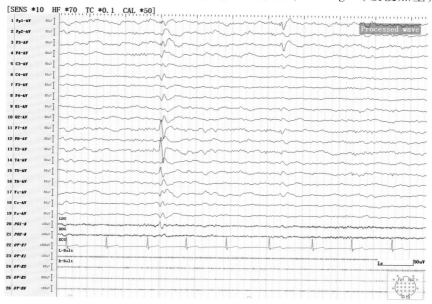

图 65　发作间期脑电图，左侧前、中、后颞导单发棘慢复合波

随访情况：随访 6 年，未再出现上述发作。

病例分析：短暂性癫痫性遗忘（transient epileptic amnesia，TEA）是一种少见的、表现独特的癫痫发作，其特点是癫痫性的遗忘发作和发作期的记忆障碍，具有短暂性、刻板性和反复性的特点，常常见于中老年患者。有 TEA 发作的患者脑电图常常显示局限于单侧或双侧颞导的癫痫样放电。诊断标准包括：①反复出现的短暂性遗忘，有目击者证实；②发作期间除记忆功能受损外，其他的认知功能保留，有目击者证实；③具备以下一项或多项癫痫诊断证据：EEG 记录到癫痫样放电，同时可能出现其他癫痫发作形式（如咂嘴或摸索等），抗癫痫发作药物治疗有明确的效果[1-2]。依据遗忘发作的持续时间可将 TEA 发作期分为两类：①持续时间短者（1~3 分钟或小于 10 分钟）多在遗忘事件后出现其他的癫痫发作形式，如自动症、强直阵挛发作等，此类型的遗忘也被视为癫痫先兆；②持续时间长者（10~20 分钟，多数小于 1 小时）仅表现为单纯遗忘发作而不伴其他类型的发作形式，为典型 TEA[3]。TEA 患者遗忘发作期间，对新记忆（顺行性遗忘）一般很难保留，同时也很难回忆过去的事件（逆行性遗忘）。我中心既往研究发现，TEA 患者以近期记忆遗忘为主[4]。

追问病史发现，本例患者对亲身经历的一些事情存在遗忘，而经历这些事情发生的目击者未发现患者当时有异常表现，但患者否认曾经发生过上述事件。比如患者去医院看望自己姐姐，离开医院时即忘记看望过程，并否认自己姐姐生病，但经家人提示可恢复部分记忆。患者除了遗忘发作外还存在其他癫痫发作形式，如发呆、自动症（监测到 4 次发作），抗癫痫发作药物治疗明显有效，综上所述患者符合 TEA 的诊断。

TEA 多见于中老年患者，家人认为患者"行为古怪、忘事、记忆力减退"，易被误诊为阿尔茨海默病。阿尔茨海默病早期主要以近期记忆力下降为主，逐渐出现学习、语言、执行能力等其他认知领域的损害。该病起病隐匿、病程迁延，需与 TEA 相鉴别。此外，TEA 还需要与后循环相关的短暂性脑缺血发作鉴别。后循环的短暂性脑缺血发作多见于中老年患者，表现为短时间记忆丧失，发作时存在时间、地点定向力障碍，但谈话、书写和计算能力正常，一般症状持续数小时后完全好转，发病机制可能是大脑后动脉颞支缺血累及边缘系统。因此，主诉为"发作性遗忘"的患者，应注意询问有无其他颞叶癫痫发作形式，如"愣神""大脑空白""胃气上升""似曾相识感"等，完善长程脑电监测排查癫痫发作；完善 MMSE、蒙特利尔认知评估量表（MoCA）等认知量表排查患者有无认知受损；完善颅脑

MRI、MRA 排查脑血管疾病。

参考文献

［1］BUTLER C R，GRAHAM K S，HODGES J R，et al. The syndrome of transient epileptic amnesia［J］. Annals of neurology，2007，61(6)：587－598.

［2］CONSOLI D，BOSCO D，POSTORINO P，et al. Levetiracetam versus carbamazepine in patients with late poststroke seizures：amulticenterprospectiverandomizedopen－label study(EpIC Project)［J］. Cerebrovascular diseases，2012，34(4)：282－289.

［3］ZEMAN A，BUTLER C，MUHLERT N，et al. Novel forms of forgetting in temporal lobe epilepsy［J］. Epilepsy & behavior，2013，26(3)：335－342.

［4］徐媛琴，刘永红，张文娟，等. 短暂性癫痫性遗忘的临床和电生理研究［J］. 中风与神经疾病杂志，2017，34(5)：406－409.

第二节　非癫痫性发作

病例22　头痛伴发作间期 Rolandic 区癫痫样放电

简要病史：男，8岁，因"反复发作性头痛1年"来诊。1年前患儿无明显诱因出现头部钝痛，持续半小时到1天不等，休息后可缓解，无恶心、呕吐、视力下降，无发热。至当地医院就诊，查颅脑 MRI 未见明显异常。近半年来上述症状时有出现，每月发作3~4次，症状同前，偶伴有恶心、呕吐。外院行动态脑电监测结果为异常脑电图(具体不详)，诊断为"头痛性癫痫"，给予"丙戊酸钠"口服，头痛症状缓解。

个人史、既往史：出生史、发育史正常。否认脑炎、脑外伤等其他神经系统疾病史。无热性惊厥病史及家族史。

查体：一般查体及神经系统查体未见异常。

辅助检查：颅脑 MRI 未见异常。动态脑电图异常。

本次入院：24h－VEEG 监测，正常背景脑电图，睡眠期(发作间期)EEG 可见 Rolandic 区棘波、棘慢复合波(图66)，异常放电期间患儿无不适；监测期间患儿诉头痛，与平日头痛性质类似，持续约 1 小时后自行缓解，否认头痛与佩戴脑电帽导致的不适有关，头痛期间同步 EEG 未见异常。考虑诊断为"偏头痛"，继续口服丙戊酸钠治疗。

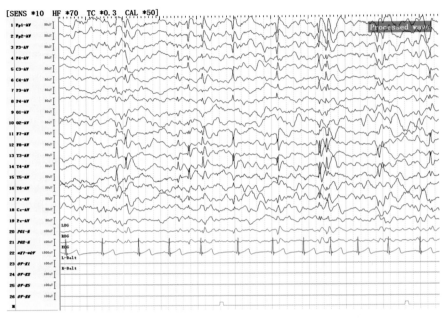

图 66　发作间期 EEG 可见 Rolandic 区棘波、棘慢复合波

随访情况：随访 2 年，服药半年后头痛缓解，患儿自行停用丙戊酸钠。目前偶有头痛，症状轻，不影响生活和学习。

病例分析：枕叶癫痫分为特发性、隐源性和症状性，头痛是枕叶癫痫的常见表现。判定发作性头痛是否为癫痫发作，其"金标准"理论上应该是头痛发作期脑电图改变。癫痫性头痛发作具有癫痫发作的短暂性特点，一般持续数秒到数分钟；而偏头痛发作持续时间更长，持续数十分钟至数小时[1]。发作间期脑电图对于癫痫的诊断非常重要，但不能过度解读，本例患儿头痛、恶心、呕吐症状反复发作，每次持续数十分钟至数小时，发作间期脑电图为 Rolandic 区癫痫样放电，该现象常见于伴中央颞区棘波的儿童良性癫痫。但询问病史未发现患儿既往有发作性口周、面部及肢体感觉或运动性异常，且患儿头痛发作时未见脑电图癫痫性放电，故不符合"癫痫发作"特征。其次，依据丙戊酸钠治疗后头痛缓解就确定诊断为癫痫是不准确的，丙戊酸钠治疗偏头痛同样有效，综上诊断为偏头痛的可能性更大。

癫痫发作和头痛是神经科常见的发作性症状，而癫痫和偏头痛是神经科的常见疾病。癫痫相关头痛可以发生于局灶性癫痫发作前、发作中和发作后。发生于局灶性癫痫发作前和发作期间的头痛属于癫痫性质的头痛，癫痫发作后头痛多为癫痫发作后状态。癫痫相关头痛受到国际头痛协会（International Headache Society）的重视，2018 年《头痛疾病的国际分类》（ICHD）第 3 版提出了"偏头痛癫痫""癫痫发作相关头痛""发作性癫痫性头痛""癫痫发作后头痛"等概念。ICHD 3 中指出："偏头痛癫痫"是指偏头痛先兆触发的癫痫发作[2]，但各种发作性头痛或发作性视觉症状并不是偏头痛先兆独有的症状，其发作性质也可以是癫痫性的，即一次癫痫性先兆。因此，从癫痫专业角度来看，"偏头痛癫痫"也许是一种局灶性癫痫[1]。原则上，临床概念是认识疾病的基础，诊断标准必须基于临床证据。根据文献回顾及个人经验，笔者认为"偏头痛癫痫"概念的提出导致了概念的混乱，建议从 ICHD 除名以维护术语的严谨性。发作性癫痫性头痛的提出缘于临床观察，强调有些患者的头痛不一定是偏头痛等头痛类疾病，有些也许是癫痫性质的头痛，科学的诊治可以让患者尽早摆脱头痛困扰。

2007 年，Parisi 等报道了 1 例诊断为无先兆偏头痛持续状态的患者，头痛症状持续 3 天。头痛发作期同步脑电图显示右枕导持续性癫痫性放电，静脉注射 10mg 地西泮后脑电图癫痫性放电及头痛症状均得到改善[3]。按照癫痫发作及癫痫持续状态的相关概念，上述病例属于非惊厥性癫痫持续状态。因此，长时间持续的头痛也不一定都是偏头痛发作，如果按照偏头痛治疗后症状无缓解，需要给予同步脑电监测；如果确定持续头痛是癫痫持续状态，按照癫痫持续状态治疗以缓解头痛症状。

参考文献

[1]李敏，夏峰，王晓丽，等. 癫痫及偏头痛相关诊断标准解读[J]. 中华神经科杂志，2022，55（1）：84 – 87.

[2] Headache Classification Committee of the International Headache Society（IHS）. The International Classification of Headache Disorders，3rd edition[J]. Cephalalgia，2018，38（1）：1 – 211.

[3]PARISI P，KASTELEIJN – NOLST T D，PICCIOLI M，et al. A case with atypical childhood occipital epilepsy "Gastaut type"：an ictal migraine man-

ifestation with a good response to intravenous diazepam［J］. Epilepsia，2007，48（11）：2181-2186.

病例23　反复晕倒伴发作期慢波

简要病史：男，72岁，因"发作性意识不清、晕倒9个月"来诊。患者于9个月前无明显诱因突然摔倒，呼之不应，无肢体抽搐及二便失禁，持续约3分钟后意识恢复。上述症状每日发作3~4次，与睡眠、情绪等无关。就诊于外院，行脑电图检查示发作期及发作间期脑电图均未见癫痫样放电。外院按"癫痫"给予"拉莫三嗪（早50mg，晚25mg）"治疗后效果不明显，遂来我院进一步诊治。

个人史、既往史：既往体健。否认脑外伤、脑炎等其他神经系统疾病史。无热性惊厥史及家族史。

查体：一般查体未见异常，神经系统查体示右侧肢体痛觉较对侧减退，余未见异常。

外院辅助检查：颅脑MRI示左侧丘脑脑梗死（陈旧性），双侧额顶叶、半卵圆中心及侧脑室旁白质少许脱髓鞘改变。颅脑MRA未见明显异常。VEEG示发作间期及发作期脑电图未见癫痫样放电。

视频10

本次入院：24h-VEEG监测记录到1次"临床发作"（视频10）：患者自感头晕，主动按压呼叫器，继而身体由坐位突然向前倾倒，呼之不应。阅图示患者出现临床事件前20分钟ECG导联先出现心电改变，表现为基础心率80~90次/分→升高至120次/分（其间心律失常）→20分钟后出现心搏骤停。在心脏停搏后出现脑电图改变，表现为正常清醒背景脑电图→各导低电压→各导欠规则慢波→恢复正常脑电图背景，其间未见癫痫样放电（图67），持续约10余秒缓解。结合以上，考虑此次发作为心源性晕厥发作（心搏骤停），行24小时心电图监测示室性期前收缩2次，房性期前收缩4366次，其中408次成对发生，289次房颤，1次阵发房颤，代偿间歇2秒以上24次，最长7.24秒。诊断为心源性晕厥，转心内科行永久性心脏起搏器置入，停用抗癫痫发作药物。

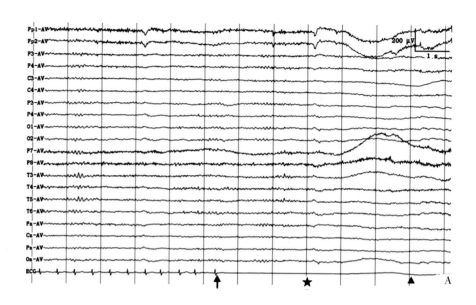

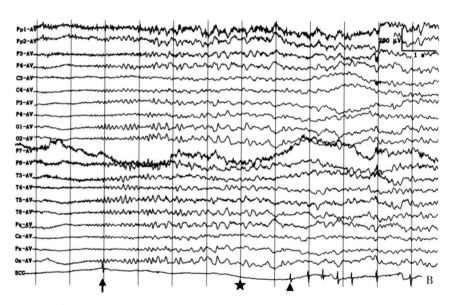

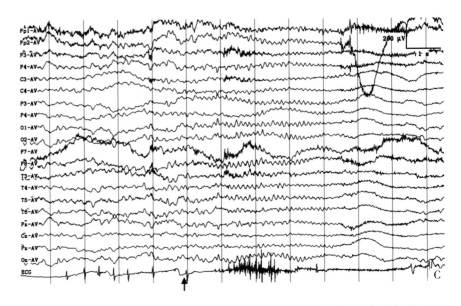

A. 黑箭头处心搏骤停，五角星处脑电图开始出现全导低电压，三角形处患者自诉头晕；B. 黑箭头处为心搏骤停 8 秒后心搏 1 次，五角星处患者开始身体向前倾斜，三角形处可见心搏恢复，其间脑电图可见 θ、δ 活动；C. 心搏恢复后患者重新坐起，仍诉头晕，黑色箭头之后脑电图可见 α 活动及节律，仍可见心动过缓、心律失常。

图 67　心源性发作期间心律及脑电图演变

　　随访情况：患者停用抗癫痫发作药物，随访 5 年，未再出现类似发作。

　　病例分析：该患者为 72 岁老年男性，主诉的发作性症状为突然跌倒，呼之不应，根据临床症状需要排查短暂性脑缺血发作及癫痫发作的可能性。在排除了脑血管病的可能后，有必要给予长程视频脑电监测。从外院的监测结果来看，监测到了患者"发作性事件"，结果示"发作间期及发作期脑电图无异常"。于我院行 VEEG 监测后发现，"发作期脑电图"出现了不同于背景的脑电变化：突然的各导低电压→各导慢波→恢复正常脑电图背景。结合发作期同步心电及视频脑电图记录可以确定，上述脑电图变化是由于患者突发心搏骤停所导致的全脑缺血缺氧性改变。VEEG 监测期间，科学解读发作期脑电图变化，关注心电图变化，对于明确发作性事件的性质具有重要意义。

病例 24　身体抽搐伴全导慢波

简要病史：女，38 岁，主因"发作性双侧肢体抽搐伴呼之不应 10 年"来诊。10 年前患者无明显诱因突然出现双侧肢体抽搐、强直、呼之不应、口唇发绀、喉咙发声、小便失禁，持续 1～2 分钟后缓解。上述症状平均每年发作 20 余次，发作形式同前。就诊于当地医院，行长程动态脑电图检查提示发作期及发作间期未见癫痫样放电，大致正常脑电图，按"癫痫"予以抗癫痫发作药物治疗（具体不详）后症状无缓解，患者自行停药，遂来我院进一步诊治。

个人史、既往史：既往体健。否认脑炎、脑外伤等其他神经系统疾病史。无热性惊厥史及家族史。

查体：一般查体、神经系统查体及神经心理评估未见异常。

外院辅助检查：颅脑 MRI 和 MRA 未见明显异常。动态脑电图检查为大致正常脑电图。

本次入院：24h–VEEG 监测期间，记录到 6 次"临床发作"，主要表现为两种形式：①患者自感"要发作"→坐起→突然倒下→双眼上翻，喉咙发声，全身屈曲样抽搐，持续 20～30 秒症状缓解（视频 11）；发作期同步脑电图：正常清醒闭目 α 节律背景→各导电压减低→各导 5～3Hz θ、δ 活动→各导电压减低→逐渐转为清醒背景 α 波。②患者自感"要发作"→全身不自主抽动、双眼凝视、咂嘴，发作后自述当时"意识不清"，脑电图改变同上。需要注意的是，发作期同步心电图变化如下：窦性心律背景上突然出现频发室性期前收缩，呈连发及尖端扭转型室性心动过速，而后逐渐恢复正常窦性心律（图 68），患者临床症状消失。根据患者发作期临床表现、同步脑电图及心电图，考虑诊断为心源性晕厥、尖端扭转型室性心动过速、频发室性期前收缩。后就诊于心内科，行射频消融治疗后未再出现抽搐发作。

视频 11

随访情况：随访 5 年，患者未服用抗癫痫发作药物，上述发作未再出现。

病例分析：该患者为青年女性，反复发作性病程，根据主诉及"发作期"症状学，需要考虑癫痫发作。但该患者发作期脑电图的变化为清醒闭目 α 节律背景→各导电压减低→慢波→各导电压减低→清醒闭目 α 节律背景。该脑电图变化可见于突发性全脑缺血缺氧改变，结合同步心电改变，提示患者的抽搐症状及脑电图改变均源于室性心动过速导致的脑缺血缺氧，为惊厥性晕厥。脑电监测中关注同步心电、眼动、肌电的变化对于疾病的诊断以及鉴别癫痫性与非癫痫性发作非常重要。

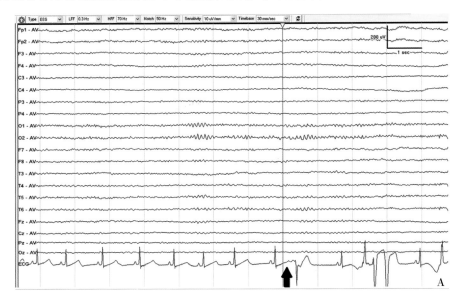

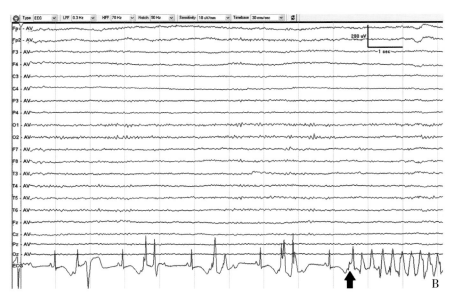

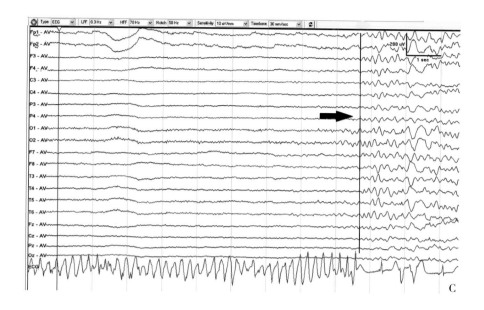

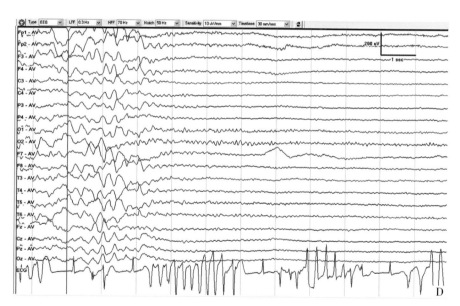

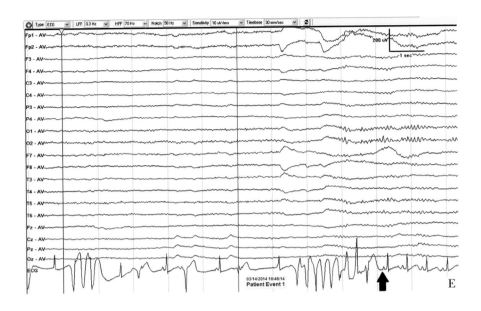

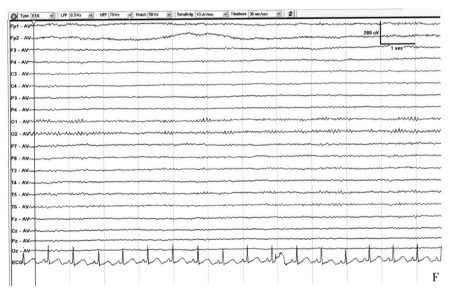

A. 脑电图可见清醒闭目 α 节律背景，窦性心律背景上出现室性期前收缩（箭头处）；B. 心电图可见尖端扭转型室性心动过速（箭头处）；C. 脑电图可见各导电压减低，室性心动过速约 12 秒后脑电图出现各导 5～3Hz 慢波活动（箭头处）；D. 脑电图慢波持续约 6 秒后消失，但心电图仍可见短阵发性室性心动过速；E. 脑电图仍可见电压减低，心电图可见室性期前收缩及短阵发性室性心动过速，而后恢复窦性心律（箭头处）；F. 脑电图可见正常清醒闭目背景活动，心电图可见窦性心律。

图 68   心律失常导致惊厥性晕厥

病例 23、24 分析

以上两例患者"发作期"脑电图出现了不同于背景的变化，其共同特点为：突然各导电压减低→慢波→恢复正常脑电背景。上述脑电变化常见于突发的全脑缺血缺氧性改变。有资料表明，当心率明显减慢或心搏骤停时，脑电图先出现短暂的 α 抑制，继而出现同步化高波幅慢波，再进一步出现广泛性电压减低，随着心搏的恢复再次出现慢波并逐渐恢复正常脑电图背景活动，即心源性晕厥的脑电变化特点——"慢—平—慢"[1]。另有学者研究发现，在脑血流完全中断的最初 6 秒没有临床或脑电变化，在第7～13秒，当患者意识丧失时可记录到弥漫性持续性慢波活动或额区间歇性节律性 δ 活动（frontal intermittent rhythmic delta activity，FIRDA）[2]。两例患者脑电图变化与上述文献报道相似，但也存在不同之处：心搏骤停 3 秒后即出现脑电全导抑制，继而出现慢波活动，当心搏恢复后，脑电逐渐恢复 α 波背景活动，即仅表现为"平—慢"的脑电特点，与既往报道的不同之处尚需进一步研究探讨。

颞叶或额叶癫痫患者的发作过程中可以出现心动过速、心动过缓、心搏骤停、心律失常等心功能障碍[3]。因此，鉴别癫痫性与心源性疾病本身导致的心功能障碍非常重要。两例患者发作间期脑电图未见癫痫样放电，"发作期"脑电图演变不符合癫痫发作脑电图特点，不支持"癫痫发作"的诊断。两例患者分别接受心脏起搏器植入和射频消融治疗后发作性症状消失，支持心源性晕厥的诊断。同时笔者建议，如能在 VEEG 监测时设置心电预警功能，可能有助于医护人员及时发现心源性疾病并及时处理，避免在 VEEG 监测时患者发生意外[4]。

参考文献

[1] 刘晓燕. 临床脑电图学[M]. 北京：人民卫生出版社，2006：504.

[2] 中国抗癫痫协会专家组. 现代临床脑电图学[M]. 北京：人民卫生出版社，2009：318.

[3] 王薇薇，吴逊. 癫痫及癫痫发作中的心功能障碍[J]. 中华神经科杂志，2014，（3）：189 - 192.

[4] 王碧，阮志芳，晋琅，等. 非痫性发作患者脑电及同步心电变化分析[J]. 中华神经科杂志，2016，49（2）：123 - 126.

病例25 发作性肢体抽搐、瞪眼

简要病史：女，17岁，主因"发作性肢体抽搐、眼部不适5天"来诊。患者5天前无明显诱因突然出现双侧肢体抽搐、强直，伴呼之不应、双眼上翻、口吐白沫、口唇发绀，无二便失禁，持续3~5分钟后肢体抽搐缓解，8分钟后意识恢复。次日再次出现上述发作，发作形式与前相似，伴有小便失禁。就诊于外院，脑电图、颅脑CT检查均提示正常，心电图提示异常心电图、窦性心律、心肌劳损。外院按"癫痫"予以抗癫痫发作药物治疗（具体不详）后症状无缓解，患者自行停药。

个人史、既往史：既往体健。否认脑炎、脑外伤等其他神经系统疾病史。无热性惊厥史及家族史。

查体：一般查体、神经系统查体及神经心理评估未见异常。

外院辅助检查：颅脑CT及动态脑电图报告未见异常。

本次入院：24h-VEEG监测到频繁"临床发作"，表现为间断胸闷、气短、眼睛瞪大（左右眼交替出现或同时出现），发作期间患者意识清楚（视频12、13），持续数分钟缓解。同步脑电图可见肌电伪差，未见癫痫样放电；同步心电图可见长Q-T间期及ST-T改变（图69）。急查离子五项、心肌酶及血糖，结果提示天门冬氨酸转氨酶60IU/L↑（正常值13~35IU/L），肌酸激酶5188IU/L↑（正常值26~174IU/L），肌酸激酶同工酶54IU/L↑（正常值0~24IU/L），乳酸脱氢酶953IU/L↑（正常值114~240IU/L）；葡萄糖4.5mmol/L（正常值3.9~5.8mmol/L）；血清电解质：总钙0.8mmol/L↓（正常值2.1~2.6mmol/L），钠144.1mmol/L（正常值137~147mmol/L），钾4.2mmol/L（正常值3.5~5.3mmol/L），氯99.4mmol/L（正常值99~110mmol/L），二氧化碳28.7mmol/L（正常值20~29mmol/L）。心电图示窦性心律，ST-T改变（ST段压低及T波倒置），Q-T间期延长达0.48秒（正常值0.35~0.42秒）。超声心动图提示腱索水平以下左侧壁搏幅普遍减低，左心室大，左心室收缩功能减低。经心内科、眼科及内分泌科等多学科会诊后，进一步完善甲状旁腺激素及甲状腺功能五项、离子钙及磷检查，结果提示甲状旁腺激素9.25pg/ml↓（正常值16~65pg/ml），促甲状腺激素2.17μIU/ml（正常值0.27~4.2μIU/ml）；无机磷3.5mmol/L↑

视频12

视频13

（正常值 0.61 ～ 1.81mmol/L），离子钙 0.51mmol/L ↓（正常值 1.11 ～ 1.4mmol/L），提示高磷低钙血症。

追问病史，患者 3 年前突发双手搐搦样抽搐，偶有腓肠肌痉挛，每次持续约 1 分钟缓解。近 2 个月来偶有发作性胸闷气短，与劳累无关。综合上述临床特征及实验室检查结果，考虑诊断为甲状旁腺功能减退症，发作性症状考虑为甲状旁腺功能减退症导致的低钙相关的心肌病、手足眼搐搦、癫痫发作疑诊。给予补钙、营养心肌等治疗后未再出现上述症状。

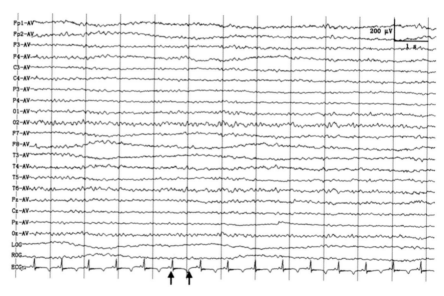

图 69 发作期间心电导联见长 Q－T 间期及 ST－T 改变（箭头）

随访情况：随访 7 年，未再出现类似发作。

病例分析：该患者为青年女性，3 年内反复出现手足眼搐搦，伴腓肠肌痉挛，发作期间意识清楚，此种发作类型需要考虑甲状旁腺功能减退引起的低钙血症。低钙可累及四肢骨骼肌、心肌（平滑肌），导致神经肌肉兴奋性增高而出现手足搐搦、心肌病，有时可伴喉痉挛及喘鸣，甚至癫痫发作[1]。手足搐搦症状是低钙血症的典型症状，而该患者还表现为发作性瞪眼，该眼部症状在甲状旁腺功能减退症中较为罕见。控制眼睑睁开的肌肉包括上睑提肌和上睑板肌（Müller 肌）。上睑提肌属于骨骼肌，上睑板肌属于平滑肌，受低钙的影响，肌肉出现痉挛运动导致患者出现眼睑不自主睁大，表现为瞪眼症状[2]。

甲状旁腺功能减退症引起的低钙性心肌病较少见。低钙血症时，钙离子内流减少导致动作电位平台期延长，不应期延长，心电图上显示 Q-T 间期延长，显著的 U 波和 ST-T 改变、T 波低平或倒置[1,3]，在该例患者中均有表现。低钙性心肌病患者临床症状没有特异性，可出现胸闷、胸痛等类似心绞痛症状，也可出现喘憋等心力衰竭症状，常有长期低钙血症病史，无其他可以解释心脏结构改变的疾病。其发病机制未完全阐明，多数认为与钙离子在心肌细胞的兴奋-收缩耦联中的作用有关。钙离子作为第二信使参与心肌细胞膜兴奋时钙离子内流—肌浆网释放钙离子—钙离子与肌钙蛋白结合触发心肌细胞收缩的整个过程，低钙血症可导致心肌收缩功能障碍，引起心脏扩大和心力衰竭。另外，低钙可引起肾小管钠重吸收增加，导致水钠潴留，增加心脏负荷[4-5]。

患者来诊前 5 天出现过多次"发作性肢体抽搐"，"癫痫发作"需要考虑。然而外院及我院脑电监测提示发作间期及发作期 EEG 无癫痫样放电，同步心电监测及其他实验室检查提示该发作为低钙所致手足眼搐搦。然而，甲状旁腺功能低下出现严重低钙血症也会导致癫痫发作，可以为局灶或全面强直阵挛发作。既往两项研究提示，该类患者的癫痫发作患病率仅为 4%~8%[6-7]。而在一些癫痫发作患者中，未及时检测血清钙浓度可能会导致该疾病的诊断延迟[8]。

国内开展 VEEG 监测的医院越来越多，但脑电监测系统的参数设置、标准、操作流程及脑电图判读水平参差不齐，一些阅图人员对脑电以外的监测指标如心电、肌电及眼动的变化关注不够，可能导致疾病的延迟诊治，甚至误诊误治。因此，在脑电监测中应重视"长程""可视""综合"的判读，及时关注其他同步生理参数的改变。

参考文献

[1]中华医学会骨质疏松和骨矿盐疾病分会，中华医学会内分泌代谢性骨病学组．甲状旁腺功能减退症临床诊疗指南[J]．中华骨质疏松和骨矿盐疾病杂志，2018，11(4)：323-338．

[2]SUNDER R A，SINGH M. Pseudohypoparathyroidism：a series of three cases and an unusual presentation of ocular tetany[J]. Anaesthesia，2006，61(4)：394-398．

［3］冯超，冯津萍，陈树涛，等．甲状旁腺功能减退致心力衰竭 1 例［J］．中华心力衰竭和心肌病杂志，2021，5（2）：118－122．

［4］BANSAL B，BANSAL M，BAJPAI P，et al. Hypocalcemic cardiomyopathy－different mechanisms in adult and pediatric cases［J］. The Journal of clinical endocrinology and metabolism，2014，99（8）：2627－2632.

［5］AGUIAR P，CRUZ D，FERRO RODRIGUES R，et al. Hypocalcemic cardio-myopathy［J］. Revista portuguesa de cardiologia，2013，32（4）：331－335.

［6］UNDERBJERG L，SIKJAER T，MOSEKILDE L，et al. Cardiovascular and renal complications to postsurgical hypoparathyroidism：a Danish nationwide controlled historic follow－up study［J］. Journal of bone and mineral research，2013，28（11）：2277－2285.

［7］MITCHELL D M，REGAN S，COOLEY M R，et al. Long－term follow－up of patients with hypoparathyroidism［J］. The Journal of clinical endocri-nology and metabolism，2012，97（12）：4507－4514.

［8］KIRPALANI D A，PATEL J，SHAH H，et al. An interesting case of prima-ry hypoparathyroidism［J］. Indian journal of nephrology，2014，24（3）：175－177.

病例 26　癫痫患者突发精神行为异常

简要病史：女，29 岁，主因"发作性肢体抽搐 20 年，精神行为异常 4 小时"入当地医院。患者于 20 年前反复出现发作性四肢抽搐、口吐白沫、双眼上翻伴呼之不应，约 2 分钟抽搐缓解后患者无目的乱走、言语不清、意识模糊，持续约 30 分钟后意识逐渐恢复，上述症状常在围月经期发作。当地县医院诊断为"癫痫、部分性癫痫"，给予"卡马西平、苯妥英钠"治疗（具体剂量不详），效果不佳。近期发作频繁，2 周前在当地市医院就诊，调整抗癫痫发作药物为"丙戊酸钠缓释片，1g/d"后仍有发作。4 小时前无明显诱因出现精神行为异常，表现为反复叠被子、反复洗澡、胡言乱语、对答不切题，无肢体抽搐，为进一步诊治申请远程会诊。

个人史、既往史：既往体健。否认脑外伤等其他神经系统疾病史。无热性惊厥史及家族史。

查体：神经系统查体见患者意识呈谵妄状态，胡言乱语，回答不切题，理解力、定向力、计算力及记忆力检查均不合作。余神经系统查体无明显阳性体征。

辅助检查：颅脑 CT 未见明显异常。既往当地医院视频脑电图报告为异常脑电图（前额、额导癫痫样放电）。

本次入院：建议当地医院立即予 24h–VEEG 监测，结果提示各导弥漫性 2~3Hz δ 活动为背景（图 70）。当地医院考虑自身免疫性脑炎、非惊厥性癫痫持续状态，拟行腰椎穿刺脑脊液检查。通过我院远程会诊，建议行血糖、血氨、血电解质等检查，结果提示血氨水平增高至 $107\mu mol/L$（正常值 $18~72\mu mol/L$）。建议立即停用丙戊酸钠缓释片，给予左乙拉西坦片 500mg，2 次/日。暂缓腰椎穿刺术，2 日后患者精神症状及脑电图完全改善。

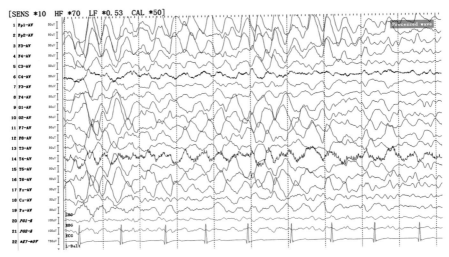

图 70 癫痫患者突发精神异常，其间脑电图为各导持续性弥漫性 2~3Hz δ 活动

随访情况：随访 8 年，未再出现类似发作，仅出现 1 次局灶性癫痫发作。

病例分析：该患者为青年女性，"癫痫"病史 20 年余，根据以往描述的发作特点及辅助检查，考虑诊断：癫痫、部分性癫痫、颞叶癫痫发作可能。此次因"突发精神行为异常 4 小时入院"，复杂部分性癫痫发作持续状态、NCSE、精神异常或其他原因（如颅内感染等）导致的上述症状均需考虑。结合患者 2 周前添加丙戊酸钠口服治疗史，建议患者急查血氨水平，停用丙戊酸钠后患者脑电图及临床症状完全改善。此次同步脑电监测及临床诊治过程，需要考虑丙戊酸钠相关的高血氨脑病。

病例 27　四肢抖动伴各导慢波

简要病史：男，14 岁，因"腹痛伴呕吐 8 天，反复四肢抖动 6 天"来诊。患儿于 8 天前晚饭后出现上腹部疼痛伴呕吐，呕吐物为胃内容物，次日测体温 37.5℃，自服"三元胃泰、奥美拉唑、阿莫西林（共服 2 次，每次各 1 粒）"，症状未见明显改善。6 天前就诊于诊所，予以"奥美拉唑、山莨菪碱、庆大霉素、维生素 C、维生素 B_6"治疗，治疗过程中患儿出现肢体不自主抖动伴呼之无应答，症状持续 4~5 分钟缓解，平均每天发作 3~4 次。5 天前就诊于我院急诊，按"脑炎"予以"更昔洛韦 0.25g，2 次/日；头孢曲松 2g，2 次/日"等治疗。患儿仍有频繁肢体抖动伴呼之不应，发作间期可与父母沟通，急诊考虑可能有反复癫痫发作，遂给予丙戊酸钠静脉泵入。之后进行 24h-VEEG 监测，提示脑电图背景以 δ 活动为主，其间可见 θ 活动及 α 频段脑波。神经内科会诊后以"脑炎疑诊"收住神经内科监护室。

个人史、既往史：既往体健。否认脑外伤等其他神经系统疾病史。无热性惊厥史及家族史。

查体：神经系统查体见意识模糊，Glasgow 评分 15 分，神经专科检查不能配合。

辅助检查：颅脑平扫、DWI 未见明显异常。胸部 CT 未见明显异常。腹部超声示右肾积水，其余未见明显异常。行腰椎穿刺检查，脑脊液压力为 $120/60mmH_2O$，脑脊液细胞学、常规、生化、免疫球蛋白、隐球菌检测、结核分枝杆菌核酸检测（X-pert）和自身免疫性脑炎相关抗体均未见明显异常。

本次入院：转入神经内科监护室后，复查脑电图提示背景以各导 1.5~3Hz 高至极高幅 δ 波节律为主调（后头部导显著），其间夹杂 10~15Hz α、β 脑波（双侧额、前颞导显著）（图 71）。结合患儿症状，考虑颅内感染可能、自身免疫性脑炎可能。予以丙种球蛋白、激素、镇静等治疗无效，患儿仍有间断肢体抖动、意识模糊。仔细询问病史发现，患儿起病前被父亲打骂，此后出现发作性腹痛、恶心、肢体抖动等症状，入急诊科后，考虑反复"癫痫发作"，给予丙戊酸钠静脉滴注，而后查脑电图提示慢波背景，神经内科考虑"颅内感染"收入院并给予相应治疗，患儿症状无改善。再次分析其病史及相关检查后进行血氨检测，结果提示血氨 54μmol/L（正常值

9～30μmol/L），考虑患儿意识模糊及脑电图慢波改变可能与应用丙戊酸钠有关，立即停用丙戊酸钠，2天后复查脑电图恢复正常背景（图72）。患儿仍有肢体发作性抖动，其间呼之不应，给予分散注意力后抖动可短暂停止。后至心身科门诊就诊，最终考虑诊断为非癫痫性发作、高氨血症、转换障碍。

随访情况：随访2年，患儿未再发作，专科查体未见明显异常。

病例分析：该患儿为少年，被父母训斥后出现腹痛、肢体抖动等症状，急诊科考虑癫痫发作遂给予丙戊酸钠静脉滴注，后期脑电监测示弥漫性慢波，此时考虑颅内感染。给予激素、丙种球蛋白等治疗后无效，再次仔细询问病史并结合血氨化验等，最终考虑脑电图慢波为血氨增高所致。因此，对于急诊患者，应仔细询问病史，考虑为癫痫发作时，在生命体征平稳的情况下，建议先行视频脑电监测确定发作性质，警惕丙戊酸钠过早应用误导诊断。

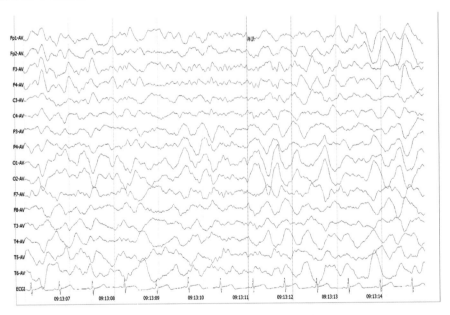

图71　给予"肢体抖动"患儿丙戊酸钠泵入后脑电图背景

注：脑电图背景可见各导1.5～3Hz高至极高幅δ波节律（后头部导显著），其间夹杂10～15Hz α、β脑波（双侧额、前颞导显著）。

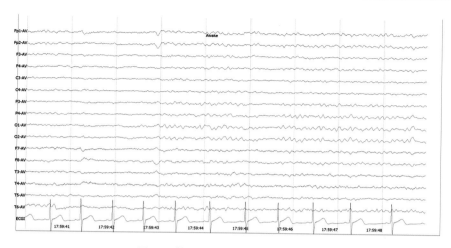

图 72　停用丙戊酸钠 2 天后脑电图

注：脑电图清醒闭目背景 α 节律较同龄人减慢，调节、调幅差。

病例 26、27 分析

　　丙戊酸钠引起血氨升高的主要机制是抑制尿素合成和血氨清除。体内游离氨在氨基甲酰磷酸合成酶 1 的作用下与活性 CO_2 生成氨甲酰磷酸，最终生成尿素，经肾脏排泄。N－乙酰谷氨酸是氨基甲酰磷酸合成酶 1 的激活酶。有研究表明，丙戊酸钠可抑制 N－乙酰谷氨酸的体内合成，降低氨基甲酰磷酸合成酶 1 的活性，影响尿素合成，引起血氨升高[1-2]。谷氨酰胺酶是谷氨酰胺分解代谢的关键酶，丙戊酸钠及其代谢产物经肾脏代谢时可刺激谷氨酰胺酶活性增加，加速谷氨酰胺分解代谢，而且丙戊酸钠还能抑制谷氨酰胺合成酶，促进谷氨酰胺的重吸收，从而导致体内游离氨浓度升高[3-4]。

　　在丙戊酸钠应用过程中，当患者出现急性或亚急性意识障碍、精神行为异常、血氨升高而不伴肝功能损害时，应警惕丙戊酸钠诱导的高血氨脑病(valproate－induced hyperammonemic encephalopathy，VHE)。此病虽然可逆，但处理不当可出现致死性昏迷。脑电图主要表现为弥漫性慢波持续发放，偶可见三相波。有研究提示 VHE 患者的脑电图表现虽然为非特异性，但减量或停用丙戊酸钠后脑电图可迅速恢复正常，以上两例病例均符合上述特点，因此，动态监测脑电图对于病情判断及疾病确诊十分重要[5]。作为一名癫痫专业的医生，对于应用丙戊酸钠治疗的患者，如出现意识水平下降、精神行为异常、癫痫发作增多及发作形式变化，需警惕 VHE 的发生，及时进行脑电监测及血氨检查，尽早调整药物，同时应熟悉高氨血症、低血糖、心源性发作等非癫痫性发作的脑电图特点[6]。

参考文献

[1] HAWKES N D, THOMAS G A, JUREWICZ A, et al. Non – hepatic hyperammonaemia：animportant, potentially reversible cause ofencephalopathy [J]. Postgraduate medical journal, 2001, 77(913)：717 – 722.

[2] SEGURA – BRUNA N, RODRIGUEZ – CAMPELLO A, PUENTE V, et al. Valproate – induced hyperammonemic encephalopathy[J]. Acta neurologica Scandinavica, 2006, 14(1)：1 – 7.

[3] VOSSLER D G, WILENSKY A J, CAWTHON D F, et al. Serum and CSF glutamine levels in valproate – related hyperammonemic encephalopathy[J]. Epilepsia, 2002, 43(2)：154 – 159.

[4] MITTAL V, MURALEE S, TAMPI R R. Valproic acid – induced hyperammonemia in the elderly：a review of the literature[J]. Case reports in medicine, 2009：802121.

[5] CHENG M, TANG X, WEN S, et al. Valproate（VPA）– associated hyperammonemic encephalopathy independent of elevated serum VPA levels：21 cases in China from May 2000 to May 2012[J]. Comprehensive Psychiatry, 2013, 54(5)：562 – 567.

[6] 王碧，阮志芳，晋琅，等. 非痫性发作患者脑电及同步心电变化分析[J]. 中华神经科杂志，2016，49(2)：123 – 126.

病例28　精神行为异常伴脑电图慢波

简要病史：女，43岁，因"发作性精神行为异常，言语错乱6个月"来诊。患者于6个月前晨起时出现精神行为异常，答非所问、言语错乱、喜怒无常、莫名大哭，有时在地上翻滚，持续半小时后患者继续入睡，睡醒后患者诉发作时意识清楚，但不能控制异常行为。至今共发作7次，每次发作症状基本相似，多在晨起时出现。

个人史、既往史：既往体健。否认脑外伤、脑炎等其他神经系统疾病史。无热性惊厥史及家族史。

查体：一般查体及神经系统查体未见异常。

外院辅助检查：颅脑 MRI 及 MRA 未见明显异常。

本次入院：24h – VEEG 监测于次日早晨 8：00 左右记录到患者"发作"（视频 14）。患者自述突然感胸闷、想哭、呼喊家人、双手乱摸脸、答非所问。同步 EEG 为背景节律明显减慢，各导出现阵发性 2 ~ 2.5Hz 中至高幅 δ 波节律，持续 2 ~ 5 秒不等，双侧同步或不同步，以前头部导显著（图

视频 14

73）。测血糖为 1.8mmol/L（正常值 4 ~ 6mmol/L），立即给予 50% 葡萄糖液口服。20 分钟后患者意识完全转清，测血糖为 4.4mmol/L。同步脑电监测可见血糖恢复正常后背景恢复为后头部 9 ~ 10Hz 正常 α 活动。结合以上，考虑系低血糖发作，随即转往内分泌科继续诊治，行腹部增强 CT 未见胰岛素瘤，诊断为特发性低血糖。建议动态观察，及时补糖。

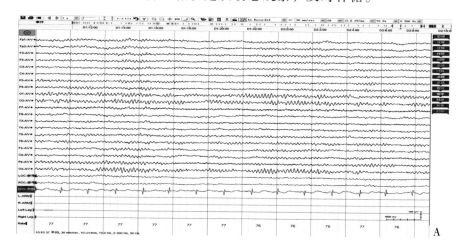

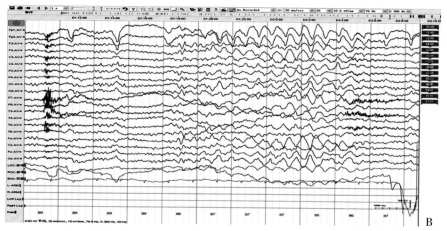

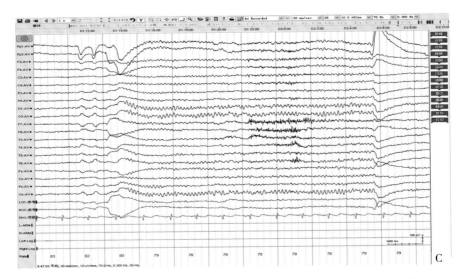

A. 清醒闭目 9～10 Hz α 波；B. 背景减慢，并可见阵发性 2～2.5 Hz 中至高幅 δ 波节律，额导显著；C. 各导慢波消失，背景恢复（给予 50% 葡萄糖口服 20 分钟后）。

图 73　低血糖发作期脑电图

随访情况： 随访 6 年，仍有类似发作，及时补糖后症状均可缓解。

病例分析： 该患者为 43 岁女性，描述的症状为发作性精神行为异常、答非所问、言语错乱，症状具有发作性、反复性、相对刻板性，考虑的诊断可能有精神异常、癫痫发作等。发作期同步脑电图为各导阵发性慢波改变，这种脑电图改变可见于心源性发作（病例 23、病例 24）、高血氨脑病（病例 26），但患者脑电监测期间同步心电监测无异常发现。如怀疑为癫痫发作，从症状学分析应考虑复杂部分性发作（complex partial seizure，CPS）。CPS 的同步脑电图常为颞导为主的脑波演变（图 74）。考虑到患者的发作时间常在晨起，加之发作期脑电图变化为脑电图背景慢化，全导阵发性慢波，需考虑到有无低血糖等脑外因素导致全脑功能下降的可能，最终通过检测发作期血糖证实患者发作症状为低血糖发作。

低血糖发作特点： ①发病时间多在空腹 8 小时以上，多于清晨 4—6 点发作；②发作形式多样，不符合癫痫发作刻板性的特点，可有单纯意识障碍；③发作时间持续 3～20 分钟不等；④抗癫痫发作药物治疗效果欠佳，补糖治疗效果显著；⑤反复低血糖患者可能出现进行性智能下降[1]。低血糖的临床表现多样，与神经系统相关的症状如癫痫发作、意识障碍、精神行为异常等，当后者为首发或唯一表现时则极易被漏诊或误诊。低血糖所

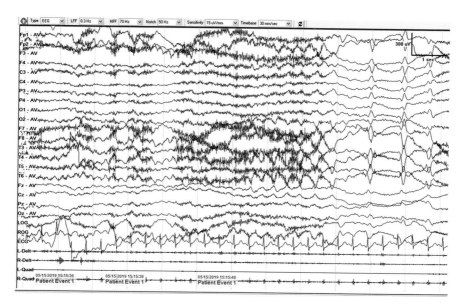

图 74　CPS 时以右侧颞导为主的慢波演变（δ 波或 θ 波）

注：各导 4～5Hz θ 波逐渐减慢至 2Hz δ 波。

致癫痫发作有多种表现形式，并且脑电图检查可记录到多种形式的异常改变[2]。Graves 等曾报道 1 例胰岛细胞瘤成人表现为复杂部分性癫痫发作，同步脑电改变为弥漫性慢波，继而出现尖波和棘波，最后在给予升高血糖治疗后脑电图逐渐趋于正常[3]。低血糖的致痫机制尚不明确。有研究证实，脑电图慢波表明大脑皮质由于长期低血糖处于抑制及低代谢状态，严重的低血糖可导致大脑皮质同时发生对称性的癫痫样放电，在瞬间产生一个高代谢的状态，但该过程加速了大脑能量储备的消耗，进一步加重大脑抑制及低代谢状态[4]。

脑电图阅图人员应熟悉各种发作性疾病相应的脑电图变化，阵发性各导慢波是脑电监测中的常见现象，如看到"发作期"各导慢波活动，应考虑到可能是全脑缺血缺氧的脑电图变化。临床医生需了解上述发作期脑电异常改变并不是癫痫发作特有的变化，需结合病史及其他临床资料综合判断，及时做出正确诊治[5]。

参考文献

[1] 乔亚男，刘尊敬，严莉. 表现为癫痫发作和认知功能障碍的胰岛细胞

瘤一例及文献分析［J］. 中国神经免疫学和神经病学杂志，2013，20
（5）：344－346.

［2］VARSINE J，VAHAGN D. Insulinoma misdiagnosed as juvenile myoclonic
epilepsy［J］. European journal of pediatrics，2007，166：485－487.

［3］GRAVES T D，GANDHI S，SMITH S J，et al. Misdiagnosis of seizures：
insulinoma presenting as adult-onset seizure disorder［J］. Journal of neurolo-
gy，neurosurgery，and psychiatry，2004，75：1091－1092.

［4］ABDELMALIK P A，SHANNON P，YIU A，et al. Hypoglycemic seizures
during transient hypoglycemia exacerbate hippocampal dysfunction［J］. Neu-
robiology of disease，2007，26：646－660.

［5］王碧，阮志芳，晋琅，等. 非痫性发作患者脑电及同步心电变化分析
［J］. 中华神经科杂志，2016，49（2）：123－126.

病例 29　晨起叫醒困难伴小睡阳性

　　简要病史：男，33 岁，因"晨起叫醒困难 2 年余"来诊。患者自 2 年前
开始出现晨起不能自己醒来，需要被家属叫醒，但被叫醒后患者意识不完
全清醒，出现行为异常、精神恍惚、反应迟钝、不能与家属沟通，持续 20
分钟至 1 小时后继续上床入睡，睡醒后对此过程不能回忆。上述症状 1 周
出现 1~2 次，形式基本相似。1 年前患者晨起后出现四肢抽搐、呼之不
应、牙关紧闭，持续 1~2 分钟后缓解。此后出现日间嗜睡，否认大笑后无
力。就诊于外院，多导睡眠监测及多次睡眠潜伏时间试验结果为阳性，诊
断为"发作性睡病"，给予"盐酸文拉法辛"治疗后症状无改善。为进一步
诊治遂来我院。

　　既往史：否认脑外伤、脑炎等其他神经系统疾病史。无热性惊厥史及
家族史。

　　查体：一般查体及神经系统查体未见异常。

　　辅助检查：多次睡眠潜伏时间试验阳性，颅脑 MRI 未见异常。

　　本次入院：24h－V－PSG 过程中，患者于凌晨 4 点突然出现行为异
常，无目的翻身、屈腿、坐起、拉被子、茫然四顾，持续约 1.5 小时。同
步 EEG 为 NREM 睡眠 Ⅱ 期背景中线额、中央、枕导出现节律性 δ、θ、α
波，以 δ 波为主，并可见额、中央、枕区尖形慢波，左右侧不恒定（图
75B）。测即时血糖为 1.17mmol/L（正常值 4~6mmol/L），血压 110/

70mmHg，予以静脉高糖输注后症状消失。患者醒后不能回忆上述行为表现。次日多次睡眠潜伏时间试验阳性。脑脊液促食欲素、胰腺 MRI 及增强均未见异常。胰腺 PET/CT 检查提示胰腺原发神经内分泌肿瘤（NETG2，胰岛素瘤）。综合以上，考虑上述发作为低血糖发作，诊断为胰腺原发神经内分泌肿瘤（胰岛素瘤）。患者于外科接受手术治疗。

　　随访情况： 随访 2 年，症状完全消失，监测血糖均在正常范围内。

　　病例分析： 近 30 年来，胰腺神经内分泌肿瘤的发病率显著上升[1]。胰岛素瘤在胰腺神经内分泌肿瘤中最为常见，占所有胰腺神经内分泌肿瘤的 $1/3 \sim 1/2$[2-6]。胰岛素瘤多为散发，其中 5% ~ 10% 为恶性，误诊率高达 44.3% ~ 93.0%[2-7]。该病无明显的性别差异，且任何年龄段的人均可罹患此病，临床上主要表现为 Whipple 三联征：①空腹时低血糖发作，空腹或发作时血糖低于 2.8mmol/L（50mg/dl），进食或静脉推注葡萄糖可迅速缓解症状；②低血糖导致脑功能障碍，如意识模糊、行为异常、精神异常、癫痫发作，甚至昏迷等；③症状多发生于清晨空腹时，并有记忆力下降。该病导致低血糖反复发作，给患者带来极大危害，一般需要外科手术治疗[8]。

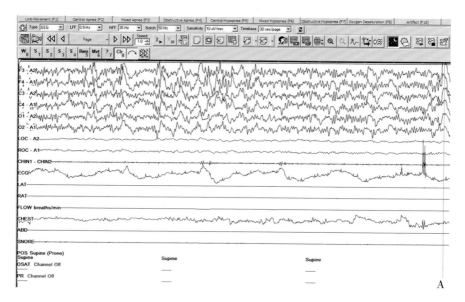

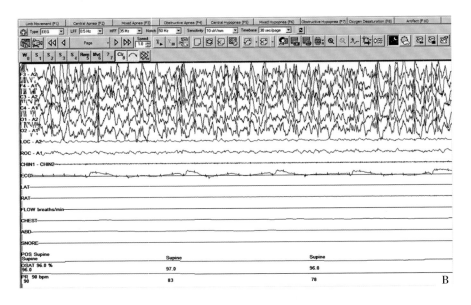

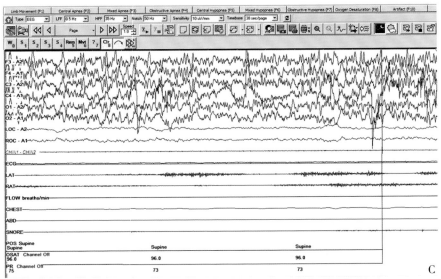

A. 凌晨 4 点，NREM 睡眠 Ⅱ 期出现 α、β、δ 活动，以 α、β 为主；B. 慢 α、θ、δ 混合波，以 δ 波为主，持续约 1.5 小时；C. 患者出现行为异常，脑波仍为 α、θ、δ 混合频率波。

图 75　低血糖发作的同步多导睡眠监测

　　本例患者白天有睡眠增多症状，多次睡眠潜伏时间试验阳性。发作性睡病 MSLT 阳性的诊断标准为：MSL≤8 分钟，并且出现 2 次或 2 次以上睡眠起始快速眼动（sleep onset rapid eye movement period，SOREMP）[9]。影响

MSLT的因素包括：①年龄；②倒班工作、睡眠时相延迟（昼夜节律因素）；③药物影响（兴奋药或镇静药）；④检查之前的睡眠剥夺及睡眠片段化。SOREMP对于发作性睡病的诊断具有相对特异性，然而SOREMP也见于睡眠剥夺或REM睡眠剥夺的正常人，MSLT阳性也见于未治疗的睡眠呼吸暂停综合征及昼夜节律时相延迟者。本例患者反复出现凌晨低血糖发作，导致昼夜节律紊乱、白天睡眠增多，继而出现MSLT阳性，此时极易被误诊为发作性睡病。因此，MSLT需要在监测前夜完整睡眠后进行，结果分析一定要结合前夜整夜睡眠监测结果，避免仅根据MSLT阳性即诊断为发作性睡病。

当血糖水平降低时，神经元的正常活动不能维持，患者会出现意识障碍、昏迷甚至癫痫发作。因胰岛细胞瘤或胰岛细胞功能亢进引起的反复低血糖发作，EEG可有不同程度的α波减少、频率减慢（8～9Hz脑波）、θ和δ频段的慢波活动增多，并可出现散发或阵发性棘波、棘慢复合波，后头部显著[10]。多导睡眠监测阅图时，注意关注上述脑电图特点，可以尽早识别低血糖，避免将上述脑电异常误诊为癫痫发作。

参考文献

[1] DASARI A，SHEN C，HALPERIN D，et al. Trends in theincidence，prevalence，and survival outcomes in patients with neuroendocrine tumors in the United States[J]. JAMA oncology，2017，3(10)：1335 - 1342.

[2] HALFDANARSON T R，RUBIN J，FARNELL M B，et al. Pancreatic endocrine neoplasms：epidemiology and prognosis of pancreatic endocrine tumors [J]. Endocrine - related cancer，2008，15(2)：409 - 427.

[3] 李兆申，许国铭. 现代胰腺病学[M]. 北京：人民军医出版社，2006：963 - 965.

[4] 赵玉沛，丛林，张太平. 胰岛素瘤：404例诊治分析[J]. 中国实用外科杂志，2008，28(5)：357 - 359.

[5] JONKERS Y M，RAMAEKERS F C，SPEEL E J. Molecular alterations during insulinoma tumorigenesis[J]. Molecular alterations during insulinoma tumorigenesis，2007，1775(2)：313 - 332.

[6] FAN J H，ZHANG Y Q，SHI S S，et al. A nation - wide retrospective epidemiological study of gastroenteropancreatic neuroendocrine neoplasms in

China[J]. Oncotarget, 2017, 8(42): 71699 – 71708.

[7]张太平，赵玉沛，邻占波，等. 胰岛素瘤误诊原因探讨和处理对策（附 71 例报告）[J]. 胰腺病学，2002，2(1): 31 – 33.

[8]赵玉沛. 胰腺病学[M]. 北京：人民卫生出版社，2007: 559 – 569.

[9]贝里，高和. 睡眠医学基础[M]. 人民军医出版社，2014.

[10]刘晓燕. 临床脑电图学[M]. 北京：人民卫生出版社，2006: 504.

病例30　过度换气慢波消失延迟

简要病史：男，7 岁，因"发作性呼之不应 1 年"来诊。患儿于 1 年前跑步后独自坐在地上，同学发现其闭眼、呼之不应答，无肢体抽搐，持续约 20 分钟后患儿意识转清，但仍有疲乏、精神差等症状。于外院查颅脑 MRI 及脑电图无异常。之后上述症状多次出现，多在活动及长时间哭泣后出现。家属发现患儿在两次发作后 1～2 天内不能叫出熟悉同学、亲戚、邻居的名字。再次就诊于外院，行颅脑 MRI 结果示左颞叶深部、大脑脚旁囊性灶，考虑脉络膜裂囊肿。行动态脑电图检查大致正常。按"癫痫"给予"左乙拉西坦片，0.25g/d"，因患儿在服药后出现睡眠增多及行走不稳，家属自行停药。因部分发作出现在哭闹后，该患儿曾被外院诊断为"癔症"。

既往史：足月顺产，发育正常，既往体健。否认脑外伤、脑炎等其他神经系统疾病史。无热性惊厥史及家族史。

查体：一般查体及神经系统查体未见异常。

外院辅助检查：颅脑 MRI 提示左颞叶深部、大脑脚旁囊性灶，考虑脉络膜裂囊肿。多次脑电图检查结果均报告为大致正常。

本次入院：24h – VEEG 监测，清醒时以 9～10Hz 低至中幅（10～90μV）α 节律为主调，调节、调幅尚可，α 波枕导略为优势；各导可见低至中幅 143～198 毫秒 θ 波。行过度换气诱发试验，10 余秒后可见双侧枕、后颞、中线枕导为著 δ 活动→各导欠规则 δ 活动（HV 停止）→各导 θ 活动→双侧额、颞导为著欠规则 2～3Hz δ 活动→正常背景，慢波出现至结束持续约 6 分钟（图 76）。HV 过程中及慢波延迟期间患儿平卧休息，无法判断患儿意识（脑电监测期间未意识到此现象，未给予意识水平测试）。

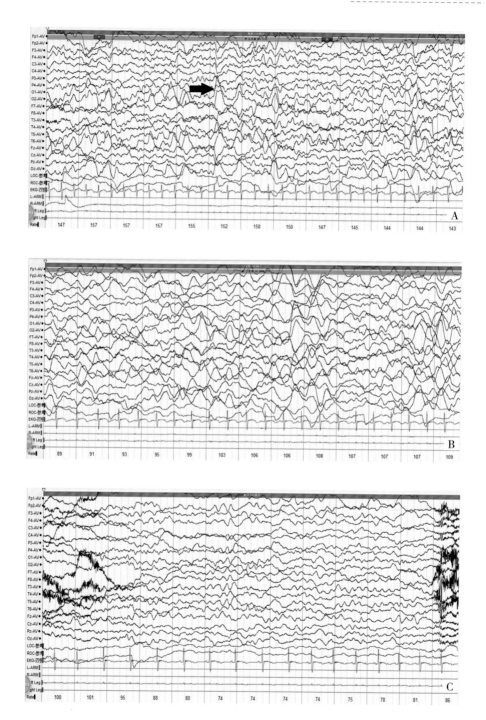

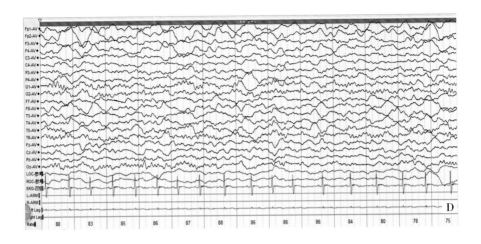

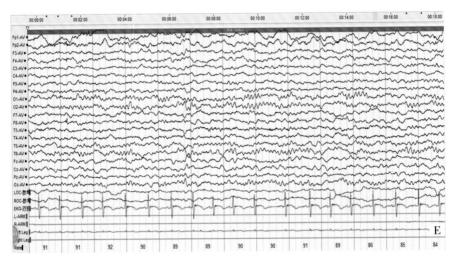

A. 深呼吸 10 余秒后出现双侧枕、后颞、中线枕导为著 δ 活动（箭头处，慢波早期出现）；B. 各导欠规则 δ 活动（HV 停止）；C. 各导 θ 活动；D. 双侧额、颞导为著欠规则 2～3Hz δ 活动（慢波延迟消失）；E. 正常背景。

图 76　过度换气慢波早期出现及延迟消失

再次阅读以往外院多次脑电图检查，每次 HV 诱发试验均存在上述脑电图改变，但报告均描述为未见异常。考虑到患儿存在 HV 诱发试验慢波延迟现象，进行经颅多普勒超声（transcranial Doppler，TCD）检查，结果提示右侧大脑前、双侧大脑中动脉血流速度明显增快，椎－基底动脉血流速度增快。进一步完善颅脑 MRA，提示右侧大脑中动脉 M1 段重度狭窄，右侧大脑前动脉 A1 段未显影；左侧颈内动脉 C7 段未显影，左侧大脑中动脉

M1 段重度狭窄（图 77）。考虑诊断为烟雾病，建议患儿至神经外科进一步治疗。

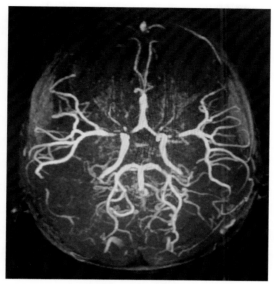

图 77　颅脑 MRA

注：右侧大脑中动脉 M1 段重度狭窄，右侧大脑前动脉 A1 段未显影；左侧颈内动脉 C7 段未显影，左侧大脑中动脉 M1 段重度狭窄。

随访情况： 2017 年 7 月家属带患儿赴外院神经外科行"搭桥手术"，随访 5 年，患儿无上述症状发作（家属诉）。

病例分析： 患儿症状具有发作性、反复性、刻板性，并伴有发作后意识障碍，需要排查癫痫发作可能。虽然外院多次长程脑电图检查均进行了HV 试验，但脑电图报告中未对 HV 诱发的异常慢波进行描述。HV 诱发试验简便易行，临床应用广泛，但对于脑血管疾病的患者是相对禁忌证。以上提示脑电图技师对慢波延迟的认识不足，HV 慢波延迟等异常不仅应在脑电图报告中给予描述，也应在报告结论中给予体现。临床医生需要仔细根据病史进行初步分析，如青少年患者活动后出现无力、意识水平下降持续时间较长（>10 分钟），建议首先完善 TCD 筛查后再进行视频脑电监测。该患儿病史提示发作性症状与哭泣有关，心理相关的疾病需要考虑，同时也要考虑哭泣时过度换气所致发作性症状。

脑电图诱发试验是通过各种生理性或非生理性的方式诱发出异常脑波，提高脑电图诊断阳性率。HV 诱发试验最为常见的是可诱发出双侧对称同步 3 Hz 棘慢节律暴发，对全面性典型失神癫痫发作最敏感，少数局灶性癫痫患者也可出现 HV 阳性[1]。HV 正常反应为双侧同步高波幅慢波活动，包括 δ 波和 θ 波，同时 α 波幅增高，频率减慢。50% 慢波活动出现在 HV 开始后的第 1 分钟，90% 在最初 2 分钟内，HV 停止后 1 分钟内慢波活动逐渐消失[2]。HV 开始的最初 30 秒内出现慢波活动，称为早期出现；HV 停止 30 秒后仍有明显慢波活动称为延缓反应或延迟消失[3]。这两种现象均为非特异性表现，反应脑血管调节功能不良。

　　HV 结束数分钟后出现的慢波活动最常见于烟雾病，HV 前和 HV 期间的脑电图主要表现为节律性或非节律性、对称性或不对称性后头部为主的慢波活动，并常出现癫痫样放电，但是没有特异性。儿童烟雾病患者深呼吸诱发的特征性 EEG 为：HV 过程中出现的慢波在 HV 结束时消失，但在 HV 停止 20～60 秒后再度出现弥漫性、不规则、极高波幅慢波活动，持续 30 秒以上，前头部最明显，这种现象称为慢波重建[4]。本例患儿在 HV10 余秒即出现后头部慢波，提示慢波早期出现；HV 结束 30 秒后慢波活动持续存在，提示慢波延迟消失。慢波共持续 6 分钟左右后恢复至正常背景脑电图，虽然未见到典型的慢波重建现象，但在后期以前头部导联为著的慢波现象与文献报道类似。笔者建议，以上脑电图改变最好在脑电图报告结论中予以提示，提醒临床医生考虑脑血管病、烟雾病的可能。

　　HV 引起的一系列电生理变化机制主要为 HV 导致 CO_2 排出过多，血中 CO_2 低而造成轻度的低碳酸血症及呼吸性碱中毒，引起脑血管痉挛，脑血流量减少，导致脑组织缺氧，从而出现慢波演变。由于烟雾病患者脑血管结构异常，脑灌注储存能力下降，在脑缺血和缺氧的共同作用下，引发脑血流动力学障碍及 EEG 改变。Cho 等回顾了 127 例儿童烟雾病患者术前和术后有效过度换气的脑电图[5]，102 例在血管重建术前有脑电图异常，82 例出现典型的慢波重建现象，32 例出现局部性慢波重建；对 41 例患儿行术后脑电图复查发现，6 例术后脑电图仍有慢波重建的患儿临床预后较差。Anna 等对 6 例烟雾病患者行血管搭桥术前、术中和术后即刻的脑电图分析发现[6]，术前 5 例患者脑电图背景活动正常，1 例患者脑电图双侧半球不对称，术中脑电图无特殊改变，3 例患者术后脑电图出现新的或更严重的双侧半球不对称。Anna 认为，VEEG 监测是一种新的早期发现临床和亚临床脑缺血的无创检查方法，脑电图 HV 诱发试验可以应用于儿童烟雾病的术前、术中及术后，以评估病情及手术治疗效果等，上述观点是否合适尚需进一步临床验证。

参考文献

[1] 张文娟，陈蓓蓓，沈晨曦，等．过度换气在局灶性癫痫患者中临床及电生理研究[J]．神经损伤与功能重建，2019，14（10）：527-528．

[2] 刘晓燕．临床脑电图学[M]．2版．北京：人民卫生出版社，2017：346-347．

[3] 黄远桂，吴声伶．临床脑电图学[M]．西安：陕西科学技术出版社，1984：63-67．

[4] 卢葭，强峻，夏晴，等．脑电图在烟雾病临床诊疗中的研究进展[J]．中华临床医师杂志，2019，13（8）：616-619．

[5] CHO A, CHAE J H, KIM H M, et al. Electroencephalography in pediatric moyamoya disease: reappraisal of clinical value[J]. Child's nervous system, 2014, 30(3): 449-459.

[6] HUGUENARD A L, REJEAN D O, TOMKO S R, et al. Immediate Post-operative Electroencephalography Monitoring in Pediatric Moyamoya Disease and Syndrome[J]. Pediatric neurology, 2021, 118: 40-45.

病例31　排尿中晕倒伴发作期慢波

简要病史： 男，40岁，因"反复排尿中晕倒"来诊。患者于16岁开始出现站立排尿中晕倒，表现为排尿中突然感觉心悸、眼前发黑、四肢无力，需要立刻躺下，伴或不伴意识丧失，无抽搐症状，整个过程持续约1分钟缓解。上述症状至今共出现6次，夜间或清晨快速起床站立排尿时多发。就诊于外院，颅脑MRI示左侧顶叶白质异常信号，考虑脑血管畸形。为进一步诊治遂来我院。

既往史： 既往体健。否认脑外伤、脑炎等其他神经系统疾病史。无热性惊厥史及家族史。

查体： 一般查体及神经系统查体未见异常。

外院辅助检查： 颅脑MRI结果示左侧顶叶白质异常信号，考虑脑血管畸形。

本次入院： 24h-VEEG监测，正常背景脑电图，监测到1次"发作"，表现为患者站立位排尿过程中突然出现心悸、四肢无力、大汗，患者由站立位改为坐位，2分40秒后由坐位转为平卧位，整个过程患者意识清楚。同步EEG可见患者平卧位后各导出现2.5～3Hz的慢波活动，持续数秒后逐渐增快至4～7Hz的θ活动夹杂δ活动，后恢复正常α波背景（图78，视频15）；间隔2分钟后患者坐起时仍感觉不适，同步EEG再次出现阵发性θ、δ慢波活动，持续约5秒；患者再次躺下后症状缓解，脑电图恢复正常背景脑波。综合以上，考虑诊断为排尿性晕厥。对患者进行知识宣讲及教育：①避免长时间憋尿，可采取坐位排尿，排尿不宜过急过猛，防止腹腔内压力快速下降；②起床速度不宜过快，当发生头晕、眼花、心悸等症状时，应立即蹲坐，防止意外发生。

视频15

随访情况：随访5年，患者发作明显减少。

病例分析：《2018年欧洲心脏病学会（ESC）晕厥的诊断与处理指南》中关于晕厥的定义为一过性全脑血液低灌注导致的短暂意识丧失，特点为发生迅速、一过性、自限性并能够完全恢复。发作时因肌张力降低，不能维持正常体位而跌倒[1]。晕厥发作前可有先兆症状，如黑矇、乏力、出汗等。根据病理生理特征将晕厥分为神经介导性晕厥（反射性晕厥）、直立性低血压性晕厥和心源性晕厥。神经介导的反射性晕厥又包括年轻人的血管迷走性晕厥（常为典型、单纯性）、情境性晕厥、颈动脉窦综合征和不典型反射性晕厥。情境性晕厥与特定的动作有关，如咳嗽、打喷嚏、吞咽、排尿、运动、大笑等。

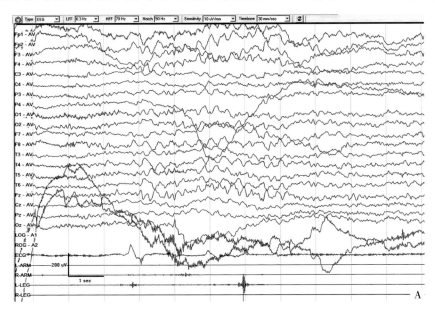

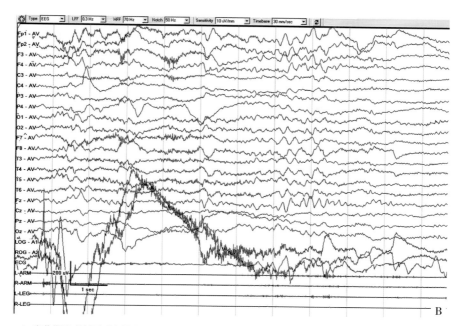

A. 发作期患者躺下后各导出现2.5～3Hz的慢波活动，持续数秒；B. 上述脑波逐渐增快至4～7Hz θ活动夹杂δ活动，之后恢复正常α波背景（图中心电导联为患者活动后导致电极接触不良）。

图78　排尿性晕厥脑电图

排尿性晕厥是指在排尿过程中或排尿结束时突然发生的短暂性意识丧失，可自行恢复，没有神经系统后遗症，无须特殊处理。这种晕厥通常发生在醒来后或从温暖的床中仰卧一段时间后身体呈直立位时，由于体位的改变，使外周血管扩张，导致血管阻力降低；另一机制是膀胱膨胀的缓解可以导致肺牵张感受器的减少从而引起血压降低。其他已确定的机制还包括瓦氏（Valsalva）动作和一些患者排尿时可能采取的前屈体位，导致胸内压升高和心脏静脉回流减少[2-3]。一项研究发现，男性患者排尿后晕厥的发生率显著高于女性。其机制可能与男、女排尿姿势不同有关[4-5]。男性采取站立位姿势排尿，站立不动时下肢肌肉不是做节律性舒缩，而是维持在紧张收缩状态，静脉持续受压，静脉回流反而减少。在站立不动时，足部静脉压为90mmHg，而步行时则降至25mmHg以下。Chakravarty认为，蹲坐姿势可使健康人收缩压升高（8.09±4.04）mmHg，不伴舒张压明显改变；而接受治疗的高血压人群，蹲坐位可引起收缩压升高（14.46±11.63）mmHg，同时伴舒张压升高（9.10±9.19）mmHg[4]。原因是蹲坐位姿势增加腹内压，下肢肌肉持续收缩，两因素共同使肾上腺素能活性增加，对抗因排尿引起的迷走神经兴奋，从而维持血压，减少晕厥发生。

　　曾有研究对 20 例排尿性晕厥患者脑电图进行分析：EEG 正常 7 例，轻度异常 11 例，中度异常 2 例。异常 EEG 主要表现：α 指数减少、波幅降低、频率减慢、α 波调节差、波形不规整、光刺激抑制不完全、慢活动增多，2 例可见尖波活动。EEG 的异常表现可能与脑细胞一过性缺血、脑细胞功能障碍，大脑皮质功能降低有关。α 波波幅降低、调节差、光刺激抑制不完全，可能与患者发作前后精神紧张、焦虑不安有关[6]。另有资料表明，心源性晕厥 EEG 多表现为典型的缺氧性发作改变：当心率明显减慢或心搏骤停时，EEG 首先出现短暂的 α 波抑制，继而出现同步化高波幅慢波，并进一步出现广泛的电压低平，随着心搏的恢复再次出现慢波并逐渐恢复正常背景活动，即"慢—平—慢"的特点[7]。血管迷走性晕厥患者发作间期 EEG 基本正常，发作期多表现为轻度一过性慢波活动增多。本例患者在排尿后出现症状时脑电图可见阵发性慢波活动，与以上文献报道相似。与其不同的是，患者平卧位症状缓解，再次坐起时，症状再次出现，同步脑电图证实患者由于体位改变，再次发生脑缺血缺氧改变，调整为平卧位后，症状和脑电图均恢复正常。以上提示，在脑电监测期间，遇到晕厥患者，应注意患者的安全防护，尤其是患者如果突然由平卧位改变为坐位或站位，也许会导致突然猝倒。

　　本例患者的临床发作症状具有发作性、反复性、刻板性的特点，发作时伴有意识障碍，根据描述的发作症状学，也可能考虑"癫痫发作"。但通过 VEEG 监测发现，发作间期没有癫痫样放电，发作期的症状学和同步脑电图变化与癫痫发作不符合，此时癫痫的诊断应慎重。排尿性晕厥的诊断并不难，关键是要提高对本病的认识和警惕。本病的主要特点是晕厥出现的特定状态（夜间或清晨快速起床站立排尿时），不熟悉这一特点是造成本病误诊的主要原因。目前对排尿性晕厥的"发作期脑电图"报道较少，本病例 VEEG 监测到患者的发作期症状及相应的 EEG 改变，对研究排尿性晕厥发生的机制提供了电临床依据。

参考文献

[1] BRIGNOLE M，MOYA A，DE LANGE F J，et al. 2018 ESC guidelines for the diagnosis and management of syncope [J]. European heart journal，2018，39（21）：1883 - 1948.

［2］SCHIAVONE A，BIASI M T，BUONOMO C，et al. Micturition syncopes
［J］. Functional neurology，1991，6：305－308.

［3］MARZUILLO P，GUARINO S，TIPO V，et al. Micturition Syncope in
Childhood：How to Recognize and Manage It［J］. Pediatric emergency care，
2019，35（5）：e86－e89.

［4］CHAKRAVARTY A. Why women do not get micturition syncope？—a hy-
pothesis［J］. Medical hypotheses，2003，61（4）：463－464.

［5］姚泰. 生理学［M］. 5 版. 北京：人民卫生出版社，2001：110.

［6］水晶. 排尿性晕厥脑电图及临床分析［J］. 现代电生理学杂志，2003
（2）：68.

［7］刘晓燕. 临床脑电图学［M］. 北京：人民卫生出版社，2006：504.

病例 32　发作性肢体抖动、呼之不应

简要病史：女，40 岁，因"发作性肢体抖动、呼之不应 17 年"来诊。患者缘于 17 年前与家人争吵后出现双侧肢体抖动、呼之不应、双眼紧闭，持续约 1 分钟后缓解，患者自诉对发作过程无记忆。上述症状多在生气、激动时发作，同时患者诉平日有心烦、睡眠差等症状，偶有"活着没意思的想法"。既往就诊于外院，考虑为"癔症"，给予对症治疗后好转。8 年前患者再次出现上述发作，平均约每月 5 次，曾有 1 次服农药自杀行为。外院拟诊"癫痫"，给予"丙戊酸钠"治疗后仍有频繁发作，遂来就诊。

既往史：既往体健。否认头部脑外伤、脑炎等其他神经系统疾病史。无热性惊厥史及家族史。

查体：一般查体及神经系统查体未见异常。

外院辅助检查：颅脑 MRI 未见异常。

本次入院：24h－VEEG 监测，清醒时以枕导 10~11Hz 低至中幅（10~50μV）α 节律为主调，调节、调幅欠佳，枕导略为优势，各导 β 活动稍增多（图 79），α 波对光反应尚敏捷，抑制尚完全。各导可见少量、散在低至中幅 θ 波，各导两侧无明显失对称。HV3 分钟及 IPS 诱发试验未见明显异常改变。发作间期未见癫痫样放电，监测期间患者出现"临床发作"9 次，均见于清醒睁眼平卧位。视频中可见患者双眼紧闭、平躺，身体快速扭动，呼叫不应答，持续数分钟至 10 余分钟不等。同步 EEG 可见不同形式的改变，多见于后头部导起始的"慢波样"节律伪差（与身体扭动频率一

致），随后各导出现尖形慢波样波伴随大量肌电伪迹，仍与身体抖动频率一致，发作期查体时患者眼球躲避、四肢抖动停止，动作停止后脑电图即刻恢复正常背景，查体结束后再次开始抖动（图80）。结合视频可见，患者脑电图改变为平躺时头部及身体扭动所致运动伪差，非癫痫样放电。患者"发作"中的肢体抖动、扭动等症状为非癫痫性发作，考虑诊断为"癔症"，建议患者于我院心身科就诊。

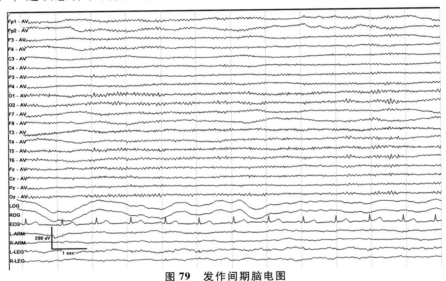

图 79　发作间期脑电图

注：背景以枕导 α 节律为主调，各导 β 活动稍增多。

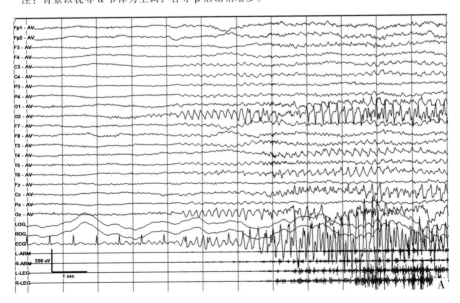

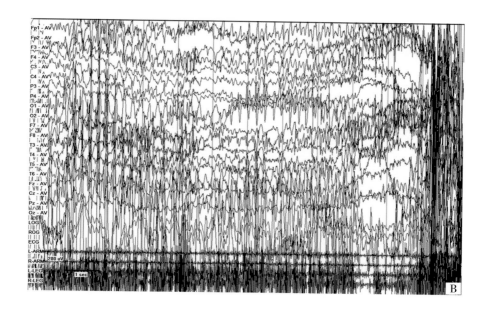

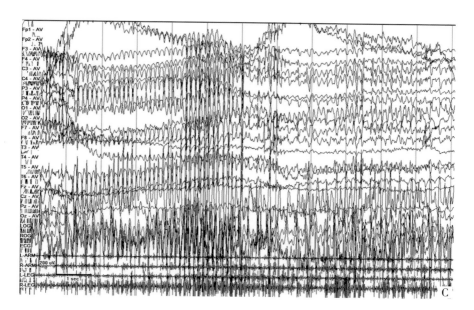

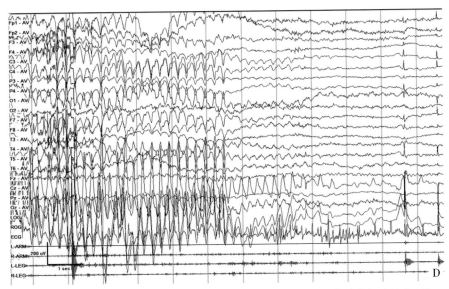

A. "发作起始"右侧枕、中线枕导、ECG 导起始"慢波样"节律伪差，与肢体扭动频率一致；
B—D. 肢体扭动频率逐渐增快、幅度增大，各导表现为与动作频率一致的节律性伪差，动作结束后伪差消失。

图 80 患者 1 次"发作期"脑电图

随访情况：随访 4 年，患者服用盐酸舍曲林，发作较前减少。

病例 33 发作性肢体抽搐、腹痛、头痛

简要病史：男，18 岁，因"发作性肢体抽搐、腹痛、头痛 6 年"来诊。患者于 6 年前无诱因出现发作性双侧肢体强直、抽搐、呼之不应，无口吐白沫、口唇发绀、喉咙发声、二便失禁等，持续 10 ~ 30 分钟后缓解，发作后诉上腹疼痛、头痛，每日发作 2 ~ 3 次，形式相似。就诊于外院，行脑电图、头颅 MRI 检查提示未见异常，诊断为"癫痫"，给予"丙戊酸钠缓释片、左乙拉西坦片"治疗，上述症状有所缓解。

既往史：否认脑外伤、脑炎等其他神经系统疾病史。无热性惊厥史及家族史。

查体：一般查体及神经系统查体未见异常。

外院辅助检查：头颅 MRI 未见异常。

本次入院：24h – VEEG 监测，清醒时以枕导 9 ~ 10Hz 低至中幅（10 ~ 60μV）α 节律为主调，调节、调幅欠佳，α 波枕导略为优势。各导可见少

量低至中幅 6~7Hz θ 活动及节律。HV3 分钟及闪光刺激诱发试验未见显著异常。发作间期无异常波发放，监测过程中可见患者"发作"9 次，表现为双上肢、双肩部不自主抽动，继而可见口角流涎，四肢及面部、头部抽动，双眼紧闭、呼之不应。"发作期"EEG 可见动作所致伪差及肌电伪差，其间枕导仍可见间断 α 活动。发作后患者诉腹痛、头痛。患者及家属诉脑电监测期间发作症状与既往发作相同。结合以上，考虑监测到的事件为非癫痫性发作，癔症发作，建议至心身科就诊。

随访情况：随访 7 年，患者目前口服盐酸舍曲林，偶有发作。

病例 34 肢体抽动伴 θ 活动

简要病史：女，12 岁，因"反复发作性肢体抽动 2 个月"来诊。患儿于 2 个月前无诱因出现发作性肢体抽动，伴双眼紧闭或睁开、呼之不应，无口吐白沫或舌咬伤，每次发作持续 5 分钟至 10 余分钟不等，频繁时约 3 分钟发作 1 次，近日约每 2 小时发作 1 次，症状同上，为明确诊断，遂来就诊。

既往史：既往体健。否认脑外伤、脑炎等其他神经系统疾病史。无热性惊厥史及家族史。

查体：一般查体及神经系统查体未见异常。

辅助检查：颅脑 MRI 未见异常。

本次入院：24h – VEEG 监测，清醒闭目时以枕导 9~10Hz α 节律为背景，调节、调幅尚可（图 81）。监测到"临床发作"1 次，家属诉与平时发作症状一致，表现为清醒闭目平卧状态，患儿头部及双上肢出现抽动，伴大口呼吸，持续约半分钟缓解。同步 EEG 为清醒闭目 α 节律背景下，右侧中央、前、中、后颞导起始"慢波"样波（类似 δ 波），间断出现 10 余秒后继发各导 θ 波。查阅"发作期"视频发现，患儿发作性肢体抽动期间，类似"慢波"样波改变与抽动同步，波形刻板，没有频率及导联演变，动作停止时"慢波"消失，动作出现时"慢波"再现，因此提示该波形为动作伪差而非脑电改变（图 82A）。患儿发作期大口呼吸过度换气，继而导致后期各导 θ 活动（图 82B）。结合以上，考虑此次发作为非癫痫性发作。仔细询问病史，发现患儿有焦虑情绪，行汉密尔顿焦虑及抑郁量表检查示焦虑抑郁状态。建议至心身科就诊。

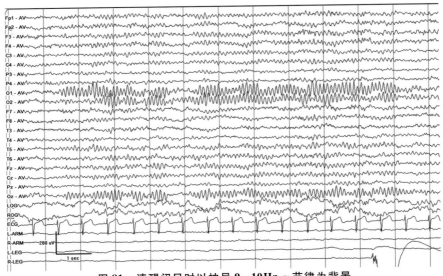

图 81　清醒闭目时以枕导 9～10Hz α 节律为背景

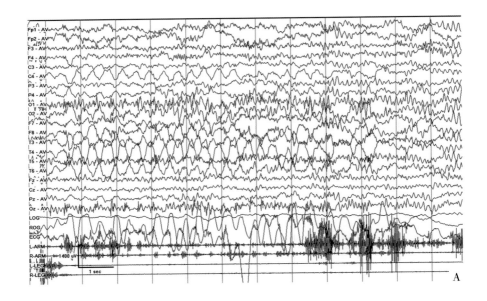

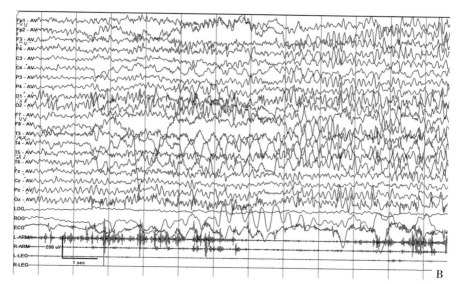

A. 右侧中央、前、中、后颞导起始"慢波"样波，同步 EMG 可见双上肢短程肌电活动，与"慢波"样波同步；B. 大口呼吸导致"发作后期"各导 5～6Hz θ 波。

图 82 癔症"发作期"脑电图

随访情况： 随访 4 年，患儿至心身科诊治后，未再发生上述症状。

病例 32～34 分析

癔症的临床症状可以为幻觉、妄想、晕厥、假性痴呆、表情幼稚、答非所问及抽搐发作等，其抽搐发作和癫痫性抽搐较为相像，很容易被误诊为癫痫发作。二者的区别在于：①癔症和癫痫发作都可以表现为肢体抽搐，但其发生机制不同。癫痫发作是由脑部神经元异常放电所导致的；而癔症主要由精神因素引起，比如生活事件或者内心冲突、自我暗示等，癔症发作相关的肢体抽搐没有同步发作期脑电图癫痫样放电。②在临床症状方面，对于同一个癫痫患者，癫痫发作具有刻板性，而癔症发作症状常常多样。③癫痫性强直阵挛发作时患者意识丧失，同步脑电图有其相对特异的癫痫样异常放电；而癔症性抽搐发作时，患者自诉发作时意识不清，但同步脑电图可以发现清醒闭目状态枕导 α 节律为背景。④癔症一般不会在睡眠中发作，也有极少的癔症发作出现在睡眠中，因梦中涉及不愉快的事情，醒来时出现发作；而癫痫发作在睡眠中发生非常常见[1-3]。

脑电监测期间最好监测到患者主诉的发作，对于确定发作的性质具有重要意义。病例 32～34 患者发作期脑电图均无明显异常。病例 32 患者"发作期"脑电图具有高度迷惑性,患者发作多次,症状表现相似,但发作期脑电图形式多变且均无癫痫样放电,其中 1 次改变(图 80)可见后头部起始 δ 样节律波扩散至各导,具有相对合理的时空分布,类似于癫痫发作的脑电图演变,但仔细阅同步视频可见,患者平躺于床上,脑电图起始"节律慢波"与肢体抖动动作同步,波形变化随肢体动作频率而变化,抖动停止后立即消失。病例 33 发作时肢体抽搐时轻时重,与癫痫发作的募集性加重不同,发作期脑电图有时可见枕导 α 活动(尽管患者自诉发作时意识不清),最终诊断为非癫痫性发作。发作后腹痛及头痛均为主观症状,也许与持续较长时间的发作性身体紧张、抖动及强直有关,腹部及头部相关检查未发现器质性异常,暂按照躯体化障碍给予处理及随访。病例 34 发作为双上肢抽搐症状,发作期脑电图所谓"慢波"看似有一定的频率演变,极易考虑为癫痫发作。尽管患儿自诉发作时意识不清,但枕导可见间断 α 活动,仔细阅图发现,所谓"慢波"实为上肢运动所致伪差。患儿抽搐同时伴有"大口呼吸",发作期"慢波"后各导 θ 波为过度换气所致,因此考虑该例患儿并非癫痫发作。

在脑电监测期间,尽量监测到患者主诉的发作期症状,对于发作期症状,阅图时一定要结合视频中患者临床症状、脑电图演变等综合分析,避免将非癫痫性发作误判为癫痫发作[4]。病例 33 既往因 1 次脑电图异常被诊断为癫痫,口服丙戊酸钠、左乙拉西坦等抗癫痫发作药物有一定的效果,但丙戊酸钠作为情感稳定剂在心身科疾病中广泛应用,治疗有效不一定代表诊断正确。

参考文献

[1]石志杰,孙美珍,李季园. 如何利用脑电图对癔病和癫痫作鉴别诊断[J]. 癫痫与神经电生理学杂志,2018,27(4):244-245.

[2]易兴阳,潘光强,张顺开,等. 视频脑电图在假性癫痫发作诊断中的价值[J]. 中华神经科杂志,2002,35(1):63.

[3]ARIKANOGLU A. Current approach to differential diagnosis of epileptic seizures and pseudo-seizures[J]. Journal of Clinical & Experimental Investigations,2011,2(3):330-334.

[4]WILLIAM O T,ANDREW S. Physiologic pseudoseizures:an EEG case re-

port of mistake in identity［J］. Journal of clinical neurophysiology，2011，28（3）：308 – 310.

病例 35 儿童睡眠中肢体抖动

简要病史：男，3 岁，因"睡眠中肢体抖动、呼之不应 1 年"来诊。家属诉患儿 2 岁左右在夜间睡眠中突然出现肢体抖动、呼之不应、双眼紧闭，持续约 10 分钟缓解；1 年后睡眠中再次出现上述发作，发作后测体温37.8℃。就诊于外院，颅脑 CT 未见异常，未给予诊断及治疗。

既往史：足月顺产，生长发育正常。否认脑外伤、脑炎等病史。无热性惊厥史及家族史。

查体：一般查体及神经系统查体未见异常。

外院辅助检查：颅脑 MRI 未见异常。

本次入院：24h – VEEG 监测，双侧枕导可见 7.5 ~ 8.5Hz 低至中幅（10 ~ 60μV）α 节律，调节、调幅尚可。各导可见少量阵发性长程低至中幅5 ~ 7Hz θ 节律，及少量低幅 14 ~ 18Hz β 活动，未见癫痫样放电。HV3 分钟及闪光刺激诱发试验不能合作。监测到 1 次患儿家属描述的惯常发作，阅视频可见患儿于平卧位闭目睡眠时突然出现四肢抖动，伴睁眼、张口，持续约 1 秒后缓解。同步 EEG 示 NREM 睡眠 Ⅱ 期背景下各导出现与抖动动作锁时的体动伪差，未见癫痫样放电，同步肌电导联可见高幅肌电活动，下肢显著（图 83，视频16）。结合患儿同步症状及脑电图改变，考虑为睡眠期良性肌阵挛，未予特殊处理。

视频 **16**

随访情况：随访 2 年，患儿睡眠中偶有上述肢体抖动症状。

病例分析：睡眠期良性肌阵挛是一种生理性的睡眠期运动，可见于任何年龄段，多数出现在非快速眼动睡眠期，有时可由声音或晃动婴儿等外界刺激诱发。肌阵挛主要累及前臂和手，也可累及足、面部、躯干或腹部肌肉。抽动可为双侧、局部或多灶性，多数部位不固定，有节律或无节律[1]。新生儿睡眠期良性肌阵挛常以 1 ~ 5 次/秒的频率出现，每次持续数秒，并可成串出现，持续 20 ~ 30 分钟，甚至长达 90 分钟，容易被误认为惊厥持续状态。睡眠期良性肌阵挛好发于 6 个月到 3 岁的幼儿，神经系统检查及 EEG 正常，发作期常伴运动及肌电伪差，一般在 5 年内会自然缓解，长期预后良好，不需治疗[2-3]。本例患儿神经影像检查未发现明显异

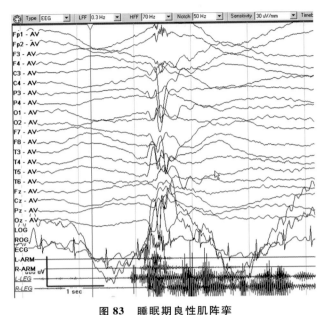

图83　睡眠期良性肌阵挛

注：NREM 睡眠Ⅱ期背景，各导出现与抖动动作锁时的体动伪差，同步肌电导联可见高波幅肌电活动，下肢显著。

常，视频脑电监测到肢体抖动，同步 EEG 可见动作所致基线偏转，容易误判为婴儿痉挛发作期脑电图"慢波偏转"，具有一定迷惑性。但患儿脑电图背景正常，无特征性婴儿痉挛症的高度失律脑电图背景改变，且近 1 年来共计出现 2 次症状，无明显精神运动发育异常。综合以上，考虑该抖动为睡眠期良性肌阵挛，未予特殊处理。

参考文献

[1]ESPAY A J，CHEN R. Myoclonus[J]. Continuum（Minneap Minn），2013，19：1264 – 1286.

[2]EGGER J，GROSSMANN G，AUCHTERLONIE I A. Benign sleep myoclonus in infancy mistaken for epilepsy[J]. BMJ（Clinical research ed.），2003，326(7396)：975 – 976.

[3]梅英姿，张敏婕，王敏，等. 新生儿良性睡眠肌阵挛三例[J]. 中华儿科杂志，2013，51(10)：798 – 799.

第三节 睡眠障碍

病例 36 成年人发作性全身无力

简要病史：男，50 岁，骨科医生，因"发作性全身无力、言语不清 6 个月，加重 1 个月"来诊。患者于 6 个月前无诱因出现发作性全身无力，表现为四肢无力、头下垂、睁眼困难、言语不清，持续数秒自行缓解，每天发作 10 余次。自诉发作时意识清楚，近 1 个月来上述症状频繁发生，每天 40 余次，严重影响日常生活和工作。在国内多家医院及癫痫中心就诊，查颅脑及全脊髓 MRI、新斯的明试验、肌电图、脑脊液、血糖、电解质、甲状腺功能等均未见异常。3 次外院长程视频脑电图均监测到"发作"，报告提示发作期及发作间期未见癫痫样放电。外院曾考虑的诊断有"癫痫、重症肌无力、癔症"。曾服用"丙戊酸钠缓释片 1500mg/d"，症状无改善。也曾被建议口服"盐酸帕罗西汀"治疗，但患者身为医学专业人员，否认"癔症"的诊断，未用药。遂来我院再次进行长程视频脑电监测。

既往史：既往体健。否认脑外伤、脑炎等其他神经系统疾病史。无热性惊厥史及家族史。

查体：一般查体及神经系统查体未见异常。

外院辅助检查：脑及全脊髓 MRI 检查均未见异常。

本次入院：24h – VEEG 监测到多次"临床发作"（视频 17），发作时患者处于坐位，意识清楚，低头、眼睑下垂、身体晃动、交流时吐字不清，同步脑电图未见癫痫样放电。仔细阅图发现，发作时脑电图出现了不同于背景的变化，表现为：α 波消失，而后可见持续低波幅混合频率波，并可

视频 17

见快速眼动（图 84）。以上符合 REM 睡眠期脑电图特征，但患者否认发作时有瞌睡感。考虑可能为猝倒发作，进一步完善视频多导睡眠图及多次睡眠潜伏时间试验，结果提示睡眠潜伏时间缩短，睡眠效率 65%；5 次小睡均入睡，5 次均见 REM 始发睡眠，最长睡眠潜伏时间为 15 分 12 秒，最短睡眠潜伏时间为 42 秒，平均睡眠潜伏时间为 5 分钟（图 85），即 MSLT 阳性。追问病史，患者诉"和家人打麻将和牌时有肢体无力症状"，诊断为伴

猝倒的发作性睡病，给予盐酸文拉法辛缓释片 75mg，早餐后口服。

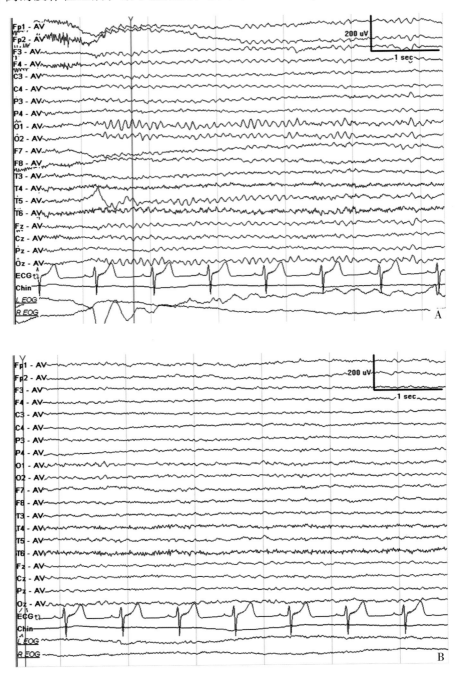

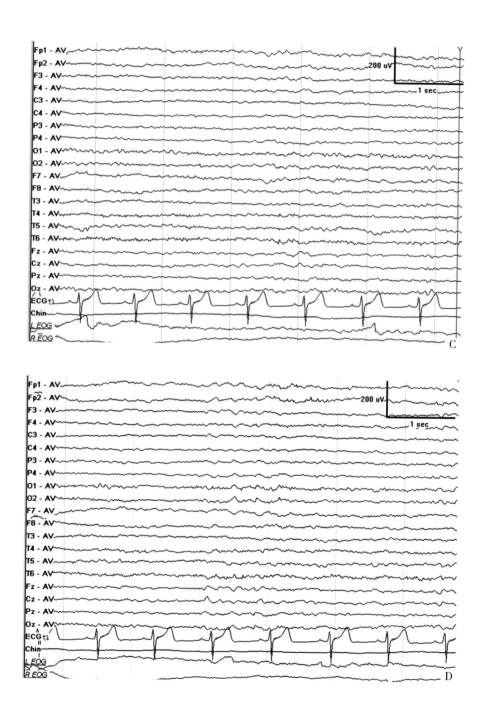

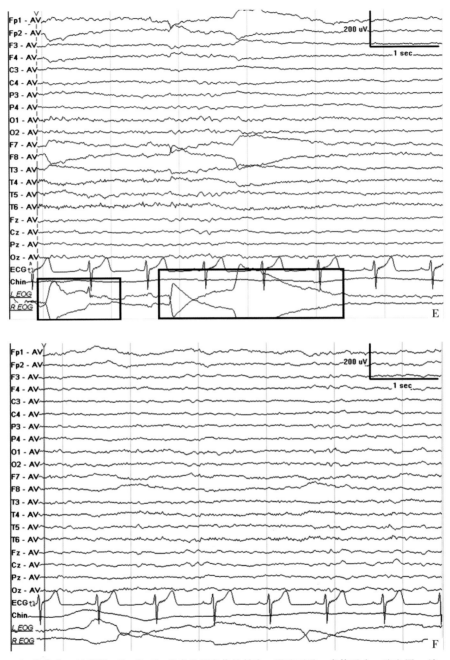

A. 发作前 α 波背景；B、C、D. 患者出现发作性低头、眼睑下垂、身体无力，脑电图 α 波消失，各导出现低波幅混合频率波；E、F. 脑电图为低波幅混合频率波，眼电图为快速眼动（黑框处）。

图 84　发作性睡病猝倒"发作期"脑电图

随访情况：随访 3 年，患者症状明显改善，偶有大笑后无力，程度较轻，可正常工作生活。

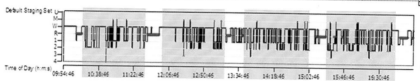

	Nap 1	Nap 2	Nap 3	Nap 4	Nap 5	Average
Lights Off	09:55:02 AM	11:38:36 AM	01:17:36 PM	03:03:04 PM	04:53:17 PM	-
Lights On	10:17:53 AM	11:57:29 AM	01:40:30 PM	03:24:16 PM	05:13:28 PM	-
Time In Bed	22.9	18.9	22.9	21.2	20.2	21.2
Sleep Time	7.0	14.0	14.5	12.5	13.7	12.3
Sleep Efficiency	30.6%	74.1%	63.3%	59.0%	67.9%	58.2%
Sleep Onset	10:10:16 AM	11:39:16 AM	01:18:16 PM	03:09:46 PM	04:55:16 PM	
Sleep Latency	15.2	0.7	0.7	6.7	2.0	5.0
REM Onset	10:10:46 AM	11:39:46 AM	01:19:46 PM	03:11:46 PM	04:57:16 PM	
REM Sleep Onset Latency	0.5	0.5	1.5	2.0	2.0	1.3

图 85 MSLT 阳性结果

注：平均睡眠潜伏时间 5 分钟，睡眠潜伏时间缩短，5 次小睡均入睡，5 次均见 REM 始发睡眠。

病例 37 快速眼动睡眠期肌电暴发

简要病史：男，45 岁，因"发作性肢体抖动、四肢乏力 5 个月余"来诊。患者于 5 个月前熬夜后突然出现双侧肢体抖动、四肢无力后倒地，意识清楚，无口吐白沫、喉咙发声、二便失禁等，持续数秒后缓解。上述发作每天出现数次，在乘车时候易发作。就诊于外院，查颅脑 CT、MRI 未见异常，考虑"癔症"，给予"氟伏沙明"治疗，服药期间上述症状未再出现，停药后再次出现上述症状。

既往史：既往体健。否认脑外伤、脑炎等其他神经系统疾病史。无热性惊厥史及家族史。

查体：一般查体及神经系统查体未见异常。

外院辅助检查：颅脑 MRI 未见异常。

本次入院：24h - VEEG 监测，清醒时以 9.5 ~ 11Hz 低至中幅（10 ~ 70μV）α 节律为主，调节欠佳、调幅尚可。α 波枕导略为优势，对光反应灵敏，抑制尚完全。过度换气及间歇性闪光刺激诱发试验均未见明显异常。监测过程中，患者于清醒坐位出现"发作"1 次，表现为与人聊天时告知家人要发作，随后出现言语不清、点头、全身无力等症状，在家属搀扶下仰卧于床面，在躺下时自诉发作结束。整个过程持续约 20 秒。同步 EEG 可见患者闭眼状态后枕区 α 波波幅降低、频率减慢，同步可见各导肌电干扰，左侧上下肢出现间断性肌电暴发，发作结束前 3 秒恢复枕导正常 α 节律，"发作"全程表现为清醒 - 思睡期脑电改变（图 86，视频 18）。考虑可能为猝倒发作，进行多导睡眠监测加多次睡眠潜伏时间试验，结果提示 MSLT 阳性。诊断为伴猝倒的发作性睡病，给予盐酸文拉法辛缓释片 75mg，早餐后口服，上述症状缓解。

视频 18

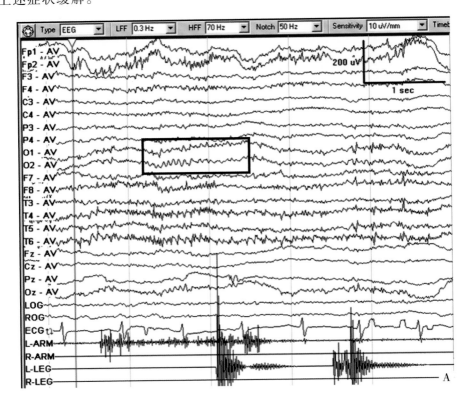

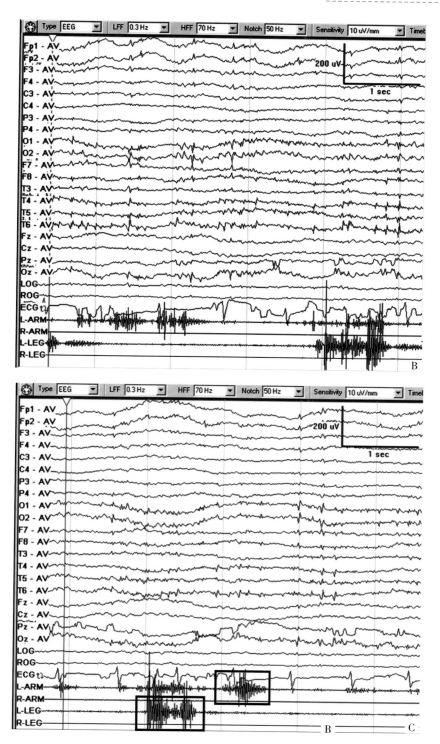

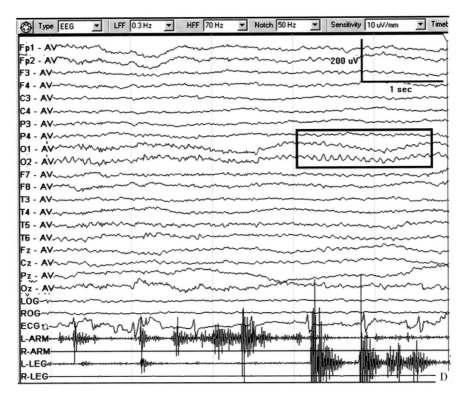

A. 发作起始仍可见枕区 α 活动（黑框处）；B、C. 枕区 α 波波幅降低、频率减慢，同步可见各导肌电干扰，左侧上下肢出现间断性肌电暴发（黑框处）；D. 发作结束前 3 秒恢复枕导正常 α 节律（黑框处）。

图 86　发作性睡病猝倒"发作期"脑电图

随访情况：随访 3 年，患者发作明显减少。

病例 38　频繁跌倒

简要病史：男，6 岁，因"发作性跌倒 2 个月"来诊。2 个月前患儿在玩耍时频繁出现发作性四肢无力伴跌倒。在国内多家医院儿科及癫痫中心就诊，行颅脑及全脊髓 MRI 检查未见异常。2 次外院癫痫中心长程视频脑电监测提示浅睡期（发作间期）双侧额、中线额导棘波。按"肌阵挛－失张力癫痫"给予"丙戊酸镁缓释片"治疗后症状无改善。遂来我院再次进行长程脑电监测。

既往史：生长发育同同龄儿童。否认头部脑外伤、脑炎等其他神经系统疾病史。无热性惊厥史及家族史。

查体：一般查体及神经系统查体未见异常。

外院辅助检查：血糖、电解质、甲状腺功能等检查均未见异常。颅脑及全脊髓 MRI，四肢神经、肌肉电生理检查及脑脊液（细胞学、生化、免疫）等均未见异常。2 次癫痫中心长程脑电图结果示浅睡期（发作间期）双侧额、中线额导棘波。

本次入院：24h – VEEG 监测到 1 次"临床发作"，患儿站于床旁，突发双下肢无力，瘫软在地，整个过程患儿自称意识清楚，持续数秒缓解。同步脑电图无癫痫样放电，但发作间期可见浅睡期双侧额、中线额导小棘波（图 87）。阅图发现患儿白天睡眠脑波增多，24 小时监测期间出现大量睡眠期脑电图。追溯病史，患儿上课经常打瞌睡，情绪激动时易跌倒。进一步行 PSG 加 MSLT。PSG：睡眠潜伏时间明显缩短，睡眠效率 68%。MSLT：5 次小睡试验均入睡，最长睡眠潜伏时间 12 分 15 秒，最短睡眠潜伏时间 50 秒，平均睡眠潜伏时间 4 分 30 秒，4 次均见 REM 始发睡眠，MSLT 阳性。综上，结合白天嗜睡及猝倒发作，诊断为伴猝倒的发作性睡病，给予盐酸舍曲林片 25mg，早餐后口服，未再出现跌倒发作。

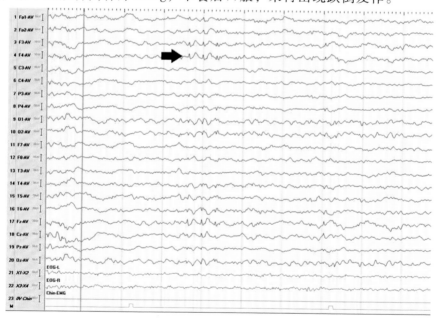

图 87 浅睡期双侧额、中线额导连发小棘波（箭头处）

随访情况：随访 4 年，患儿仍服用盐酸舍曲林 25mg/d，白天嗜睡明显改善，偶有大笑后无力，无跌倒发作，可以正常上学。

病例 39　发作性愣神、张口吐舌

简要病史：女，9 岁，因发作性"愣神"3 个月来诊。3 个月前患儿无明显诱因出现愣神、呼之不应、不自主张口、吐舌，持续数秒后自行缓解，上述症状每天发作数十次。就诊于外院，查颅脑 MRI 未见异常，VEEG 提示发作期及发作间期未见癫痫样放电。外院拟诊为"癫痫、抽动症"，给予"奥卡西平、盐酸硫必利片"等治疗后，症状无缓解。遂来我院就诊。

既往史：生长发育同同龄儿童。否认脑外伤、脑炎等其他神经系统疾病史。无热性惊厥史及家族史。

查体：一般查体未见异常，偶有吐舌、面部肌肉下垂，余神经系统查体未见异常。

外院辅助检查：颅脑 MRI 未见异常。血沉、类风湿系列、抗链球菌溶血素 O 试验、微量元素、血铅、血铜、铜蓝蛋白等检查均未见异常。VEEG 监测报告发作期及发作间期脑电图未见癫痫样放电。

本次入院：24h – VEEG 监测到多次"发作"（视频 19），表现为双眼凝视、发呆、张口、吐舌、双眼睑下垂。同步脑电图未见癫痫样放电，可见不同于清醒背景脑电图的变化，表现为 α 波解体，转变为低波幅混合频率波，提示该变化为清醒 – 睡眠期脑电图改变。结合患儿症状，考虑该

视频 **19**

次发作为猝倒脸发作。追问病史，患儿上课时经常打盹儿，和同伴玩耍大笑时偶有全身无力。进一步完善 V – PSG 及 MSLT。PSG：睡眠潜伏时间明显缩短，睡眠效率 60%。MSLT：5 次小睡均入睡，4 次进入 REM 睡眠期，最长睡眠潜伏时间 10 分 30 秒，最短睡眠潜伏时间 37 秒，平均睡眠潜伏时间 4 分钟，即 MSLT 阳性。诊断为伴猝倒的发作性睡病，给予"盐酸舍曲林片 50mg/d"治疗后症状缓解。

随访情况：随访 3 年，患儿症状明显改善，偶有吐舌，可以正常上课。

病例 40　发作性发呆、眼睑下垂

简要病史：女，8 岁，因"发作性发呆、愣神"就诊于我院。患儿于 4

个月前出现发作性发呆、愣神、呼之不应，持续 10 余秒至数分钟缓解，上述症状每天发作数次。就诊于外院，诊断为"癫痫，复杂部分性发作"，给予"奥卡西平片"治疗后无效，患儿家属自行停药。之后仍有上述症状，每天发作数次或数十次不等。就诊于我院，患儿于门诊就诊期间出现发作性发呆、愣神，以及眼睑、口角下垂样表现。追问病史，家属诉患儿近几个月出现白天睡眠增多，发作性肢体无力，夜间说梦话、尖叫等症状，遂进行 PSG 及 MSLT 检查。

既往史：生长发育同同龄儿童。否认脑外伤、脑炎等其他神经系统疾病史。无热性惊厥史及家族史。

查体：一般查体未见异常，偶有吐舌、面部肌肉下垂，余神经系统查体未见异常。

外院辅助检查：颅脑 MRI 未见异常。

本次入院：PSG 可见睡眠潜伏时间缩短，REM 潜伏时间缩短，觉醒次数增多，大于 5 分钟觉醒次数增多，NREM 睡眠 Ⅰ 期比例尚可，Ⅱ 期比例明显减少，Ⅲ 期比例明显增多，REM 睡眠期比例增多，夜间睡眠结构及质量欠佳（图 88）。夜间监测过程中患儿于 NREM 睡眠各期及 REM 睡眠期多次出现哭、喊、说话等表现，伴有体动（踢腿、翻身等动作），同步 PSG 可见觉醒反应及体动伪差，未见癫痫样放电。次日 MSLT：5 次小睡均入睡，最长睡眠潜伏时间 2 分 48 秒，最短睡眠潜伏时间 30 秒，平均睡眠潜伏时间为 1 分 30 秒，5 次均见 REM 始发睡眠，MSLT 阳性（图 89）。小睡间期可见患儿清醒卧位或坐位时多次出现发呆、愣神、张口吐舌、身体轻微向后倾倒，给予发笑诱发后出现全身无力症状，持续数 10 秒至 1 分钟缓解，同步脑电图为低电压混合频率波，下颌肌电减低。综合以上，考虑诊断为伴猝倒的发作性睡病、猝倒脸。给予"盐酸舍曲林片 50mg/d"治疗后症状缓解。

睡眠结构

Stages	TIME (mins)	% SLEEP TIME
WAKE	43.0	
Stage 1	64.5	12.7%
Stage 2	54.0	10.6%
Stage 3 4	210.5	41.5%
REM	178.5	35.2%
Movement	0.0	

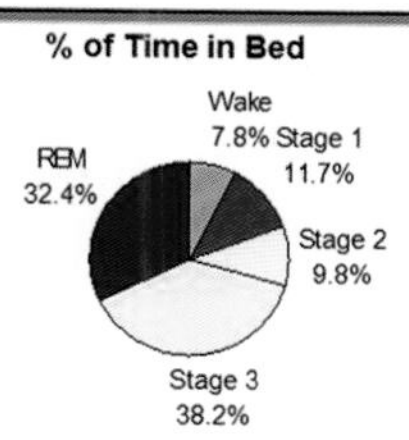

% of Time in Bed

Wake
7.8% Stage 1
11.7%
REM 32.4%
Stage 2 9.8%
Stage 3 38.2%

图 88 多导睡眠监测提示 REM 睡眠期比例增加

	Nap 1	Nap 2	Nap 3	Nap 4	Nap 5	Average
Lights Off	09:02:15 AM	11:08:25 AM	01:02:07 PM	03:04:50 PM	04:49:42 PM	-
Lights On	09:23:21 AM	11:30:37 AM	01:24:21 PM	03:23:47 PM	05:12:38 PM	-
Time In Bed	21.1	22.2	22.2	18.9	22.9	21.5
Sleep Time	20.1	19.0	21.0	17.1	22.0	19.8
Sleep Efficiency	95.4%	85.6%	94.5%	90.1%	95.9%	92.4%
Sleep Onset	09:03:13 AM	11:11:13 AM	01:03:13 PM	03:06:43 PM	04:50:13 PM	-
Sleep Latency	1.0	2.8	1.1	1.9	0.5	1.5
REM Onset	09:03:43 AM	11:11:43 AM	01:03:43 PM	03:07:43 PM	04:50:43 PM	-
REM Sleep Onset Latency	0.5	0.5	0.5	1.0	0.5	0.6

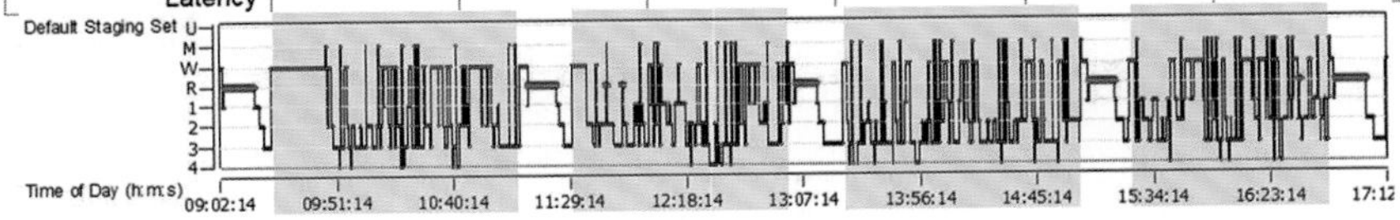

图 89 白天多次睡眠潜伏时间试验阳性

注：5 次小睡均入睡，5 次均见 REM 始发睡眠（>2 次），平均睡眠潜伏时间为 1 分 30 秒（≤8 分钟）。

随访情况：随访 4 年，患儿发作明显减少。

病例 36～40 分析

发作性睡病是一种慢性致残性睡眠障碍，多起病于儿童或青少年，分为 I 型（伴猝倒的发作性睡病）和 II 型（不伴猝倒的发作性睡病）。前者的基本特征是白天过度嗜睡和最具特异性的猝倒。而猝倒的产生与外侧下丘脑的促食欲素能神经元丢失、下丘脑分泌素－1 水平降低密切相关。白天嗜睡最常见的病因为阻塞性睡眠呼吸暂停综合征，其次即为发作性睡病，发病率为 1/2000[1-3]。

病例 36～38 主要表现为发作性头面部及肢体无力，但在整个病程中，患者均未提及白天嗜睡症状。根据《睡眠障碍国际分类》（第 3 版）(*International Classification of Sleep Disorders*－3，ICSD－3）中有关伴猝倒的发作性睡病的诊断标准[4]，病例 36、37 不符合经典的伴猝倒的发作性睡病。但病例 36 患者猝倒发作时意识清楚，同步脑电图提示发作期为短暂思睡期脑波后紧随插入性 REM 睡眠期脑波。猝倒发作被认为是 REM 睡眠期脑波突然插入，从而导致骨骼肌失张力。病例 37 患者在猝倒发作时，脑电图仅表现为思睡期脑波，肢体肌张力降低同时出现左侧肢体肌电成簇暴发，不符合典型的 REM 睡眠期脑波及肌电图失张力特点，考虑患者发作时意识清楚，短暂肌电暴发为患者主动性对抗肌无力的对抗性反应。结合其 MSLT 阳性结果，最终考虑诊断为伴猝倒的发作性睡病，给予 5－羟色胺去甲肾上腺素再摄取抑制剂(serotonin – noradrenalin reuptake inhibitor, SNRI)类抗抑郁药物治疗后猝倒明显改善，也进一步支持发作性睡病的诊断。猝倒发作期脑电、眼动及肌电改变是否有不同亚型的表现需要进一步研究。

经典的猝倒发作是由强烈的情绪因素诱发，通常为正向情绪，几乎所有患者都会因大笑而诱发猝倒发作。病例 36 和 37 猝倒发作前常无情绪诱因，发作非常频繁，每天数十次，称为类猝倒发作。病例 38 主要表现为突然跌倒发作，极易与癫痫性失张力发作、肌阵挛 – 失张力癫痫混淆，后者发作期脑电图有相应的癫痫样放电特点。患儿发作间期可见浅睡眠期双侧额、中线额导小棘波，但该现象不能解释患儿发作期症状，因此，需科学解读发作间期的癫痫样放电，尤其是儿童期仅出现在浅睡期额区波幅偏低的棘波更要慎重[5-6]。

猝倒脸(病例 39、40)是指面颊、眼睑及舌肌无力，表现为上眼睑下垂、张口吐舌等，常出现在发作性睡病的早期阶段。该现象多见于儿童，可早于由强烈情绪诱发的典型猝倒发作之前出现。有研究认为猝倒脸的出现与较早出现猝倒发作、较多的快速眼动睡眠始发次数、较高的体重指数有关[7]。此外，猝倒的儿童也可出现面部阳性运动现象，可以是口周运动障碍、肌张力障碍性运动或刻板动作。频繁的猝倒脸发作，或面部阳性运动现象，很可能被误诊为儿童抽动症，需要谨慎鉴别。

VEEG 在我国各级医院逐渐普及，各种各样发作性疾病的患者都有可能接受 VEEG 监测，科学判读 VEEG 对疾病性质的判断具有重要意义。尤其是对于一些发作性的非癫痫性疾病，例如不典型的发作性睡病患者，他们的就诊原因常常不是白天嗜睡，而是频繁猝倒发作或类猝倒发作，有时患者描述病史不准确或医生询问病史不仔细，以致其常被首诊为癫痫等其他发作性疾病。仔细阅读该类患者的 VEEG 可能会对诊断提供帮助。总结以上 5 例发作性睡病患者的诊治经过：第一，对于以发作性四肢无力、面部下垂等猝倒样症状就诊的患者，临床医生应注意其睡眠情况的询问；第二，脑电图出现任何不同于背景的变化可能对疾病的诊断都有意义，不能只关注癫痫样放电；第三，注意科学解读发作间期的癫痫样放电；第四，重视对不典型发作性睡病的临床识别，若发现 VEEG 监测期间患者出现白天睡眠脑波增多、提前出现的 REM 睡眠期电生理特点等，注意有关发作性睡病的病史询问，必要时进行 PSG 加 MSLT 检查。

参考文献

[1]史亮，马铁，刘永红．发作性睡病的临床研究进展［J］．临床神经病学杂志，2015，28（5）：394－396.

[2]侯芬莲，陈蓓蓓，刘永红，等．儿童睡眠障碍的研究进展［J］．癫痫杂志，2017，3（6）：509－514.

[3]JIN L，SHI L，ZHANG Y，et al. Antidepressants for the treatment of narcolepsy：A prospective study of 148 patients in northern China［J］. Journal of clinical neuroscience，2019，63：27－31.

[4]美国睡眠医学学会．睡眠障碍国际分类［M］.3 版．高和，译．北京：人民卫生出版社，2017.

[5]刘晓燕．关注儿童癫痫的误诊问题［J］．中华儿科杂志，2011，49（8）：567－571.

[6]刘永红，王晓丽，杜军丽，等．发作间期额及额中线导联棘波的临床意义［J］．癫痫与神经电生理学杂志，2013，22（1）：35－37.

[7]SERRA L，MONTAGNA P，MIGNOT E，et al. Cataplexy features in childhood narcolepsy［J］. Movement Disorders，2008，23（6）：858－865.

病例41　发作性点头、跌倒伴发作期慢波

简要病史：男，5 岁，主因"发作性点头、跌倒 3 年"来诊。患儿在 2 岁时出现频繁点头发作，每天发作 5～8 次，每次持续 10～20 秒不等，严重时身体倾倒，甚至跌倒在地，发作时意识清楚。外院诊断为"癫痫"，给予口服"左乙拉西坦片"治疗后症状未缓解，遂来就诊。

既往史：出生时有缺氧史，语言及运动发育迟缓，语言表达能力差，2 岁左右开始说话及行走。否认脑外伤、脑炎等其他神经系统疾病史。无热性惊厥史及家族史。

查体：脾肋下 2cm，质软无压痛。言语表达欠清晰，精细协调运动差。余查体及神经系统查体未见明显异常。

辅助检查：颅脑 MRI＋MRA 报告为双侧侧脑室稍增大，脑白质稍稀疏；颅脑 MRA 未见明显异常。

本次入院：进行 24h－VEEG 监测。①清醒时枕导以 5～6Hz 低至中幅

（10～100μV）θ节律为主调，各导偶见阵发性中至高波幅3～3.5Hz δ活动，患儿对各种诱发试验均不能合作；②睡眠分期尚明显，睡眠结构尚可，可见阵发性N1、N2、N3、R期睡眠脑波；③共监测到"临床发作"70余次，时间分布在中午12点、晚上7点及次日晨起后7—9点，玩耍时发作多。表现为清醒状态，患儿玩耍或吃饭时突然出现眼睑下垂、低头或点头样发作，身体倾斜，持续1～2秒（最长持续15秒）缓解，发作时间较长时可见患儿身体倾斜或后仰跌倒在床。同步EEG可见各导出现阵发性慢波活动，以后头部阵发性2～3Hz高波幅δ波为主（图90，视频20）。

患儿发作期脑电图表现为各导慢波，与"痉挛发作、失神发作"的电生理特点不符。追问病史，患儿父母诉患儿的大部分发作与发笑有关，也可无诱因自发出现，否认白天过度嗜睡或其他睡眠障碍。考虑"伴猝倒的发作性睡病可

视频20

能"，行PSG结果示夜间入睡后觉醒次数多、觉醒时间长、浅睡眠减少、深睡眠增多，睡眠结构轻度紊乱，多次睡眠潜伏时间试验可见3次SOREMP（图91），平均睡眠潜伏时间5分钟，MSLT阳性。MSLT监测中可见患儿多次"发作"，表现为患儿晨起清醒时在看书及玩耍中开心发笑时突然出现眼睑下垂、低头或点头样发作，身体倾斜，持续1～2秒缓解。同步PSG可见下颌肌电突然减低，中央、枕导出现阵发性慢波活动。综合以上，考虑诊断为伴猝倒的发作性睡病，给予口服"盐酸舍曲林片，25mg，口服"后症状缓解，停用抗癫痫发作药物。

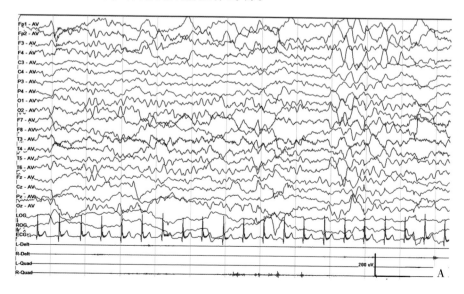

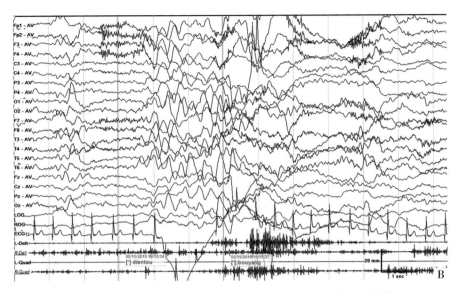

A. 清醒闭目背景，枕导以 5～6Hz 低至中幅（10～100μV）θ 节律为主调，各导偶见 3～3.5Hz δ 活动；B. 临床症状期"不自主点头、身体后仰"，同步脑电图为以后头部为主的阵发性 2～3Hz 高波幅 δ 活动。

图 90　尼曼－皮克病 C 型猝倒发作期脑电图

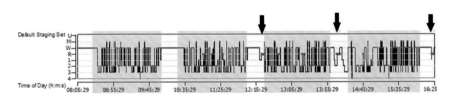

图 91　MSLT 试验显示 3 次 REM 始发睡眠

注：箭头表示 SOREMP。

随访情况：后期患儿至当地儿童医院复诊，查体时发现脾大，脑脊液促食欲素水平为 45.61pg/ml（正常参考值为 ≥110pg/ml），腹部超声示脾大。骨髓穿刺检查可见尼曼－皮克细胞（泡沫细胞）。基因检查提示为 *NPC*1 基因突变。确诊为尼曼－皮克病 C 型（Niemann－Pick disease type C，NPC），给予美格鲁特后患儿的症状改善，大约半年后症状再次频发。6 岁时患儿开始出现强直阵挛癫痫发作，给予多种抗癫痫发作药物后仍有发作，并出现共济失调。随访 2 年，现口服"托吡酯片，早 25mg、晚 12.5mg；丙戊酸钠，早 9ml、晚 8ml；吡仑帕奈片每晚 4mg；左乙拉西坦，早 0.5g、中 0.25g、晚 0.5g"，仍有癫痫发作。目前患儿智力严重倒退，言语障碍，肌张力低不能行走，需进流食，大小便不能自理。

病例分析：患儿发病初期症状具有发作性、反复性、刻板性等类似癫痫发作特点，发作期脑电图为以后头部为主的 $2 \sim 3 Hz$ 高波幅 δ 活动及节律为主，患儿突发点头、发呆、全身无力，同步肌电突然减低，提示失张力发作，结合同步脑电图改变，考虑为非癫痫性失张力发作，即发作性睡病的猝倒发作。有文献报道，在 $7 \sim 60$ 岁发作性睡病患者猝倒发作时脑电图表现为阵发性同步化 θ 节律[1]，但本例患儿猝倒发作时脑电图表现为频率更低的 δ 节律，笔者分析可能与患儿患有 NPC、脑发育迟滞、发作间期脑电图背景较同龄儿童更慢有关[2]。NPC 患者猝倒发作期 δ 节律是否为 NPC 或代谢性脑病继发的发作性睡病猝倒发作时的特征性改变，尚未见相关报道。

NPC 属于溶酶体贮积病，是一组由 *NPC*1（95%）或 *NPC*2（5%）基因突变引起的先天性脂质代谢障碍，临床表现为广泛内脏器官和神经系统受累的常染色体隐性遗传病。婴幼儿至成年人均可发病，发病率约 1/15 万。最常见的神经系统表现为运动发育迟滞，也可表现为垂直性核上性眼肌麻痹、构音障碍、发笑后猝倒发作、癫痫发作、肌张力障碍和痉挛发作等[3]。5%~30% 的患者可出现发笑后猝倒，发作频率为偶发至一天数次，部分患者甚至可出现猝倒持续状态（几小时或几天内可频繁或连续发生猝倒被称为"猝倒状态"）[4]。

猝倒发作是由于肌肉紧张度突然出现不可抗拒的下降或丧失导致不能维持姿势而跌倒，通常不伴有意识改变，持续时间不一，通常几秒到几分钟不等，其中正性情感（喜悦、激动等）较负性情感（生气、哭闹等）更易引起猝倒发作。严重时可表现为突然失张力跌倒、持续数分钟肢体不能活动等。该患儿在疾病初期表现为频繁点头及身体倾倒，根据症状及异常脑电图常被误诊为癫痫发作，服药无效。其发作期症状、同步脑电图及肌电图改变不符合癫痫发作，追问病史发现部分发作为大笑后出现，因此考虑伴猝倒的发作性睡病。给予盐酸舍曲林治疗后症状缓解，但数月后再次频繁出现猝倒发作。结合患儿语言、运动发育迟缓病史，以及脾大，于外院行骨髓穿刺及全外显子基因检测，最终确诊为 NPC。因此，对于猝倒发作、MSLT 阳性患者，当治疗效果不好并伴有其他神经系统症状时，应想到 NPC 等其他脑部疾病继发的发作性睡病，必要时行肝脾影像学及其他检查以明确诊断。

参考文献

[1] 黄蓓, 陈坤, 王宗文, 等. 发作性睡病猝倒发作视频-脑电图-肌电图监测与分析[J]. 中国现代神经疾病杂志, 2017, 17(9): 654-659.

[2] WANG X, YUAN N, CHEN Z, et al. High amplitude delta rhythm related cataplexy in a boy with Niemann-Pick type C disease[J]. Sleep medicine, 2021, 88: 58-60.

[3] SEKER Y B, BARUTEAU J, RAHIM A A, et al. Clinical and Molecular Features of Early Infantile Niemann Pick Type C Disease[J]. International journal of molecular sciences, 2020, 21(14).

[4] PILLEN S, PIZZA F, DHONDT K, et al. Cataplexy and Its Mimics: Clinical Recognition and Management[J]. Current treatment options in neurology, 2017, 19(6): 23.

病例 42　入睡时摇头 20 余年

简要病史: 男, 27 岁, 因"入睡后不自主摇头(头部左右摆动)24 年"来诊。患者于 3 岁时无明显诱因于入睡时出现不自主摇头、呼之不应, 偶伴喉咙发声, 持续 0.5~2 小时后自行停止, 每晚均有发作, 次日醒后不能回忆上述发作。就诊于当地医院, 行脑电图检查结果为大致正常。拟诊"癫痫"并先后使用"苯巴比妥、丙戊酸钠、卡马西平"等药物治疗 2 年, 疗效不佳, 自行停药。10 岁时患者睡眠中出现双手紧握、头部前后撞击或左右摇摆、呼之不应, 持续约 1 小时缓解。上述症状频繁出现, 再次就诊于当地医院, 拟诊"癫痫", 给予"拉莫三嗪 325mg/d, 左乙拉西坦 1000mg/d(均缓慢加量)", 上述症状仍有出现。患者在国内多家医院就诊, 在 4 个癫痫中心共行 5 次长程视频脑电监测, 结果均提示发作期及发作间期脑电图未见癫痫样放电。曾被诊断为药物难治性癫痫, 建议癫痫外科治疗。为明确诊治, 就诊于我科门诊。

既往史: 足月顺产。否认脑外伤、脑炎等其他神经系统疾病史。患者 5 岁前有热性惊厥史。无家族史。

查体: 一般查体未见异常, 神经系统查体反应稍慢, 余未见异常。

外院辅助检查: 颅脑及全脊髓 MRI 未见异常。癫痫中心 5 次长程视频脑电监测提示发作期及发作间期无癫痫样放电。韦氏量表检查提示智力稍低下。

本次入院：24h-VEEG监测到夜间睡眠中"临床发作"，患者表现为入睡数十分钟后出现头部左右剧烈摇摆伴呼之不应，持续数分钟缓解。同步脑电图未见癫痫样放电。综上，考虑非癫痫性发作，睡眠障碍性疾病可能性大。进一步完善V-PSG，监测到4次临床发作，性质同前，发作均出现于NREM睡眠Ⅰ期，睡眠效率极低。结合临床，确诊为睡眠相关节律性运动障碍（sleep-related rhythmic movement disorder，SRMD）。给予氯硝西泮每晚0.5mg，睡眠中摇头动作减少50%以上，氯硝西泮加量至1mg后未再发作，减停各种抗癫痫发作药物。

随访情况：随访4年，患者睡前口服氯硝西泮1mg，症状明显缓解，偶有入睡时摇头。

病例分析：患者自3岁开始出现发作性症状，表现为睡眠中不自主摇头，有时伴有"哼哼"声，家人诉患者发作时对外界无应答，患者清醒后对发作过程不能回忆，每次发作均出现于刚入睡时，症状一直持续至27岁。综上所述，患者的发作具有发作性、反复性、刻板性的特点，而且诉"发作时意识不清"，临床医生首先考虑"癫痫"的诊断。一些癫痫发作也可以发生于入睡时，但多数癫痫在发作间期尤其是发作期可监测到癫痫样放电。该患者多次EEG长程监测均无癫痫样放电，且发作仅出现于睡眠期，此时"癫痫"的诊断应慎重，应注意与睡眠相关的发作性疾病相鉴别。最终通过仔细询问病史及观看发作视频，结合发作期同步电生理及其他检查，诊断为睡眠相关节律性运动障碍。

病例43 幼儿入睡后摇头、撞头

简要病史：男，6岁，因"入睡后不自主摇头5年"来诊。患儿于1岁时在刚入睡后不久出现不自主摇头，持续约数分钟缓解，每天发作近10次，白天睡眠和夜间睡眠中均有发作。外院3次动态脑电图报告提示"发作期异常脑电图，全导联慢波改变"。诊断为"癫痫"，给予"丙戊酸钠口服液，5.5ml，每日2次"，治疗1年仍有上述发作，家属自行停药。遂就诊于我院。

既往史：足月顺产。否认脑外伤、脑炎等其他神经系统疾病史。无热性惊厥史及家族史。

查体：患儿智力发育正常，一般查体及神经系统查体未见异常。

外院辅助检查：颅脑 CT 未见异常。3 次动态脑电图检查报告为"发作期异常脑电图，全导联慢波改变"。

本次入院：24h - VEEG 监测到多次"临床发作"（视频21），视频中可见患儿于睡眠中突然出现头部左右剧烈摆动，同步脑电图表现为 NREM 睡眠 II 期背景下摇头所致基线漂移伪差，未见癫痫样放电。既往脑电图报告"发作期同步全导联慢波"实为摇头动作所致的肌电伪差（图 92）。结

视频 21

合以上，考虑患儿发作为非癫痫性发作，睡眠障碍性疾病可能性大，行 V - PSG 仍可见 NREM 睡眠期上述临床发作，结合临床，诊断为 SRMD。鉴于发作动作幅度较大，告知家属密切观察，予以适当保护，防止撞伤头部。

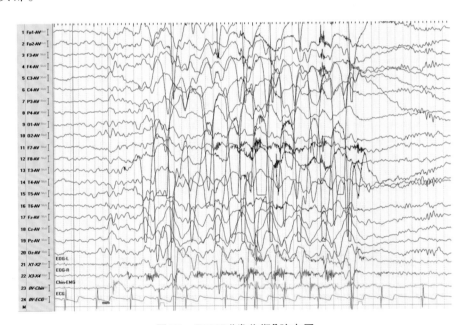

图 92　SRMD"发作期"脑电图

注：显示 NREM 睡眠 II 期背景下摇头所致基线漂移伪差，并非异常慢波脑电图。

随访情况：7 岁后患儿"摇头发作"未再出现。

病例分析：该例患儿的外院 3 次脑电监测报告结果提示"发作期异常脑电图，全导联慢波改变"。笔者通过阅读外院脑电图发现，报告中所谓的"发作期阵发性慢波活动"，其实是与患儿摇头发作同步的运动伪差，并

非脑波。有文献报道，SRMD 患者的视频脑电图偶有非特异性改变或者棘、尖波出现。结合我们的病例，科学解读发作间期癫痫样放电以及"发作期"脑电图，对于疾病的诊断至关重要。

病例 44 青年睡眠中反复摇头

简要病史： 男，23 岁，因"间断睡眠中摇头 22 年"来诊。患者 1 岁时无明显诱因于平卧位、刚入睡时出现摇头，侧卧位时症状消失，每次持续约 3 分钟后自行停止，几乎每晚均有发作，家属未予重视，2 岁时症状自行消失。21 岁再次出现上述发作，形式同前，持续约半小时缓解，其间患者若被唤醒摇头发作可自行缓解。每晚均有发作，多出现于凌晨 5 点左右，唤醒后不能回忆发作经过。症状进行性加重，剧烈摇头使患者反复从睡眠中惊醒，导致白天困倦疲乏，遂就诊于我院。

既往史： 足月顺产。否认脑外伤、脑炎等其他神经系统疾病史。患者母亲分娩后患"精神分裂症"。

查体： 一般查体及神经系统查体未见异常。

外院辅助检查： 颅脑 MRI 未见异常。

本次入院： 24h - VEEG 监测到 1 次"临床发作"，出现于凌晨 5 点左右，表现为睡眠中突然左右摇头，发作时同步 EEG 仅见睡眠期觉醒反应及动作伪差，未见癫痫样放电，与平日症状一致（视频 22）。结合症状及脑电图，诊断为 SRMD，予以睡前口服氯硝西泮 0.5mg，患者的发作程度较前

视频 **22**

稍减轻。调整剂量为 1mg 后，患者出现上午严重嗜睡，考虑可能为氯硝西泮的副作用，遂减量为 0.5mg，联合盐酸曲唑酮 50mg 后发作性症状消失。

随访情况： 随访 3 年，患者每晚服用氯硝西泮 0.5mg、盐酸曲唑酮 50mg，未再出现睡眠中摇头现象，睡眠质量明显改善，可正常工作和生活。

病例分析： 本例 SRMD 患者起病于 1 岁以内，2 岁以后症状逐渐消失，21 岁再次出现睡眠摇头症状，属于迟发型 SRMD。

病例 42～44 分析

SRMD 由 Webfer 于 1727 年首次报道，1905 年 Zappert 和 Cruchet 等对其做了进一步较为详细的阐述[1]。在第 3 版《睡眠障碍国际分类》中，

SRMD被归类于睡眠运动障碍性疾病[2]。SRMD的发作形式多样，主要有以下几个类型：①撞头型（视频23）；②摇头型（视频21）；③身体摇摆型（视频24）；④其他类型，如身体滚动型、腿摇摆型及腿撞击型；⑤混合型。其中最常见的症状为撞头，或用手和膝盖协同做翻滚动作，头顶或额部撞向床头或墙壁。发作时患者可发出响亮的嗡嗡声或吟唱声。这些发作形式可单一重复出现，也可以多种形式转换或者同时出现[3-5]。本文中3例患者的发作形式相似，均表现为仰卧位头部节律性的左右摇摆或前后撞击，虽然发作出现在睡眠中不同时间点，但均在睡眠觉醒转换期。

视频23

视频24

以往认为，SRMD属于年龄依赖性疾病，无须治疗[6]。但ICSD-3中明确指出，造成临床后果的应称为节律性运动障碍。以上3例患者的发作程度剧烈，具有自伤性可能，且影响睡眠及白天生活，因此符合节律性运动障碍的诊断。

目前关于SRMD的治疗主要包括三环类抗抑郁药（TCAS）、催眠、睡眠限定等方法[7-8]。小剂量氯硝西泮治疗效果颇佳[9-11]，但也有个别报道患者服用该药后疗效并不理想[12]，亦可选用TCAS或5-羟色胺选择性再摄取抑制剂（SSRI）类药物。近年来，也有学者发现多巴胺拮抗剂对SRMD效果显著[6]。病例44患者经过氯硝西泮、盐酸曲唑酮联合治疗后症状消失。检索相关文献，该患者是应用盐酸曲唑酮治疗SRMD的首例病例，其机制也许与盐酸曲唑酮具有肌肉松弛、中枢镇静、提高睡眠效率、减少觉醒次数及觉醒时间的作用相关[13]。

参考文献

[1]HOBART T F. Rhythmic movement disorder in children[J]. CNS Spectrums, 2003, 8(2): 135-138.

[2]美国睡眠医学学会. 睡眠障碍国际分类[M]. 3版. 高和, 译. 北京：人民卫生出版社, 2017.

[3]SU C, MIAO J, LIU Y, et al. Multiple forms of rhythmic movements in an adolescent boy with rhythmic movement disorder[J]. Clinical neurology and neurosurgery, 2009, 111(10): 896-899.

[4]白洁, 马铁, 刘永红, 等. 睡眠相关的节律性运动障碍的临床特点

［J］．中华神经科杂志，2016，49：243－246．

［5］白洁，袁娜，刘永红．睡眠相关的节律性运动障碍［J］．中华神经科杂志，2015，48：142－144．

［6］LEE S K．A case with dopamine－antagonist responsive head punching as rhythmic movement disorder during sleep［J］．Journal of epilepsy research，2013，3：74－75．

［7］MAYER G，WILDE－FRENZ J，KURELLA B．Sleep related rhythmic movement disorder revisited［J］．Journal of sleep research，2007，16（1）：110－116．

［8］MANNI R，TERZAGHI M．Rhythmic movements during sleep：a physiological and pathological profile［J］．Neurological sciences，2005，26：181－185．

［9］YEH S B，SCHENCK C H．Atypical headbanging presentation of idiopathic sleep related rhythmic movement disorder：three cases with video－polysomnographic documentation［J］．Journal of clinical sleep medicine，2012，8（4）：403－411．

［10］STEPANOVA I，NEVSIMALOVA S，HANUSOVA J．Rhythmic movement disorder in sleep persisting into childhood and adulthood［J］．Sleep，2005，28：851－857．

［11］MERLINO G，SERAFINI A，DOLSO P．Association of bodyrolling，leg rolling，and rhythmic feet movements in a young adult：a videopolysomnographic study performed before and after one night of clonazepam［J］．Movement disorders，2008，23：602－607．

［12］ALVES R S，ALOE F，SILVA A B，et al．Jactatio capitis nocturna with persistence in adulthood［J］．Arquivos de neuro－psiquiatria，1998，56（3B）：655－657．

［13］尹贞云，赵忠新．镇静催眠作用药物对失眠患者睡眠结构的影响［J］．中华神经科杂志，2010，43：69－71．

病例 45 儿童睡眠中下床行走

简要病史：男，11岁，因"发作性睡眠中行为异常1年"来诊。患儿于1年前开始出现睡眠中梦语，随后坐起下床，并在床旁来回走动，家属呼唤其不予应答，症状持续数分钟后缓解，发作后自行上床安静入睡，次日晨醒对前晚发生的情况完全否认。上述症状均发生于前半夜，一般为入睡后 2～3 小时出现。患者白天若受到惊吓或者生气后晚上容易出现上述症状，遂来我院就诊。

既往史： 足月顺产。否认脑外伤、脑炎等其他神经系统疾病史。患儿 5 岁前有热性惊厥史。无家族史及头部脑外伤史。

查体： 一般查体及神经系统查体未见异常。

外院辅助检查： 颅脑 MRI 未见异常。

本次入院： 24h－VEEG 监测，发作间期额、中线额导可见少量小棘波（仅出现在 NREM 睡眠Ⅰ～Ⅱ期）（图 93）。监测到 1 次"发作性事件"：患儿于夜间凌晨 01∶18 突然从睡眠中坐起，睁眼，茫然环顾四周，数秒后家属扶其躺下，患儿表情紧张、害怕，喃喃自语，再次入睡（视频 25）。同

视频 25

步 EEG 表现为：NREM 睡眠Ⅲ期脑波→各导同步化中至极高幅 1.5～2.5Hz δ 节律→3～4.5Hz θ、δ 活动→恢复至 NREM 睡眠Ⅰ期脑电图背景。结合发作期症状及同步脑电图，考虑诊断为睡行症。嘱患儿家属暂观察，注意睡眠中给予保护，避免发作期间离床发生意外。

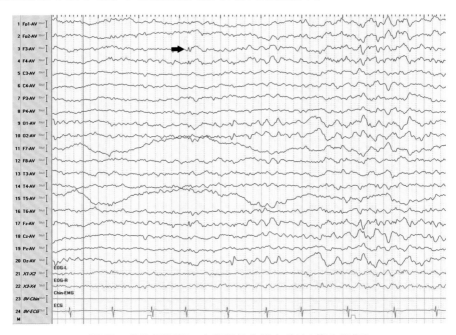

图 93　发作间期额、中线额导少量小棘波（箭头所指）

随访情况：随访 7 年，偶见上述症状，未服药。

病例分析：本例 11 岁男性患儿，症状为发作性睡眠中行为异常，具有发作性、相对刻板性、发作时"呼之不应"、发作后不能回忆等特点，结合其既往的热性惊厥史，发作间期脑电图"额、中线额导小棘波"，"发作期"脑电图出现了不同于背景的脑电图变化（阵发性慢波），癫痫的诊断常常被考虑。随着长程视频脑电图的开展，越来越多的临床发作被记录下来，这些发作有些属于癫痫发作，有些属于非癫痫类的其他发作性疾患[1-3]。如何解读发作期的症状及脑电图改变对诊断至关重要。如针对该患儿，尽管发作期脑电图出现了不同于背景的变化，但结合发作期症状学及各导联超同步化 δ 节律[4-5]，应考虑睡行症的诊断。

对于发作性的症状，发作期同步脑电图即使出现了不同于背景的变化，也不能确定为癫痫发作。睡行症发作期的脑电图变化特点为各导联超同步化 δ 节律[4-5]。其次，该患儿发作间期棘波仅出现在 NREM 睡眠 Ⅰ、Ⅱ 期，波幅在 $20\mu V$ 左右，属于小棘波范围，睡眠期额区小棘波对于癫痫的诊断意义还需进一步研究[6]。因此，笔者建议，脑电图报告中在对"发作"或其他异常脑电活动描述时，不仅要描述患儿的状态，如清醒、闭目、睁眼、睡眠等，更应对其相应的脑电图背景给予描述[7]，如针对该患儿，可以具体描述为患儿在入睡后多长时间、在睡眠哪一期出现发作性症状，发作期的同步脑电图具体是什么变化，不要笼统地描述为异常电活动或忽视慢波改变，这样可以更好地帮助医生做出临床诊断。

参考文献

[1]ZADRA A，DESAUTELS A，PETIT D，et al. Somnambulism：clinical aspects and pathophysiological hypotheses[J]. Lancet Neurology，2013，12（3）：285-294.

[2]EBRAHIM I O. The nonrapid eye movement parasomnias：recent advances and forensic aspects[J]. Current Opinion in Pulmonary Medicine，2013，19（6）：609-615.

[3]MWENGE B，BRION A，UGUCCIONI G，et al. Sleepwalking：long-term home video monitoring[J]. Sleep Medicine，2013，14（11）：1226-1228.

[4]OLIVIER J，MATHIEU P，JULIE C，et al. Analysis of slow-wave activity and slow-wave oscillations prior to somnambulism[J]. Sleep，2010，33

（11）：1511 - 1516.

[5] DERRY C P, HARVEY A S, WALKER M C, et al. NREM arousal para-
somnias and their distinction from nocturnal frontal lobe epilepsy：a video
EEG analysis[J]. Sleep, 2009, 32（12）：1637 - 1644.

[6] 刘永红，王晓丽，杜军丽，等. 发作间期额及额中线导联棘波的临床
意义[J]. 癫痫与神经电生理学杂志，2013，22（1）：35 - 37.

[7] 刘永红，王晓丽，赵钢，等. 对视频脑电图报告的几点意见[J]. 中华
神经科杂志，2013，46（5）：348 - 349.

病例 46   儿童睡眠中惊叫、恐惧

简要病史：男，11 岁，主因"睡眠中惊叫、恐惧 3 年"来诊。患儿于 3
年前看完动物杂技表演后，当晚睡眠中突然坐起、惊叫、手足乱动、下地
行走，约 30 分钟后自行缓解，继续入睡，次日清醒后对前晚发生的事情
不能回忆。就诊于当地医院，行脑电图及颅脑 CT 检查未见异常。半个月
后患儿夜间睡眠中再次出现突然坐起、目光凝视，自语"有血"，紧张、恐
惧，持续约 10 分钟后自行缓解，晨起后描述昨晚做噩梦，之后未见上述
发作。近日晚上入睡不久后又突然站起，四处乱跑，站上阳台欲开窗，呼
之不应，约 30 分钟后自行缓解，再次入睡，遂来我院就诊。

既往史：足月顺产。否认脑外伤、脑炎等其他神经系统疾病史。无热
性惊厥史及家族史。

查体：一般查体及神经系统查体未见异常。

外院辅助检查：EEG 为大致正常小儿脑电图。颅脑 CT 未见异常。

本次入院：24h - VEEG 监测，浅睡眠期前额、额、中
线额导可见小棘波（图 94）。监测期间出现 2 次发作性事件
（视频 26），阅视频可见患儿于入睡后约 1 小时突然出现坐
起大叫、哭闹、表情紧张、手足乱动、自言自语等症状，
持续 1 分钟左右自行缓解。其中 1 次同步 EEG 可见 NREM

视频 26

睡眠Ⅲ期背景→各导超同步化 δ 波夹杂肌电伪迹，未见癫痫样放电（图
95）。结合发作期症状及同步脑电图，考虑诊断为睡惊症。嘱患儿避免白
天过度兴奋、惊吓刺激等，注意睡眠中给予保护。

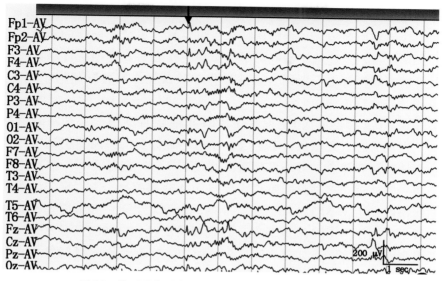

图 94　浅睡眠期前额、额、中线额导小棘波（箭头示）

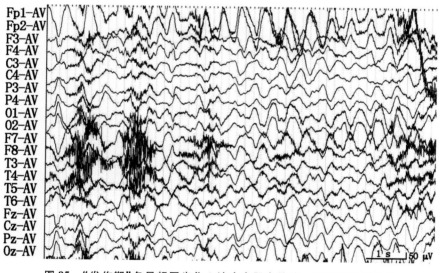

图 95　"发作期"各导超同步化 δ 波夹杂肌电伪迹，未见癫痫样放电

随访情况：随访 5 年，患儿未再出现上述症状。

病例分析：本例为 11 岁男性患儿，以"发作性睡眠中行为异常"为主诉就诊。患儿的两次发作事件均发生于 NREM 睡眠Ⅲ期，发作时表现为睡眠中突然坐起、大叫、表情恐惧、紧张，症状持续约 1 分钟缓解，发作事件带有明显感情色彩，症状具有发作性、反复性、不绝对刻板性，发作性事件同期脑电图无癫痫样放电，发作间期脑电图报告为浅睡眠期前额、额、中线额导小棘波。结合临床特征，很容易考虑额叶癫痫的诊断。一些额叶癫痫，特别是起源于额叶深部的癫痫发作有时发作期头皮脑电图也可无显著的癫痫样放电。但结合患儿发作症状及发作期各导超同步化 δ 波，多考虑诊断为睡惊症。

睡惊症(又称夜惊症)是发生于 NREM 睡眠 Ⅲ 期中的一种睡眠障碍性疾病，表现为患者突然从床上坐起，发出毛骨悚然的喊叫或哭闹、双目凝视、表情恐惧和焦急，对外界刺激没有反应[1-3]，有时会下床并冲向门口似乎要夺路而逃。这种睡眠障碍需要与额叶癫痫鉴别[4-6]：首先，额叶癫痫发作一般发生于 NREM 睡眠 Ⅰ 、Ⅱ 期，也可发生于白天清醒期；而睡惊症一般只发生于 NREM 睡眠 Ⅲ 期。在询问病史时，应询问患者发作性症状一般出现于入睡多久，如果入睡后半小时内，特别是刚入睡就发作，癫痫的可能性大；如果入睡后 1~2 小时发作，则需要考虑睡惊症等各种异态睡眠。其次，额叶癫痫发作持续时间较短，一般不超过 1 分钟，发作剧烈又短暂，症状刻板；睡惊症持续时间较长，数分钟或数十分钟不等。额叶癫痫可出现丛集性发作，一晚发作数次或更多；而睡惊症数晚发作 1 次，且一般一晚最多发作 1 次。该患儿每晚发作 2 次，比较少见。睡惊症的发作一般具有明显的情感色彩，且有时会下床冲出房间，具有一定的目的性；大部分的额叶癫痫在发作间期脑电图会有明显的额区癫痫样放电，而睡惊症发作间期很少有癫痫样放电。国外数据统计，3% 的正常儿童脑电图有癫痫样放电，而在各种脑结构异常的患儿中，异常脑波出现的概率更大，但这并不能证明这些儿童一定患有癫痫[7]。

同病例 45，针对脑电监测中的发作情况，不能只描述患者处于什么状态，还应具体描述患者入睡了多长时间，发作发生于睡眠期哪个阶段，对于鉴别癫痫和非癫痫性疾病具有重要意义[8]。睡惊症一般不需要药物治疗，青春期后多数可自愈。本中心观察发现，睡惊症患儿一般性格内向、胆小，白天受惊吓、被打骂后当晚夜间睡眠常易出现睡惊症状。临床中遇到多例患儿家属诉，部分医生嘱家长在患儿每次入睡 1 小时后将其叫醒避免发作。事实上，目前没有证据表明这种发作有任何危害，患儿发作全程均处于不完全觉醒状态，睡眠中被动唤醒患儿避免发作缺乏科学依据，发作时给予适当保护，避免诱发因素即可。

参考文献

［1］WILLIAMS S G，CORREA D，LESAGE S，et al. Electroencephalographic hypersynchrony in a child with night terrors［J］. Sleep Breath，2013，17（2）：465 – 467.

［2］HAUPT M，SHELDON S H，LOGHMANEE D. Just a scary dream? A brief review of sleep terrors，nightmares，and rapid eye movement sleep behavior disorder［J］. Pediatric Annals，2013，42（10）：211 – 216.

［3］PROVINI F，TINUPER P，BISULLI F，et al. Arousal disorders［J］. Sleep medicine，2011，12（Supplement 2）：S22 – 26.

［4］SCHEFFER I E，BHATIA K P，LOPES – CENDES I，et al. Autosomal dominant frontal epilepsy misdiagnosed as sleep disorder［J］. Lancet，1994，343（8896）：515 – 517.

［5］ZUCCONI M，MANCONI M，BIZZOZERO D，et al. EEG synchronisation during sleep – related epileptic seizures as a new tool to discriminate confusional arousals from paroxysmal arousals：preliminary findings［J］. Neurological sciences，2005，26（Supplement 3）：s199 – 204.

［6］ST LOUIS E K. Sleep and Epilepsy：Strange Bedfellows No More［J］. Minerva pneumologica，2011，50（3）：159 – 176.

［7］刘永红，王晓丽，杜军丽，等. 发作间期额及额中线导联棘波的临床意义［J］. 癫痫与神经电生理学杂志，2013，22（1）：35 – 37.

［8］刘永红，王晓丽，赵钢，等. 对视频脑电图报告的几点意见［J］. 中华神经科杂志，2013，46（5）：348 – 349.

病例 47 儿童觉醒后哭闹

简要病史：男，5 岁，因"睡眠转醒后哭闹 2 年"来诊。患儿 2 年前无明显诱因于晨起或夜间睡眠中突然坐起，伴恐惧、哭闹、意识模糊，持续 1～5 分钟后缓解，上述症状约 2 天发作 1 次。家属诉患儿曾出现双眼上翻、呼之不应 1 次。就诊于外院，行脑电图监测报告异常（具体不详），颅脑 MRI 未见异常，按"癫痫"给予"左乙拉西坦片"后症状缓解。后患儿自行停药，上述症状复发，遂就诊于我院。

既往史：足月顺产。否认脑外伤、脑炎等其他神经系统疾病史。无热性惊厥史及家族史。

查体：一般查体及神经系统查体未见异常。

外院辅助检查：脑电图报告异常（具体不详）。颅脑 MRI 未见异常。

本次入院：24h－VEEG 监测，发作间期 EEG 背景为枕导 7.5～8Hz α节律，调节尚可、调幅差，各导可见多量低至极高幅 θ、δ 波及 5～7Hz θ节律，前头部导可见尖波、尖慢复合波；睡眠期各导可见大量广泛性尖、棘慢、多棘慢复合波及 1.5～2Hz 尖慢节律（前头部导显著）（图 96），未监测到临床发作。次日晚行 PSG，监测到"发作"1 次，于晨 06：49 可见患儿于睡眠中被家人叫醒后睁眼、哭闹、目光呆滞，有短暂点头、抖动等症状，同期 EEG 改变为 NREM 睡眠Ⅲ期慢波睡眠背景→长程 1.5～2.5Hz δ节律→4～6Hz θ 节律→清醒期背景，其间可见眼动、肌电伪迹，未见癫痫样放电（图 97）。考虑诊断为觉醒障碍、意识模糊性觉醒，嘱患儿家属继续观察。

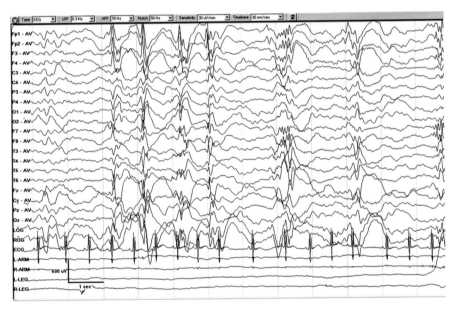

图 96　睡眠期脑电图

注：以前头部导联为著的尖、棘慢、多棘慢复合波。

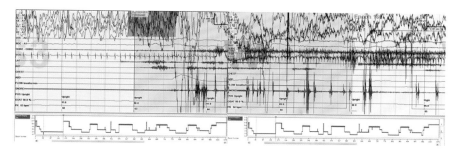

图 97 发作期 PSG

注：EEG 可见 NREM 睡眠 Ⅲ 期慢波睡眠背景→长程 1.5～2.5Hz δ 节律→4～6Hz θ 节律→清醒期背景。

随访情况：随访 2 年，患儿的发作频率同前，仍在观察中。

病例分析：主诉为被动叫醒或自动转醒时哭闹伴意识模糊，结合患儿的发作症状，癫痫及睡眠障碍需要考虑。本例 V－PSG 见到惯常发作，有助于判断临床事件的性质。患儿在睡眠中被家人叫醒后睁眼、目光呆滞，有短暂点头、抖动等表现，持续约 10 分钟后完全清醒，同步 PSG 可见睡眠期背景至觉醒期慢波节律，其间无癫痫样放电。多考虑此发作事件为非癫痫性发作，觉醒障碍、意识模糊性觉醒。意识模糊性觉醒多见于 NREM 睡眠 Ⅲ 期，常见于小于 5 岁的儿童。患儿不能从睡眠中迅速清醒过来，无论自然转醒或被动叫醒，均要经历一个较长的意识模糊的过渡阶段。处于此阶段的患儿存在时间和地点定向障碍、语速减慢、反应迟钝、动作不协调或有行为不当[1]，觉醒障碍可伴有睡惊症、睡行症。

　　睡眠期癫痫发作与睡眠障碍性发作事件有时症状较相似，如果发作间期脑电图可见癫痫样放电则更需谨慎鉴别。睡眠与癫痫关系密切，癫痫发作可导致睡眠紊乱，而睡眠紊乱又可加重癫痫发作[2]。发生于 NREM 睡眠期的睡眠障碍主要包括睡行症、睡惊症及觉醒障碍等，而睡眠中出现的癫痫发作多数为额叶或颞叶癫痫。额叶癫痫每晚可发作数次或数十次，持续时间通常 <1 分钟，多出现于 NREM 睡眠 Ⅰ、Ⅱ 期，偶可见于 NREM 睡眠 Ⅲ 期及 REM 睡眠期；而异态睡眠起病通常 <10 岁，每月发作 1～4 次，持续时间通常 >5 分钟，多出现于 NREM 睡眠 Ⅲ 期。额叶癫痫在夜间睡眠的任何时间均可发作；而异态睡眠一般在整个夜间睡眠的前 1/3 阶段出现。癫痫发作症状刻板固定；而异态睡眠发作形式多样，缺乏刻板的运动模式。癫痫发作过程多为症状募集，越来越剧烈；而睡眠障碍发作性症状呈波动性[2-3]。因此，当患者出现发作间期脑电图异常时，科学解读"发作期"临床症状及脑电图尤为重要，应仔细分析当时症状及同步脑电图变化，勿把非癫痫性事件误诊为癫痫发作。

参考文献

[1]KOTAGAL P，YARDI N. The relationship between sleep and epilepsy [J]. Seminars in pediatric neurology，2008，15(2)：42-49.

[2]ZUCCONI M，GERINI-STRAMBI L. NREM porasomnias：arousal disorders and differentiation from noctumal frontal lobe epilepsy[J]. Clinical neurophysiology，2000，111(Supplement 2)：S129-S135.

[3]赵忠新. 临床睡眠障碍学[M]. 上海：第二军医大学出版社，2003：203-205.

病例 48 癫痫患儿夜间多动伴额导尖形 θ 波

简要病史：女，4 岁，因"发作性肢体僵硬伴双眼上翻 2 年"来诊。患儿于 2 年前高热后突然出现双侧肢体僵硬，伴双眼上翻、牙关紧闭，持续 2~3 分钟自行缓解，未重视。1 年前高热后再发上述症状，外院考虑"热性惊厥"，嘱观察，未治疗。1 个月前患儿于未发热情况下出现四肢强直，伴呼之不应、双眼上翻，持续 4~5 分钟自行缓解。家属于外院行脑电图检查提示异常(具体结果不详)，外院诊断为"癫痫"，给予口服抗癫痫发作药物治疗。家属诉服药后夜间仍有"频繁发作"，表现为翻身、肢体动作等。为进一步诊治，遂来我院。

既往史：生长发育史正常。否认头部脑外伤、脑炎等其他神经系统疾病史，无癫痫家族史。

查体：一般查体及神经系统查体未见异常。

外院辅助检查：颅脑 MRI 未见异常。

本次入院：24h-VEEG 监测，发作间期左侧顶、中央、后颞导可见单发棘慢复合波(图 98)。睡眠期见前额、额、中线额导出现多次阵发性持续 1.5~5 秒尖形 θ 活动(图 99、100)，同期未见明显肢体动作。上述脑波持续 10 余秒时同步视频可见患者翻身或下肢屈曲等动作，之后可见睡眠分期改变，继续进入 NREM 睡眠 I 期(图 101)。家属指认上述症状为日常

"频繁发作"。考虑该类事件为非癫痫性发作，系觉醒反应。嘱继续目前抗癫痫发作药物治疗。

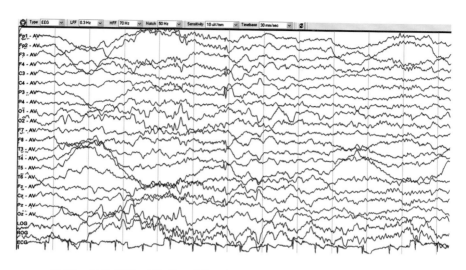

图 98　发作间期，NREM 睡眠 I 期左侧顶、中央、后颞导棘慢复合波

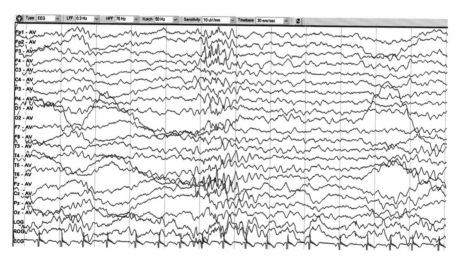

图 99　NREM 睡眠 I 期阵发性尖形 θ 活动

注：前额、额、中线额导阵发性持续约 1 秒尖形 θ 活动，不伴随肢体动作，未导致睡眠分期改变。

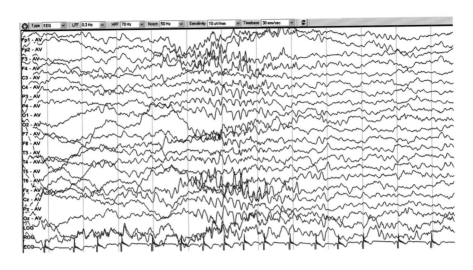

图 100　NREM 睡眠 II 期阵发性尖形 θ 活动

注：前额、额导、中线额导阵发性持续约 3 秒尖形 θ 活动，不伴随肢体动作，未导致睡眠
　　分期改变。

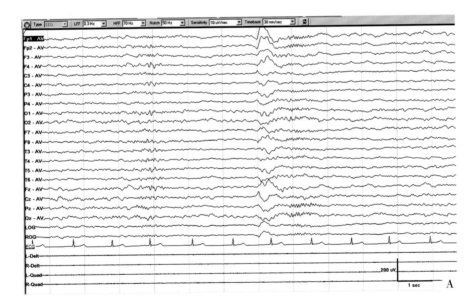

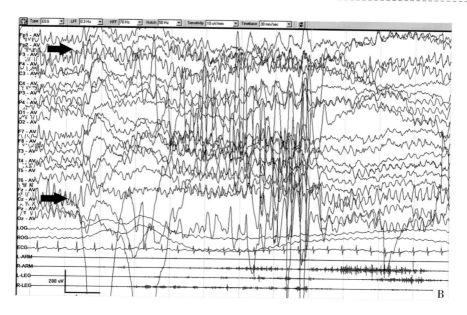

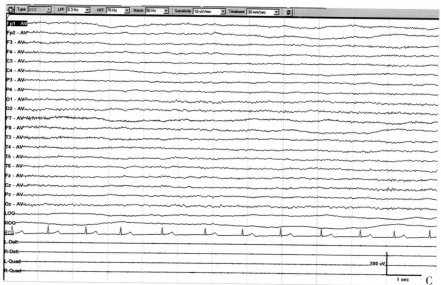

A. NREM 睡眠 II 期背景，可见睡眠纺锤波；B. 前额、额、中线额导显著尖形 θ 波节律（箭头处），其间有活动伪差，患儿翻身，四肢肌电波幅较前增高；C. 因上述体动性觉醒导致睡眠分期改变，转为 NREM 睡眠 I 期。

图 101　觉醒反应伴同步额导尖形 θ 活动

随访情况：随访 2 年，患儿按时服药，未见癫痫发作，夜间仍有上述动作。

　　病例分析：觉醒反应是导致清醒或仅引起一过性睡眠中断的短暂现象，是指从睡眠中醒来的一个动态转换过程，而非持续性醒觉状态（waking state）。觉醒分为行为觉醒和脑电觉醒。行为觉醒是指觉醒时出现行为表现，如对刺激的反应增强、肌张力增高等；脑电觉醒是指在 NREM 睡眠期或 REM 睡眠期背景突发 EEG 频率转换，包括 α、θ 波和（或）大于16Hz 频率快波（非睡眠纺锤波）且持续时间≥3 秒，并且此前至少有 10 秒的稳定睡眠[1-2]。如果发生在 REM 睡眠期，还必须有肌电增高，且持续至少 1 秒。行为觉醒的维持与黑质多巴胺系统的功能有关，脑电觉醒的维持与蓝斑上部去甲肾上腺能系统和胆碱能系统的作用有关。两者在多数情况下可同时出现或消失，也可仅见脑电觉醒[3]。在 2～12 岁儿童，有一种罕见的觉醒期过渡同步化现象，出现于慢波睡眠到觉醒的转换期，在双侧额区出现节律性 α、θ 波或尖型 θ 节律长程暴发，以 F3、F4 导联明显，双侧基本对称，称为额区觉醒节律（frontal arousal rhythm，FAR）。目前认为该节律属于脑电觉醒反应，可以同时伴随肢体动作，即行为觉醒，可见于正常儿童、轻微脑功能障碍或癫痫儿童，目前临床意义仍有争论。

　　脑电觉醒反应需要与额中线 θ 节律、中线 θ 节律及夜间额叶癫痫（nocturnal frontal lobe epilepsy，NFLE）发作期脑电进行鉴别。额中线 θ 节律主要出现在清醒期，为前头部中线区（Fpz、Fz、Cz）出现的 5～7Hz 中至高波幅节律性正弦样波，持续 1 秒以上，多见于儿童及青少年期，受情绪和思维的影响，在注意力高度集中等智力活动时出现。中线 θ 节律在颅顶区最突出（Cz），常扩展到双侧旁矢状区，持续 3 秒以上，多为正弦样波，出现于清醒、思睡期及浅睡期，深睡期消失[3]。NFLE 可出现非癫痫性觉醒反应、癫痫性觉醒或过度运动性癫痫发作。癫痫性觉醒其本质是 1 次癫痫发作或癫痫性电发作，多见于浅睡眠期，也可见于 REM 睡眠期，发作期脑电图表现为局灶性或全导低波幅快波，伴或不伴肢体动作（不一定为过度运动性动作）。过度运动性癫痫发作一般多发生于浅睡眠期，表现为睡眠中突发觉醒伴刻板性过度运动，通常不超过 20 秒，一夜可以发生几次甚至百次以上，同步脑电图表现为发作起始、发作中或发作后癫痫样放电，甚至发作全程无癫痫样放电[1,4]。

　　本例患儿监测期间睡眠中多次出现一过性脑电觉醒反应，有些伴有行为觉醒，家人误以为癫痫发作。觉醒后患儿继续入睡，导致短暂睡眠中断及睡眠分期改变。觉醒期脑电图改变不符合癫痫性觉醒，因此不属于癫痫发作。此外，考虑本例患儿发作间期癫痫样放电与既往癫痫病史有关，当睡眠期脑电图出现阵发性局灶性尖形 θ 活动及节律，应结合患儿年龄、同步临床表现及前后睡眠分期变化等综合分析，避免将觉醒反应误判为癫痫性电发作或癫痫发作。

参考文献

[1] 陈泽，王晓丽，王则直，等. 快速眼球运动期发作的睡眠相关过度运动性癫痫的临床和电生理研究[J]. 中华神经科杂志，2022，55(8)：819-825.

[2] 贝里，高和. 睡眠医学基础[M]. 北京：人民军医出版社，2014.

[3] The Report of an American Academy of Sleep Medicine Task Force. Sleep-related breathing disorders in adults：recommendations for syndrome definition and measurement techniques in clinical research[J]. Sleep，1999，22(5)：667-689.

[4] 刘晓燕. 临床脑电图学[M]. 北京：人民卫生出版社，2006：504.

病例 49　成人睡眠中咬舌

简要病史：男，45 岁，因"反复发作性舌咬伤 1 个月"来诊。患者于 1 个月前夜间睡眠中突发咬舌，导致疼醒、舌出血。后上述症状共发作 4 次，性质同前。患者诉咬舌前 1 个月张口吃东西或打哈欠时自觉左侧面部酸胀感，就诊于多家医院，行颅脑 MRI 检查结果无明显异常，遂来我院就诊。

既往史：否认脑外伤、脑炎等其他神经系统疾病史。无热性惊厥史及家族史。

查体：舌底发红，舌面红肿，舌体前有伤痕。其余一般查体及神经系统查体未见异常。

外院辅助检查：颅脑 MRI 未见异常。

本次入院：24h-VEEG 监测到 1 次"临床发作"。患者于睡眠中出现转头、嘴部不自主活动似咀嚼样动作后突然咬舌，之后转醒，患者自感舌部剧烈疼痛。同步脑电图提示 NREM 睡眠 Ⅱ 期背景下，EEG 突然出现各导短簇肌电干扰伪差，同步双侧咬肌 EMG 可见短暂肌电暴发，肌电持续约 100 毫秒，之后立即出现觉醒脑波，可见瞬目动作电位、肌电伪迹及基线漂移，未见癫痫样放电（图 102）。患者自述于睡眠中突发咬舌前无预感。综合以上，考虑诊断为睡眠相关面下颌肌阵挛（sleep-related facio-mandibular myoclonus，SRFMM），予睡前口服氯硝西泮片 0.5mg，2 日后未再出现睡眠中咬舌事件。

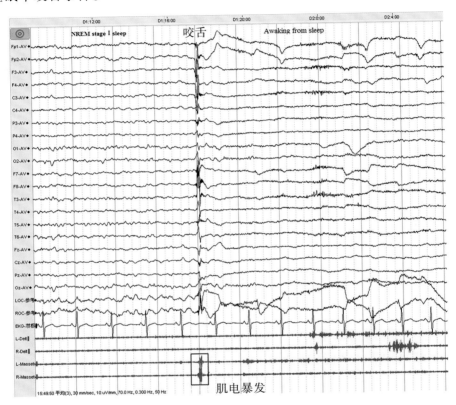

图 102　咬舌"发作期"脑电图

注：咬舌同步 EEG 出现各导短簇肌电干扰伪差，同步双侧咬肌 EMG 可见短暂肌电暴发。

随访情况：随访 5 年，目前间断睡前口服氯硝西泮片 0.5mg，未再出现发作。

病例50　幼儿睡眠中咬舌

简要病史：女，2 岁，因"睡眠中咬舌、哭闹 2 个月"来诊。患儿于 2 个月前刚入睡时出现咬舌 1 次，家属未重视。后上述情况频繁发生，平均每晚发作 1~3 次，多出现在刚入睡半小时至 1 小时，也出现在从睡眠中即将要转醒时。患儿母亲诉"患儿平日睡觉时动作较多"，为明确诊治遂来我院。

既往史：出生史无异常，生长发育同同龄儿童。否认脑外伤、脑炎等其他神经系统疾病史。无热性惊厥史及家族史。

查体：舌尖出血、溃疡，余一般查体及神经系统查体未见异常。

外院辅助检查：颅脑 MRI 未见明显异常。

本次入院：24h – VEEG 监测到 14 次睡眠中咬舌发作，12 次出现于 NREM 睡眠，2 次出现于思睡期。表现为患儿突然咬舌后肢体上抬、哭闹，同步脑电可见睡眠期背景脑波→前头部脑电觉醒反应（4～7Hz θ 活动及节律），伴广泛肌电伪差，同步咬肌 EMG 提示双侧肌电暴发，持续 100 毫秒左右。其中 7 次发作与突然声音刺激及家人触碰患儿肢体有关。考虑诊断为睡眠相关面下颌肌阵挛，给予睡前口服氯硝西泮 0.5mg，患儿咬舌发作消失。

随访情况：随访 2 年，目前仍口服氯硝西泮，未再出现咬舌发作。

病例 51　脑外伤后睡眠中频繁咬舌

简要病史：男，63 岁，主因"脑外伤后咬舌发作 20 天"来诊。患者于 20 余天前被高处坠物砸伤前额部，颅脑 CT 未见明显异常。后出现夜间睡眠中频繁咬舌，并因剧烈疼痛导致患者从睡眠中惊醒、睡眠中断，且因舌痂形成无法正常进食。患者清醒后常感颈部酸困，为明确诊治遂来我院。

既往史：否认脑炎等其他神经系统疾病史。无热性惊厥史及家族史。

查体：舌痂形成。其余一般查体及神经系统查体未见异常。

外院辅助检查：颅脑 CT 未见明显异常。

本次入院：我院 V – PSG 检查结果提示睡眠效率 75.6%，监测到 23 次咬舌发作，偶伴喉咙发声，其中 21 次出现于 NREM 睡眠期，2 次于 REM 睡眠期。4 次发作导致患者清醒，最长清醒时间 20 分钟，几乎每次发作均伴有体动。发作期未见癫痫样放电，诊断为睡眠相关面下颌肌阵挛，给予睡前口服氯硝西泮片 0.5mg。

随访情况：服药期间咬舌症状消失，半年后自行停药。随访 2 年，睡眠中偶有咬舌发作。

病例 49~51 分析

睡眠相关面下颌肌阵挛是一种非常罕见的睡眠相关运动障碍,其特征为睡眠中突然出现强烈的咀嚼肌阵挛发作,导致舌咬伤、疼痛、出血及舌痂形成,患者常因舌咬伤从睡眠中疼醒[1-2]。临床特点为睡眠中发作性起病、持续时间短暂、症状刻板,因此很多患者首选就诊于癫痫门诊,部分患者被诊断为癫痫并长期接受抗癫痫发作药物治疗[2-3]。更有基层医院,考虑咬舌与牙齿发育有关,建议将牙齿拔除或行舌切除,给患者及家属带来较重的精神压力及经济负担[4]。目前,SRFMM 尚未被纳入《睡眠障碍国际分类》(第 3 版)[5],相关研究报道甚少,一些专业的睡眠医学图书对此疾病也少有提及。

SRFMM 的电生理特点为发作时咀嚼肌肌电暴发,多数文献报道肌电暴发持续时间为 50~250 毫秒,发作时脑电图无癫痫样放电[5-6]。SRFMM 的发病机制尚不明确,本中心前期研究结果表明,SRFMM 也许是通过脑干神经网络活化,导致三叉神经和面神经支配的肌肉肌阵挛发作。此外,心理应激、焦虑等心理因素在部分患者发作中也起到重要作用[7]。既往文献报道,SRFMM 多见于中老年男性,但本中心研究发现,SRFMM 可见于婴幼儿,且发作程度剧烈,常导致剧烈咬舌、舌出血和溃疡形成。

SRFMM 需要与癫痫发作、睡眠相关磨牙症等进行鉴别诊断[6-9]。癫痫发作的咬舌多见于全身强直阵挛发作,发作时患者意识不清,多在清醒后感疼痛并发现舌咬伤,发作期脑电图可见癫痫样放电。磨牙症是指人在非生理功能状态下咀嚼肌不自主活动,其特征为牙齿咬紧或研磨,导致睡眠期出现规律、频繁的磨牙动作,牙齿异常磨损是最常见的体征。SRFMM 发作时可见咀嚼肌孤立或成簇的肌阵挛发作(多数肌电持续 <250 毫秒)及与之伴随的牙齿轻击或咔嗒声;而磨牙症患者的电生理特点为成簇的重复肌电活动(肌电持续 250~500 毫秒),或独立的牙关紧闭(紧张性收缩,肌电持续 <250 毫秒),是非肌阵挛事件。因此视频 - 电生理评估对于鉴别 3 种疾病至关重要。

SRFMM 的治疗目前尚缺乏开放性的临床试验,临床上也缺少实证支持的治疗指南。根据文献报道[6-9],20 例 SRFMM 中有 7 例患者经抗癫痫发作药物治疗无好转;10 例患者使用苯二氮䓬类药物(8 例口服氯硝西泮,2 例口服地西泮片),9 例症状明显改善,其中 1 例患者行舌切除术,1 例患者行脑膜瘤切除术，但术后睡眠中咬舌发作无改善，经氯硝西泮治疗后咬舌发作消失。病例 51 患者使用氯硝西泮后症状缓解，停药后症状复发，但发作频率减少。综上，苯二氮䓬类药物可有效终止睡眠中咬舌发作。发作不频繁的 SRFMM 可暂不予药物治疗，部分患者可自行缓解。此外，心理干预也可缓解部分患者的 SRFMM 症状。

参考文献

［1］AGUGLIA U, GAMBARDELLA A, QUATTRONE A. Sleep-induced masticatory myoclonus：a rare parasomnia associated with insomnia［J］. Sleep, 1991, 14（1）：80 – 82.

［2］SENEVIRATNE U. Facio-mandibular myoclonus：a rare cause of nocturnal tongue biting［J］. Epileptic disorders, 2011, 13（1）：96 – 98.

［3］TINUPER P, PROVINI F, BISULLI F, et al. Movement disorders in sleep：guidelines for differentiating epileptic from non-epileptic motor phenomena arising from sleep［J］. Sleep medicine reviews, 2007, 11（4）：255 – 267.

［4］CAVINESS J N, BROWN P. Myoclonus：current concepts and recent advances［J］. The Lancet, 2004, 3（10）：598 – 607.

［5］LOI D, PROVINI F, VETRUGNO R, et al. Sleep-related faciomandibular myoclonus：a sleep-related movement disorder different from bruxism［J］. Movement disorders, 2007, 22（12）：1819 – 1822.

［6］VETRUGNO R, PROVINI F, PLAZZI G, et al. Familial nocturnal facio-mandibular myoclonus mimicking sleep bruxism［J］. Neurology, 2002, 58（4）：644 – 647.

［7］WANG X, YUAN N, WANG B, et al. Characteristics of nocturnal facio-mandibular myoclonus in four middle-aged patients［J］. Sleep Medicine, 2020, 68：24 – 26.

［8］DYLGJERI S, PINCHERLE A, CIANO C, et al. Sleep-related tongue biting may not be a sign of epilepsy：a case of sleep-related faciomandibular myoclonus［J］. Epilepsia, 2009, 50（1）：157 – 159.

［9］HUPALO M, JASKOLSKI D J. Tongue biting resulting from sleep-related facio-mandibular myoclonus as a cause for misdiagnosed epilepsy［J］. Acta neurologica Belgica, 2017, 117（3）：787 – 788.

病例 52 睡眠中突发头痛

简要病史：男，27岁，因"睡眠中突发头痛10年"来诊。患者于10年前出现睡眠中突然头痛、转醒，双手抱头，有时伴随四肢轻微颤抖，持续20~50秒自行缓解，发作频率为每周数次至每晚数次。发病前1年患者目睹父亲车祸现场。就诊于多家医院，多次行颅脑MRI及长程视频脑电监测，报告均提示未见明显异常。曾经被诊断为"癫痫、紧张性头痛、梦魇"，并给予相应药物治疗，症状无改善，遂来我院就诊。

既往史：否认脑外伤、脑炎等其他神经系统疾病史。无热性惊厥史及家族史。

查体：一般查体及神经系统查体未见异常。

外院辅助检查：颅脑MRI未见异常。汉密尔顿焦虑及抑郁量表检查提示焦虑抑郁状态。

本次入院：24h-VEEG监测到睡眠中5次"临床发作"，患者表现为睡眠平卧位时突然坐起，双手抱头，持续约40秒自行缓解，之后患者继续睡眠。同步脑电监测可见每次发作均起始于NREM睡眠Ⅱ期背景，发作期脑电图可见枕导间断α活动及肌电伪迹，未见癫痫样放电（图103，视频27），5次临床发作的脑电及临床特点基本相似。仔细询问发作过程，患者自述于睡眠中突然出现头部爆炸样胀满感，感觉呼吸困难、有窒息感，有时眼前出现恐怖画面（比如看见墓地、从深渊掉下去、车祸现场等），感觉害怕及恐惧，没有安全感，而头痛感相对较轻。由于头部极度不舒服导致双手抱头、遮盖眼睛，发作时意识清楚但不能控制发作。综合以上，考虑诊断为爆炸头综合征（exploding head syndrome，EHS），给予患者氟桂利嗪、草酸艾司西酞普兰及心理治疗。

视频 27

随访情况：随访2年，患者发作明显减少。

病例分析：爆炸头综合征是一种少见的以头部特殊感觉为特征的疾病，被ICSD-3归为一种睡眠相关的感觉性异态睡眠。诊断需符合以下3条标准：①主诉突然出现的噪声或者头部爆炸感，发生在醒睡转换期间；②事件发生后会导致患者突然觉醒，通常伴有恐惧；③发作时不伴随明显的头部疼痛[1]。临床特点为发作性起病、持续时间短暂、症状相对刻板，患者头部突然出现一种类似枪击声、撞击声或者击打声等奇怪的感觉[1-2]。然而，EHS患者就诊时的主诉常常是"睡眠中突然头痛"（这是导致误诊误治的原因之一）。通过仔细询问病史发现患者主诉头痛其实是对突然的爆炸感或震惊感及恐惧感的一种错误感知[3-4]。

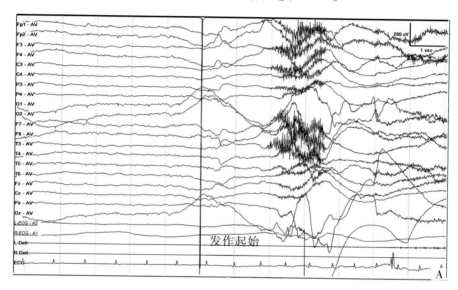

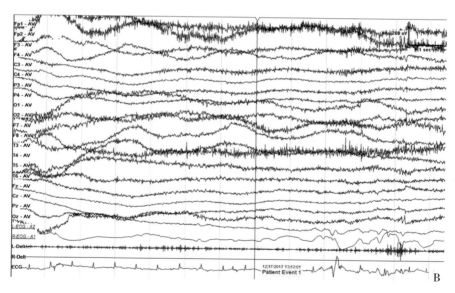

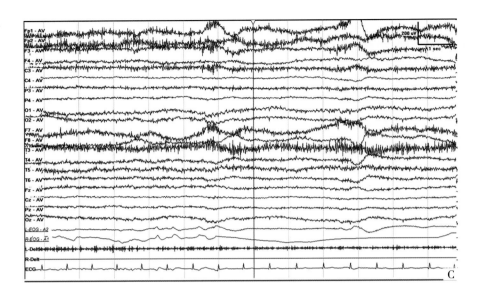

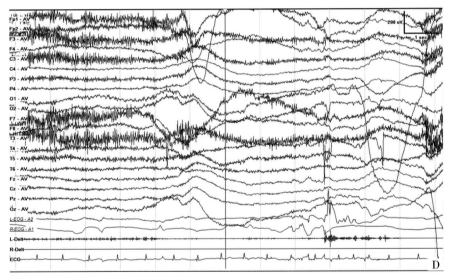

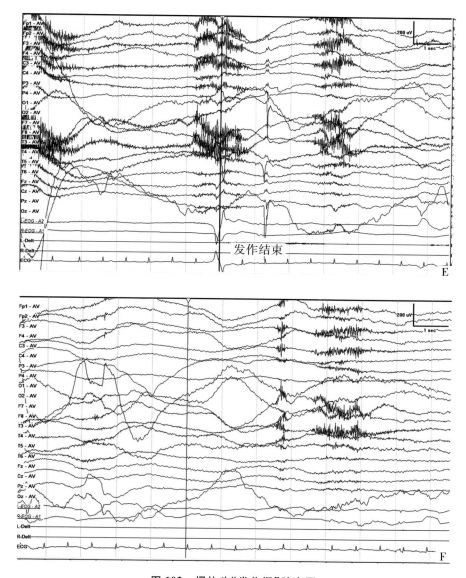

图 103　爆炸头"发作期"脑电图

注：NREM 睡眠Ⅱ期背景下转醒，可见枕导间断 α 活动及肌电伪迹，未见癫痫样放电。

　　临床上对于 EHS 的症状学描述多种多样，共同点是均表现为一种头部异常噪声及爆炸感，这种异常感觉的位置不固定，可以在双耳或颅内。10% 的 EHS 患者可出现视觉异常，如闪电感，还有一些表现为感觉异常，如静电感、强烈的燥热感、上腹部及心前区异常感，少数患者会伴随肌阵挛样抽动[6-11]，有些患者有严重的窒息感及呼吸困难[12]，也有报道触电样感觉先兆从躯干上传至头部（患者立刻有头部爆炸样感觉）[5]。随着 SEEG 的开展，或许需要进一步确定一些 EHS 是否为起源于脑深部如岛叶的癫痫发作。本例患者睡眠中异常爆炸感出现在脑部，导致患者从 NREM 睡眠 Ⅱ 期觉醒。患者出现临床发作时，伴有幻觉、呼吸困难及恐惧。发作期脑电图改变为 NREM 睡眠 Ⅱ 期背景→枕导间断 α 活动及肌电伪迹→清醒背景，与文献报道的电生理改变有相似之处[12]。

EHS 需要与创伤后应激障碍的回闪症状或梦魇（尤其是涉及暴力情节）进行鉴别诊断。这类患者也常抱怨突然听见大的噪声，但梦魇主要发生于 REM 睡眠期，患者有丰富的梦境样体验，这与本文报道的病例特点不符[13]。创伤后睡眠相关的应激障碍发生在睡眠期，多数患者有参加过战争或遭受创伤的经历，发作表现为大声喊叫、梦游行为及其他复杂的攻击性过度运动行为等，多数是睡眠中出现与创伤相关的回闪症状[14]。二者的区别在于 EHS 患者出现突然的爆炸感噪声时通常缺乏具体内容[4]。本例患者在 16 岁时曾目睹其父亲发生车祸的惨烈现场，17 岁出现上述症状，需要考虑上述疾病。患者曾多次就诊于心身科，排除了梦魇、创伤后应激障碍等诊断。

对于 EHS 的治疗目前尚缺乏开放性的临床试验，临床上也缺少实证支持的治疗指南。通过一些相关的病例报道发现，三环类抗抑郁药物治疗 EHS 有效[5]；钙通道阻滞剂如氟桂利嗪和硝苯地平缓释片也有效[10]；托吡酯虽然不能完全控制发作，但可以降低发作时噪声的强度，比如声音从较大的钟声变为较柔和的嗡嗡声；卡马西平对于治疗 EHS 也可能有效。此外，教育及心理安慰疗法对于 EHS 有效，也是目前对于 EHS 最安全有效的治疗方式[15]。

参考文献

［1］American Academy of Sleep Medicine. International classification of sleep disorders：diagnostic and codingmanual［M］.3rd ed. Darien IL：American Academy of Sleep Medicine，2014.

［2］American Academy of Sleep Medicine. International classification of sleep disorders：diagnostic and codingmanual［M］.2nd ed. Darien IL：American Academy of Sleep Medicine，2005.

［3］MAHESHWARI P K，PANDEY A. Unusual headaches［J］. Annals of neurosciences，2012，19（4）：172 – 176.

［4］SHARPLESS B A. Exploding head syndrome［J］. Sleep medicine reviews，2014，18（6）：489 – 493.

［5］SACHS C, SVANBORG E. The exploding head syndrome：polysomnographic recordings and therapeutic suggestions［J］. Sleep, 1991, 14(3)：263 – 266.

［6］PEARCE J M. Exploding head syndrome［J］. Lancet, 1988, 2(8605)：270 – 271.

［7］PEARCE J M. Clinical features of the exploding head syndrome［J］. Journal of neurology, neurosurgery, and psychiatry, 1989, 52(7)：907 – 910.

［8］EVANS R W, PEARCE J M. Exploding head syndrome［J］. Headache, 2001, 41(6)：602 – 603.

［9］COHEN A S, KAUBE H. Rare nocturnal headaches［J］. Current opinion in neurology, 2004, 17(3)：295 – 299.

［10］JACOME D E. Exploding head syndrome and idiopathic stabbingheadache relieved by nifedipine［J］. Cephalalgia：an international journal of headache, 2001, 21(5)：617 – 618.

［11］CASUCCI G, D'ONOFRIO F, TORELLI P. Rare primary headaches：clinical insights［J］. Neurological sciences, 2004, 25 (Supplement 3)：S77 – 83.

［12］SHARPLESS B A. Characteristic symptoms and associated features ofexploding head syndrome in undergraduates［J］. Cephalalgia：an international journal of headache, 2018, 38(3)：595 – 599.

［13］CARR M, BLANCHETTE – CARRIERE C, MARQUIS L P, et al. Nightmaresufferers show atypical emotional semantic associations andprolonged REM sleep – dependent emotional priming［J］. Sleep Medicine, 2016, 20：80 – 87.

［14］MYSLIWIEC V, O'REILLY B, POLCHINSKI J, et al. Trauma associated sleep disorder：a proposed parasomniaencompassing disruptive nocturnal behaviors, nightmares, and REM without atonia in trauma survivors［J］. Journal of clinical sleep medicine, 2014, 10(10)：1143 – 1148.

［15］PALIKH G M, VAUGHN B V. Topiramate responsive explodinghead syndrome［J］. Journal of clinical sleep medicine, 2010, 6(4)：382 – 383.

病例 53　睡眠中突然摇头

简要病史：男，51 岁，因"睡眠中剧烈摇头 3 年"来诊。患者于 3 年前睡眠中突发剧烈左右摇头，无肢体抽搐、牙关紧闭等，持续数秒自行好转。上述症状逐渐频繁，清醒时也有发作。当患者躺在床上并感到疲倦时更易发作，改为坐姿时症状消失。摇头动作轻微时不影响睡眠，剧烈时可将患者摇醒，天气炎热可加重发作。患者时常担心睡眠中摇头被摇醒，出现焦虑、情绪不佳、易怒。就诊于多家医院，查颅脑MRI未见异常，为明确诊治遂来我院。

既往史：否认脑外伤、脑炎等其他神经系统疾病史。无热性惊厥史及家族史。

查体：一般查体及神经系统查体未见异常。

外院辅助检查：颅脑MRI未见明显异常。

本次入院：进行V－PSG时，将肌电置于患者双侧胸锁乳突肌及斜方肌，共监测到166次"临床发作"，其中123次出现于NREM睡眠期，11次出现于REM睡眠期，32次出现于睡眠转醒时。临床表现为睡眠中突发剧烈摆头1下，频繁时连续3~4下，伴肢体动作，持续数秒消失。同步脑电可见动作相关伪差，无癫痫样放电，同步肌电可见胸锁乳突肌、斜方肌肌电暴发，中位肌电暴发持续时间为300（200~400）毫秒（图104）。结合患者症状及电生理特点，考虑诊断为睡眠相关头部抽动（非癫痫性颈肌阵挛），予以"氯硝西泮2mg，睡前口服"，患者症状消失。

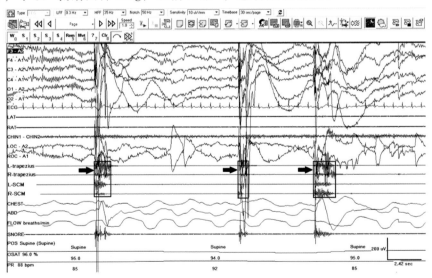

图104　睡眠相关头部抽动

注：进行V－PSG，患者睡眠中突然摇头，同步脑电可见动作相关伪差，无癫痫样放电，同步肌电可见胸锁乳突肌、斜方肌肌电暴发（箭头处），肌电暴发持续时间平均为300毫秒。

随诊：患者服药半年后自行停药，睡眠中摇头复发，继续用药后症状再次缓解。随诊4年，患者目前服用氯硝西泮片，未再出现上述症状，夜间睡眠及白天工作、生活恢复正常。

病例 54 少年癫痫患者入睡时颈部抽动

简要病史：男，14 岁，因"发作性肢体抽搐伴意识不清 3 年"来诊。3 年前患儿"感冒"后突发全身抽搐伴意识丧失，持续数分钟后自行缓解，此后上述症状再发 3 次。就诊于外院，24h - VEEG 结果提示发作间期可见清醒及睡眠各期全导多量阵发性中至高幅 3～4Hz δ、θ 波中夹杂多量尖、棘波，监测过程中未见临床发作。颅脑 MRI 未见异常。诊断为"癫痫"，给予"丙戊酸钠缓释片，1g/d"治疗后未再发。2 年前家属观察到患儿夜间频繁出现发作性头部抽动，持续 1～2 秒缓解，抽动后患儿继续入睡，遂来我院复诊。行 24h - VEEG 检查提示发作间期脑电异常放电同上，监测到多次头部抽动，同步 EEG 为肌电伪差，未见癫痫样放电。门诊医生考虑"癫痫发作"，予以每晚加用"吡仑帕奈 2mg 并逐渐加量至 4mg"。患儿夜间仍频繁出现发作性颈部抽动，1 个月后再次来我院复查 24h - VEEG。

既往史：否认脑外伤、脑炎等其他神经系统疾病史。无热性惊厥史及家族史。

查体：一般查体及神经系统查体未见异常。

辅助检查：血糖、电解质、甲状腺功能检查均未见异常。颅脑 MRI 未见异常。

本次入院：24h - VEEG 监测，发作间期可见清醒及睡眠各期全导阵发性中至高幅 3～4Hz δ、θ 波中夹杂多量尖、棘波，视频显示患儿夜间睡眠中频繁出现头部抽动 228 次，多数为头部屈曲及向左抽动，其中 REM 睡眠期 212 次（93%），NREM 睡眠 I 期 16 次（7%），其中 2 次头部抽动后伴短暂行为觉醒，随即继续入睡。同步 EEG 为肌电伪差，未见癫痫样放电。全外显子基因检测结果提示 *SPTAN1* 基因杂合突变，与癫痫有关。考虑诊断为癫痫、睡眠相关头部抽动（非癫痫性颈肌阵挛），减停吡仑帕奈，继续服用既往抗癫痫发作药物。

随访情况：随访 2 年，患儿未再出现癫痫发作，仍有夜间睡眠时频繁颈部抽动，患儿诉不影响其睡眠质量，未予添加药物干预。

病例 55 青年癫痫患者颈部抽动

简要病史：男，28 岁，因"发作性四肢抽搐伴意识不清 1 年余"来诊。

患者于 1 年前熬夜后次日晨起时突发肢体抽搐，伴呼之不应、口吐白沫，持续约 10 分钟后自行缓解。此后上述症状出现 4 次，形式同前，多在上夜班后的次日白天出现发作，遂就诊于我院。

既往史：否认脑外伤、脑炎等其他神经系统疾病史。无热性惊厥史及家族史。

查体：一般查体及神经系统查体未见异常。

辅助检查：颅脑 CT 未见异常。血糖、电解质、甲状腺功能检查均未见异常。

本次入院：24h – VEEG 监测，清醒期枕导 α 节律为背景，可见 NREM 睡眠 Ⅰ 期、Ⅱ 期及 REM 睡眠期脑波，未见 NREM 睡眠 Ⅲ 期脑波，未见癫痫样放电。阅视频发现患者夜间睡眠中头颈部出现一过性快速抽动 8 次，其中 REM 睡眠期 5 次，NREM 睡眠 Ⅰ 期 1 次，NREM 睡眠 Ⅱ 期 2 次。偶有抽动后微觉醒，随即入睡。同步 EEG 可见基线漂移及肌电伪差，未见癫痫样放电（图 105）。结合患者病史，考虑诊断为癫痫、GTCS – Alone 可能，监测到睡眠期颈部抽动考虑为非癫痫性颈肌阵挛。与患者沟通后，暂不给予抗癫痫发作药物治疗，嘱避免劳累、上夜班等诱因。

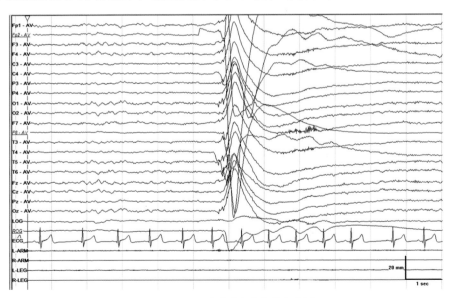

图 105　颈肌阵挛"发作期"脑电图

注：NREM 睡眠 Ⅰ 期背景，脑电图为垂直"带状"运动伪差，同步视频可见患者头突然向左侧快速抽动。

随访情况：随访 2 年，患者未再上夜班，作息规律，未再出现癫痫发作，偶有夜间颈部抽动。

病例 56 频繁眨眼、头部抽动

简要病史：男，20 岁，因"发作性眨眼伴颈部抽动 11 年"来诊。患者于 9 岁时无明显诱因出现频繁眨眼伴意识水平下降，每日 20～30 次，每次持续 3～5 秒缓解。就诊于外院，诊断为"癫痫"，予以"拉莫三嗪 100mg/d"治疗后眼睑眨动症状消失，半年后患者自行停药。停药后再次出现眨眼伴意识障碍，于外院调整药物为"卡马西平片"，服药次日出现强直阵挛发作，遂就诊于我院门诊。诊断为癫痫，调整药物为"丙戊酸钠缓释片 0.75g/d，左乙拉西坦片 1g/d"等治疗后未再出现眨眼或肢体抽搐发作，2 年后来我院复查。

既往史：否认脑外伤、脑炎等其他神经系统疾病史。无热性惊厥史及家族史。

查体：一般查体及神经系统查体未见异常。

辅助检查：颅脑 MRI 未见异常。血糖、电解质、甲状腺功能检查等均未见异常。

本次入院：24h-VEEG 监测，清醒期枕导 α 节律为背景，各导可见少量、散在低至中幅 143～330 毫秒 θ、δ 波。阅视频发现患者夜间睡眠中出现 12 次头部突然向左或右侧抽动，其中 REM 睡眠期 8 次，NREM 睡眠Ⅰ期 4 次。同步 EEG 可见肌电伪差，未见异常脑波。结合患者病史，考虑诊断为癫痫、眼睑肌阵挛失神癫痫。本次监测到睡眠期症状为睡眠相关头部抽动（非癫痫性颈肌阵挛）。患者无癫痫发作数年，予以丙戊酸钠缓释片逐渐减量；颈肌阵挛未影响夜间睡眠，未用药。

随访情况：后期于我院复诊，已停用丙戊酸钠缓释片，仍口服左乙拉西坦片 0.25g/d。后期 24h-VEEG 复查未见颈肌阵挛、癫痫样放电。随访 2 年，患者未再出现癫痫发作，否认夜间颈肌阵挛。

病例 53～56 分析

2010 年，Frauscher 等学者首次定义颈肌阵挛是一种与 REM 睡眠相关的头颈部运动现象，临床表现为夜间睡眠中突然的颈部肌肉抽动导致头部突然偏转或屈曲伸展，幅度由轻到强，呈非持续性，同步脑电为明显高于背景的垂直"带状"运动伪差，肌电提示颈部肌肉肌电暴发，同步脑电图无癫痫样放电[1]。国外文献报道其与 REM 睡眠密切相关。而本中心前期研究发现，1168 次颈肌阵挛事件中 76.1% 出现于 REM 睡眠期，21.1% 出现于 NREM 睡眠期，2.8% 出现于清醒期[2-3]。Wolfensberger 等学者认为睡眠相关头部抽动比颈肌阵挛的命名更合适，尽管颈肌也有受累，但前者更能体现大幅度的头部运动，其持续时间（0.5 秒）长于典型的皮质肌阵挛[4]；而且这一命名方式更符合《睡眠障碍国际分类》，即运动障碍是根据其与睡眠的关系来命名的。目前相关文献甚少，以颈肌阵挛、睡眠相关头部抽动命名的均有报道。

由于癫痫发作和颈肌阵挛都具有发作性、反复性、刻板性及短暂性等特征，二者在临床症状上难以区分，容易造成误诊。病例 54 患者确诊为全面性癫痫 1 年后，夜间睡眠中出现 200 余次头颈部抽动，被误认为是癫痫发作，加用抗癫痫发作药物后颈部抽动症状无改善，多次神经电生理监测证实为非癫痫性头颈部抽动。本中心研究提示，癫痫性肌阵挛患者也可以出现非癫痫性肌阵挛发作，如睡眠相关的颈肌阵挛[2]。因此，神经电生理检查对于区分癫痫性肌阵挛及非癫痫性颈肌阵挛发作非常重要。

陈等学者报道 1 例颈肌阵挛患者，其发作严重影响睡眠、日间工作和生活，予以小剂量氯硝西泮（0.5mg，1 次/晚）治疗后症状好转[5]。病例 53 患者服用氯硝西泮治疗后症状显著缓解，其余患者的颈肌阵挛事件并未明显影响日间工作及学习，未使用药物治疗。颈肌阵挛相关报道罕见，癫痫合并颈肌阵挛的病例在我科报道之前未见报道，但上述现象也许并不少见。科学应用视频脑电监测及合理放置颈部肌肉相关肌电电极，对于发现癫痫合并颈肌阵挛及明确肌阵挛的性质具有重要意义，尤其是具有癫痫性肌阵挛发作的癫痫患者，明确肌阵挛的性质对于正确诊治至关重要。遗传性全面性癫痫合并颈肌阵挛的电临床特点及病理机制尚需大样本研究进一步明确。

参考文献

[1] FRAUSCHER B, BRANDAUER E, GSCHLIESSER V, et al. A descriptive analysis of neck myoclonus during routine polysomnography[J]. Sleep, 2010, 33(8): 1091 - 1096.

［2］HU G，YUAN N，PAN Y，et al. Electroclinical features of sleep-related head jerk［J］. Nature and Science of Sleep，2022，13：2113－2123.

［3］胡耿瑶，袁娜，王则直，等. 睡眠相关颈肌阵挛的临床电生理研究［J］. 中华神经科杂志，2021，54（7）：5.

［4］WOLFENSBERGER B，FERRI R，BIANCO G，et al. From physiological neck myoclonus to sleep related head jerk［J］. Journal of sleep research，2019，28（5）：e12831.

［5］陈国艳，程金湘，杨伟毅，等. 睡眠相关运动障碍之颈肌阵挛一例［J］. 中华神经科杂志，2020，53（6）：442－444.

病例57 癫痫患者睡眠中下肢抽痛

简要病史：男，29 岁，因"左下肢抽搐伴意识不清 13 年"来诊。患者于 16 岁劳累后突发左下肢抽搐，继之出现四肢抽搐、呼之不应，持续约 2 分钟后自行缓解，白天晚上均有发作。外院诊断为"癫痫"，给予"卡马西平"治疗后未再出现抽搐发作。17 岁时，患者诉夜间睡眠中频繁出现左下肢抽痛，持续数分钟缓解，每晚发生 2～3 次，每次均疼醒。多次就诊于外院，考虑"局灶性癫痫"，给予"奥卡西平、左乙拉西坦"治疗后症状无缓解。夜间左下肢抽痛发作频次增加，致患者恐惧睡眠、睡眠中频繁觉醒、睡眠质量差，日间工作受到严重影响。饮酒或熬夜后偶尔出现白天清醒时左下肢抽痛。就诊于我院，24 小时视频脑电监测到 3 次"左下肢抽痛"发作，均于 NREM 睡眠 Ⅱ 期脑电背景下突然出现觉醒脑波伴肌电伪迹，左下肢肌电波幅 30～180μV，持续时间 11～19 秒，未见癫痫样放电。接诊医生依然考虑为局灶性癫痫发作，继续增加抗癫痫发作药物剂量，患者的症状无改善。之后患者就诊于多家医院，按"癫痫"多次调整抗癫痫发作药物，夜间左下肢抽痛仍无改善，遂再次就诊于我院。

既往史：否认脑外伤、脑炎等其他神经系统疾病史。无热性惊厥史及家族史。

查体：一般查体及神经系统查体未见异常。

辅助检查：颅脑及腰椎 MRI 未见异常。血糖、电解质、甲状腺功能检查均未见异常。四肢肌电图及神经传导速度检查未见异常。

本次入院：24h－VEEG 监测到 2 次"临床发作"，表现为患者于睡眠中突发左下肢疼痛，表情痛苦，持续1~10分钟后自行缓解，同步下肢表面肌电波幅增高至30~180μV，持续时间15~30秒。同步脑电图为NREM睡眠Ⅱ期背景下突然出现觉醒脑波伴随大量肌电伪迹，未见癫痫样放电。追问患者，自诉下肢抽痛时意识清楚，与既往夜间发作症状相似。结合患者症状、电生理以及既往癫痫发作史，考虑诊断为癫痫、夜间下肢痛性痉挛（nocturnal leg cramp，NLC），给予"维拉帕米，120mg，睡前口服"，患者夜间下肢抽痛症状缓解。嘱定期复查心电图。

随访情况：随访2年，目前服用"卡马西平早、中、晚分别为0.1g、0.1g、0.2g；维拉帕米睡前120mg"，睡眠中肢体抽痛明显减少，睡眠质量改善，可正常工作及生活。熬夜、酗酒、不规律服药可诱发下肢痛性抽搐。

病例58　睡眠中"小腿抽痛"

简要病史：男，26岁，因"睡眠中右下肢发作性抽痛5年"来诊。患者于5年前睡眠中频繁出现右下肢剧烈疼痛，每次持续15~20分钟，活动肢体或局部按摩后可缓解，均在睡眠中发作，每晚发作2~3次，饮酒或熬夜后症状加重。多次就诊于外院，查血钙水平在正常范围，按"低钙性抽搐"予长期补钙治疗，症状无明显改善。近期症状加重，严重影响夜间睡眠，致患者恐惧睡眠，白天工作严重受干扰，遂就诊于我院。

既往史：否认脑外伤、脑炎等其他神经系统疾病史。无热性惊厥史及家族史。

查体：一般查体及神经系统查体未见异常。

辅助检查：颅脑及腰椎MRI未见异常。血糖、电解质、甲状腺功能检查均未见异常。四肢肌电图及神经传导速度检查未见异常。

本次入院：V-PSG见到患者于凌晨2时突然转醒，表情痛苦，自行上下活动右侧肢体，用左侧下肢压住右侧下肢，同步右下肢肌电波幅增高至50~220μV，持续时间约51秒。同步脑电图为REM睡眠期→觉醒脑波伴动作伪差，未见癫痫样放电（图106，视频28）。患者诉当时右腓肠肌僵

视频28

硬、疼痛，疼痛持续时间约15分钟，做上述动作可以稍缓解疼痛。PSG结果显示睡眠潜伏时间延长、N1期睡眠比例增多、REM潜伏时间缩短、入睡后>5分钟觉醒次数增多、睡眠片段化、夜间睡眠结构中度紊乱，睡

眠质量较差，共监测到孤立性下肢动作 8 次。考虑诊断为 NLC，予"维拉帕米，120mg，睡前口服"，症状消失。

随访情况：随访 2 年，患者的睡眠明显改善，可正常工作和生活。其间患者因担心药物副作用自行停药后症状复发，再次用药后症状消失。

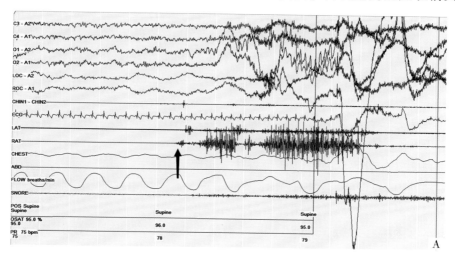

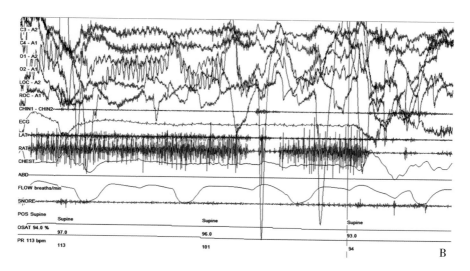

A. PSG 显示右侧胫前肌突发的肌电活动（箭头），而后出现觉醒脑波及眨眼眼动；B. 发作期脑波可见动作伪差及少量 α 波，右侧胫前肌持续性肌电活动，波幅高于左侧，总持续时间约 51 秒（LAT 为左侧胫前肌，RAT 为右侧胫前肌）。

图 106 夜间下肢痛性痉挛发作期多导睡眠监测

病例59　老年人"每晚小腿抽痛"

简要病史：女，61岁，因"睡眠中右下肢抽搐伴疼痛1个月"来诊。患者于1个月前睡眠中出现右腓肠肌抽搐伴剧痛，疼醒后全身大汗，每次发作持续约15分钟缓解，几乎每晚均有发作。患者诉因夜间下肢剧烈疼痛导致恐惧睡眠，白天精神差，严重影响生活和工作。于外院就诊，多次查血钙结果均在正常范围，按"低钙性抽搐"予补钙治疗，症状无改善，遂就诊于我院。

既往史：否认脑外伤、脑炎等其他神经系统疾病史。无热性惊厥史及家族史。

查体：一般查体及神经系统查体未见异常。

辅助检查：颅脑及腰椎MRI未见异常。血糖、电解质、甲状腺功能检查均未见异常。四肢肌电图及神经传导速度检查未见异常。

本次入院：进行V-PSG，入睡潜伏期延长（56.3分钟），REM潜伏时间延长，无肌张力失迟缓状态，入睡后>5分钟觉醒次数增多，可见N1期睡眠比例增加，N2、N3期睡眠比例减少，睡眠片段化，浅睡眠增多、深睡眠减少。监测到24次孤立性下肢动作，8次周期性肢动，未监测到下肢抽痛发作。考虑诊断为NLC，给予"维拉帕米，120mg，睡前口服"。

随访情况：随访2年，患者夜间小腿抽痛症状消失。

病例57~59分析

夜间下肢痛性痉挛是指夜间睡眠中突发下肢肌肉不自主收缩及剧烈疼痛，通常为单侧的腓肠肌，有时可累及大腿和足部。ICSD-3中有关NLC的诊断标准如下：①下肢肌肉僵硬或紧张伴随疼痛感；②上述症状发生在卧床期间（无论清醒或睡眠）；③局部的按摩、活动或伸展可缓解[1-3]。此3例患者均符合上述诊断标准。Joannes等分析1990—2016年所有NLC相关文献后发现此类患者具有以下特征：突发于小腿或足的抽搐，发作时剧烈疼痛，持续数秒至10余分钟自行缓解，导致患者出现睡眠中断、产生焦虑感[4]。

病例57~59的电临床特点提示，夜间下肢痛性痉挛多见于NREM睡眠Ⅱ期，发作期均未见大脑皮质异常放电证据，提示夜间下肢痉挛非大脑皮质起源。发作期表面肌电图为下肢暴发性肌电活动（肌电电极安放于胫前肌），肌电活动的波幅为 30～220μV，持续时间为 11～51 秒。但由于当时对 NLC 认识不足，未将肌电电极安放在患者腓肠肌。因此，仔细询问病史、监测期间合理安放肌电电极对于各种发作性疾病的诊断和鉴别诊断具有重要意义[5-6]。

夜间下肢痛性痉挛常被误诊为低钙性抽搐、不宁腿综合征或癫痫发作等，导致患者长期接受补钙或多种抗癫痫发作药物治疗，症状仍无改善。如果 NLC 患者同时合并 Isaac 综合征、Morvan 综合征或痉挛－束颤综合征等原发性周围神经过度兴奋综合征的临床表现时，需要结合针电极肌电图检查，后者可发现受累肌肉自发性肌电活动，肌电活动特点提示其发作期症状为束颤、肌颤搐或痉挛[7]，而 NLC 无上述肌电图特点。NLC 和癫痫发作都具有发作性、反复性、刻板性等特点，一些特殊类型的癫痫发作也可以表现为发作性下肢痛。病例 57 为既往确诊的癫痫患者，起初出现 NLC 症状被认为是癫痫发作加重，最终经神经电生理评估确诊为癫痫共病 NLC，二者是否存在可能相同的病理机制尚不清晰[8]。

参考文献

［1］FISHER R S, CROSS J H, FRENCH J A, et al. Operational classification of seizure types by the International League Against Epilepsy: Position Paper of the ILAE Commission for Classification and Terminology［J］. Epilepsia, 2017, 58(4): 522－530.

［2］MAISONNEUVE H, CHAMBE J, DELACOUR C, et al. Prevalence of cramps in patients over the age of 60 in primary care: a cross sectional study ［J］. BMC family practice, 2016, 17(1): 111.

［3］SATEIA M J. International classification of sleep disorders－third edition: highlights and modifications［J］. Chest, 2014, 146(5): 1387－1394.

［4］HALLEGRAEFF J, DE G M, KRIJNEN W, et al. Criteria in diagnosing nocturnal leg cramps: a systematic review［J］. BMC family practice, 2017, 18(1): 29.

［5］HU G, YUAN N, PAN Y, et al. Electroclinical Features of Sleep－Related Head Jerk［J］. Nature and science of sleep, 2021, 13: 2113－2123.

［6］李敏，夏峰，袁娜，等. 自身免疫性脑炎相关睡眠障碍的研究进展 ［J］. 中华神经科杂志，2021，54(12): 1320－1324.

［7］王志丽，牛婧雯，崔丽英．周围神经过度兴奋综合征［J］．中华神经科杂志，2019，52(11)：957－961．

［8］张歆博，马瑞泽，袁娜，等．夜间下肢痛性痉挛临床电生理研究［J］．中国神经精神疾病杂志，2022，48(11)：652－656．

病例 60　放松时肢体抽动

简要病史：女，50 岁，因"发作性肢体抽动 3 年余"来诊。3 年前患者平卧位休息时左下肢突然出现快速不自主抽动，持续约 1 秒，每日发作 1～2 次，在当地医院按"手足搐搦症"补钙治疗无效。上述症状逐渐进展至四肢，呈交替出现(无规律性)，表现为肢体似被"电击样"快速抖动或抽动，每次持续 1～2 秒，发作前患者自觉肢体明显发胀感，抖动之后发胀感减轻。白天活动量少时，间隔 10 余分钟发作 1 次，劳累后及夜间发作明显增多，每间隔 3～4 秒发作 1 次。仰卧时发作次数增多，俯卧位时发作次数减少，说话、进行体力活动时无发作。完全放松(尤其在临睡前)肢体抽动幅度明显增加，发作持续 0.5～3 小时。近半年出现夜间入睡时头颈部及肢体不自主快速抽动，发作次数较前明显增加，每日发作数十次。患者自述为避免抽动，需不停思考问题，不能放松。为明确诊断，遂来我院就诊。

既往史：既往体健。否认脑外伤、脑炎等其他神经系统疾病史。无热性惊厥史及家族史。

查体：一般查体及神经系统查体未见异常。

外院辅助检查：颅脑 MRI 未见异常。颈椎及腰椎 MRI 示颈椎、腰椎椎间盘突出。

本次入院：24h－VEEG 监测过程中可见患者于清醒状态时出现双下肢或双上肢近端突然不自主抖动或抽动。同步脑电图可见肌电伪差，未见异常脑波发放，同步股四头肌或三角肌表面肌电图可见肌电短簇暴发。根据患者临床表现，考虑诊断为脊髓固有肌阵挛(propriospinal myoclonus，PSM)，予以"氯硝西泮片，2mg，睡前口服"。

随访情况：随访 2 年，患者诉发作明显减少。

病例 61　站立时突然弹起

简要病史：男，43 岁，因"发作性身体不自主抽搐 4 个月"来诊。4 个月前患者无明显诱因出现躯体不自主抽动，以胸部抽动为主，有时也出现腹部抽动，发作时家属触摸患者腹部诉如"膨胀的气球，腹部胀满"，每次发作持续约 10 秒后缓解，有时发作后感胸闷、气短。发作多在夜间刚入睡时出现，也可在清醒时出现，尤其是坐位或站立位发作导致患者突然弹起，不敢下楼梯。平卧位及疲劳时抽动明显，尤其在白天劳累后夜间发作明显加重。入院前家属发现患者夜间抽动发作频率、持续时间增加，每晚发作 7~8 次，持续时间约 30 秒。曾在外院按"不宁腿综合征"给予"普拉克索"治疗无效。为进一步诊治，遂来我院就诊。

既往史：既往体健。否认脑外伤、脑炎等其他神经系统疾病史。无热性惊厥史及家族史。

查体：一般查体及神经系统查体未见异常。

辅助检查：颅脑 MRI 未见异常。

本次入院：24h – VEEG 监测可见患者刚入睡时出现颈部、躯干及腹部不自主抽动，每次持续约 1 秒，反复间断出现。同步脑电图为成簇运动伪差及间断 α 活动，EMG 可见四肢及腹直肌肌电成簇暴发（图 107，视频 29）。综合以上，考虑诊断为 PSM，予以"氯硝西泮片，2mg，睡前口服"。

视频 29

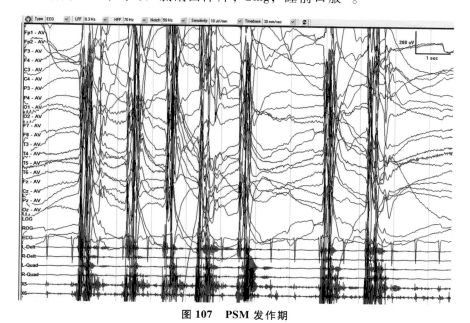

图 107　PSM 发作期

注：同步脑电图为成簇运动伪差及间断 α 活动，EMG 可见四肢及腹直肌肌电成簇暴发（X5、X6 为腹直肌），每次肌电暴发时限均小于 1000 毫秒。

随访情况：随访 2 年，患者诉全身不自主抽动症状明显改善。

病例60、61 诊治体会

PSM 是一种临床罕见的无痛性运动障碍疾病，典型的临床表现为轴性肌无痛性屈曲性抽动，包括躯干、腹部、臀部、膝部，也可以累及颈部、上肢或下肢，但不会累及面部肌肉。其特点是发作性、反复性及无节律性，多出现在仰卧体位时，具有刺激敏感性，例如对触觉刺激的反应。2014 年《睡眠障碍国际分类》制定了 PSM 的临床诊断标准[1]：①以患者的躯干及肢体近端突然的抽动为主要症状，主要部位为腹部、躯干和颈部；②抽动出现在患者清醒放松状态及困倦状态，尤其在患者打算入睡时易出现；③在患者进行思维活动时抽动停止，抽动总是在固定的睡眠期出现；④抽动常导致患者入睡困难；⑤上述症状不能更好地用其他睡眠障碍、神经系统或其他系统疾病、精神障碍或应用某种药物来解释。根据病因 PSM 可分为特发性 PSM、继发性 PSM 和功能性肌阵挛障碍（functional myoclonus disorder，FMD），建议性诊断标准见表 3[2]。

表 3 脊髓固有肌阵挛建议性诊断标准[2]

诊断标准
1. 临床症状为轴性肌阵挛，既往史和神经系统检查无功能性疾病的证据
2. 脊髓影像学检查正常，无脊髓病变的证据
3. 符合肌电图的表现特征
4. 无准备电位
5. 脊髓影像学检查提示异常，解剖上与肌电图的诊断标准相一致（肌电的暴发和募集），临床有脊髓病变的症状和体征
6. 临床症状为轴性肌阵挛，既往有躯体化障碍病史
7. 存在面部运动和发声
8. 不符合肌电图诊断标准或出现准备电位

注：

诊断为特发性脊髓固有肌阵挛：1 + 2 + 3 + 4（必须具备所有条件）；

诊断为继发性脊髓固有肌阵挛：1 + 4 + 5；

诊断为功能性肌阵挛障碍：2 + 6 + 7 + 8（临床症状表现为轴性肌阵挛，符合功能性肌阵挛障碍的特点，不要求所有条件都必备）。

有研究根据临床及电生理特点重新评估了 1991—2013 年报道的所有 PSM 病例（179 例），其中 55% 为男性，起病年龄中位数是 43 岁（6～88 岁）。上述 2 例患者起病年龄分别为 47 岁、43 岁，与文献报道基本一致[2]。Brown 等[3] 首次描述了 PSM 的肌电生理特点：①一种持续的肌肉活化模式；②脊髓传导速度（5～15m/s）决定了肌阵挛活动的时间间隔；③肌电暴发持续时间小于 1000 毫秒；④收缩肌和拮抗肌同时激活；⑤没有面部肌肉参与。根据抽动的发生部位，可将肌电电极选择安放在三角肌、股四头肌、胸锁乳突肌或腹直肌，肌电图带通滤波器设置为 25～1250Hz。病例 60、61 发作期的每次肌电暴发时限均小于 1000 毫秒，符合对肌电暴发时限的诊断标准。

临床中还应注意 PSM 与其他夜间睡眠障碍进行鉴别诊断，如快速眼动睡眠期行为障碍、睡眠呼吸暂停综合征、不宁腿综合征、周期性肢体运动障碍等，尤其应与准备入睡时发生的睡眠障碍疾病相鉴别。有学者曾报道 1 例不典型不宁腿综合征伴有腹壁抽动症状，经 V-PSG 检查后确定为不宁腿综合征，给予普拉克索治疗后，腿部症状和腹壁抽动均完全消失[4]。上述 2 例患者既往均无精神障碍病史，心身科会诊排除了躯体化障碍，2 例患者均不存在面部异常运动和发声。结合临床特征及辅助检查，病例 60 颈椎、腰椎 MRI 提示异常改变，不排除继发性 PSM 可能。病例 61 无明确病因，考虑为特发性 PSM。

γ-氨基丁酸（gamma-aminobutyric acid，GABA）能神经元是抑制皮质锥体神经元和相关回路的重要神经元。既往研究发现，通过增强 GABA 能受体的抑制活性对皮质肌阵挛具有潜在的治疗作用。氯硝西泮可以通过与苯二氮䓬受体结合，变构调节 GABA 能受体，由于比其他苯二氮䓬类药物（如地西泮、阿普唑仑）具有更长的半衰期，被认为是 PSM 的一线治疗药物，但也有学者认为氯硝西泮仅对一半的患者有效。为了避免氯硝西泮对睡眠期间呼吸的抑制以及患者次日晨起的不良反应，本中心既往研究发现，PSM 患者口服氯硝西泮的剂量均为小剂量（0.5mg）起始，如无效则次日入睡时加量，最大剂量为 2mg，每晚睡觉前服用，患者临床症状均得到缓解[5]（有效剂量为 1～2mg）。对于氯硝西泮治疗效果不佳者，有报道可以联合左乙拉西坦进行治疗。其他文献报道有效的药物有唑尼沙胺、巴氯芬、丙戊酸钠、卡马西平及 5-羟色胺选择性再摄取抑制剂[1,5]。若药物治疗无效，一些特发性 PSM 可应用经皮神经电刺激疗法及自主生物反馈训练治疗。个案报道发现，经 MRI 和电生理检查证实脊髓损伤或椎间盘突出所致的 PSM，针对脊髓损伤的手术及"颈前路椎间盘摘除减压＋植骨融合内固定术"可完全缓解 PSM 症状[1]。目前还没有关于 PSM 治疗的相关标准及指南，如何根据 PSM 发作的频次及疾病严重程度决定治疗开始时间、药物选择、服用剂量及何时减停药物等都需更多的研究来明确。

参考文献

[1] SATELA M J. International classification of sleep disorders-third edition：highlights and modifications[J]. Chest，2014，146(5)：1387 – 1394.

[2] VAN DER SALM S M，ERRO R，CORDIVARI C，et al. Propriospinal my-oclonus：clinical reappraisal and review of literature[J]. Neurology，2014，83(20)：1862 – 1870.

[3] BROWN P，THOMPSON P D，ROTHWELL J C，et al. Axial myoclonus of propriospinal origin[J]. Brain，1991，114：197 – 214.

[4] BAIARDI S，LA MORGIA C，MONDINI S，et al. A restless abdomenand propriospinal myoclonus like at sleep onset：an unusualoverlap syndrome [J]. BMJ case reports，2015，bcr2014206679.

[5] 张军艳，王碧，王晓丽，等 . 脊髓固有肌阵挛的临床电生理研究[J]. 中华神经科杂志，2020，53(6)：410 – 415.

病例 62　睡眠中痛性阴茎勃起

简要病史：男，61 岁，因"睡眠中痛性阴茎勃起 10 年"来诊。患者于 10 年前劳累后出现睡眠中阴茎勃起，伴胀痛，每次发作持续数分钟至数十分钟，直至疼醒后下床活动或排尿至阴茎勃起消退后疼痛消失，每夜发作数次，导致睡眠时间短、睡眠质量差，无遗精、尿急、尿痛。多次就诊于泌尿外科、心身科，给予相应治疗后症状仍未改善。为明确诊断，遂来我院就诊。

既往史：既往体健。否认脑外伤、脑炎等其他神经系统疾病史。无热性惊厥史及家族史。

查体：一般查体及神经系统查体未见异常。

辅助检查：血常规、尿常规、泌尿系统超声、阴茎超声、阴茎勃起功能检测均大致正常。颅脑 MRI 未见异常。

本次入院：24h – VEEG 监测，正常 α 波背景，视频监测全程未见异常波发放。患者夜间睡眠结构差，未见 NREM 睡眠Ⅲ期。共记录到 5 次"临床发作"，患者均表现为从 REM 睡眠中转醒，面部表情痛苦，用手触摸会阴部以缓解疼痛（图 108）。同步脑电图可见觉醒脑电及肌电伪差，5 次发作均导致患者从睡眠中转醒。结合患者临床症状及电生理，考虑诊断为睡眠相关痛性阴茎勃起（sleep - related painful erection，SRPE），予以睡前口服 0.5mg 氯硝西泮片，患者的临床症状完全消失。

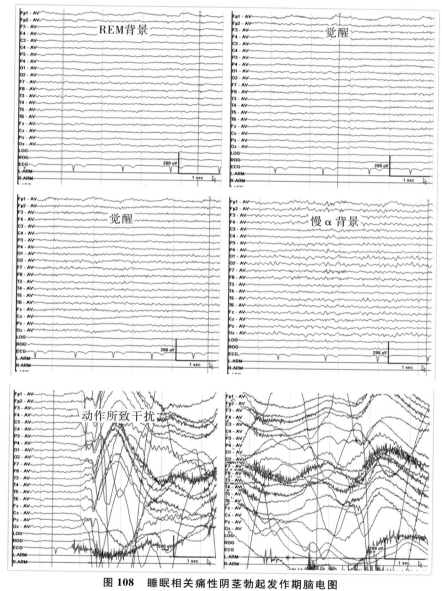

图 108　睡眠相关痛性阴茎勃起发作期脑电图

注：EEG 由 REM 睡眠期出现觉醒反应，患者清醒后触摸会阴部以缓解疼痛，同步脑电为肌电伪差。

随访情况：随访 2 年余，其间患者自行停药后症状复发。目前睡前口服巴氯芬片 2.5mg，未再出现上述症状。

病例分析：2014 年，美国睡眠医学学会制定了《睡眠障碍国际分类》，将 SRPE 定义为勃起时发生的阴茎疼痛，通常发生在 REM 睡眠期[1]。诊断标准[2]：①患者主诉睡眠中存在痛性阴茎勃起；②清醒期阴茎勃起无疼痛；③多导睡眠图监测显示从 REM 睡眠期转醒，同时存在阴茎勃起；④症状与其他器质性疾病及精神障碍无关；⑤排除其他睡眠障碍（如梦魇）。最低诊断标准：① + ② + ④ + ⑤。SRPE 患者报告频繁的觉醒与阴茎深部疼痛有关，严重程度标准分为 3 种。轻度：每周发作少于 1 次；中度：每周发作数次；重度：每晚发作多于 1 次。病程标准分为急性：7 天内；亚急性：7 天至 1 个月；慢性：1 个月以上。本例患者平均每晚发作 2～4 次，考虑为重度。频繁发作严重影响患者睡眠质量，碎片化睡眠导致患者焦虑、紧张、易怒及白天疲劳。

SRPE 的病理生理学机制尚不明确，存在如下假设：血清睾酮水平升高、自主神经功能改变、外侧视前区受压、合并阻塞性睡眠呼吸暂停综合征、筋膜室综合征以及可能的心身因素等。Schmidt 等[3]通过应用大鼠脊髓或中脑横断技术来研究神经系统对 SRPE 的影响发现，在只保留脑干的大鼠中，REM 睡眠保持完整而 SRPE 现象消失，提示前脑而非脑干参与 SRPE 的产生。随后，他们通过对不同的大脑皮质区域施加神经毒性损伤发现，视觉前区与慢波睡眠的产生有关，双侧内侧视前区病变对 SRPE 没有任何影响，而外侧视前区病变消除了 SRPE，清醒状态勃起保持完好。这些结果表明外侧视前区在 SRPE 的产生中起着重要作用。

多巴胺能系统及 GABA 系统可能参与了 SRPE 的发生。GABA 是勃起的主要抑制剂，而谷氨酸促进勃起[4]。目前的研究表明，巴氯芬及氯硝西泮有较好的疗效。巴氯芬为骨骼肌松弛剂，是一种有效的 GABA – β 受体激动剂，抑制谷氨酸及天门冬氨酸的释放。其对 SRPE 的治疗作用可能是通过抑制谷氨酸的释放，松弛坐骨海绵肌及球海绵肌，从而达到抑制阴茎勃起的效果[5]。未来还需要前瞻性对照研究来评估长期使用巴氯芬的疗效及安全性，并制订基于循证医学的治疗建议。根据 SRPE 夜间勃起的过程，还可以通过调节激素水平、改善睡眠结构、REM 睡眠抑制、镇痛和（或）放松盆底肌肉来抑制夜间勃起。抗癫痫发作药、抗抑郁药及精神类药物等也许可以减少 SRPE 的发生，但尚需临床实践。

SRPE 需与间歇性阴茎异常勃起（stuttering priapism，SP）鉴别[6]。SP

是缺血性阴茎勃起的一个亚型，表现为重复并伴有痛苦的阴茎长时间勃起，数次异常勃起之间有自发性阴茎间歇疲软期。其通常发生在夜间睡眠的后期，勃起引起局部缺血性疼痛，使患者从睡眠中清醒，需要通过运动、排尿或冷水浴来缓解。但 SRPE 是一种特发性疾病，其特征是与睡眠有关的周期性疼痛性勃起，常发生在 REM 睡眠期。SP 患者的夜间勃起持续时间多在 4 小时以上，而 SRPE 为数分钟至 10 分钟。与 SP 患者相比，SRPE 患者睡眠期周期性腿动明显增多，由于当时对该病认识不足，本例患者接受了视频脑电图监测，而非夜间 PSG，未关注其周期性腿动特点。因此，对于阴茎异常勃起的患者需通过病史、临床症状、相应的辅助检查及发生的时间特点等进行综合分析以明确诊断及治疗，提高患者的生活质量。

参考文献

［1］美国睡眠医学学会. 睡眠障碍国际分类［M］. 3 版. 高和，译. 北京：人民卫生出版社，2017.

［2］DAROFF R B. The International Classification of Sleep Disorders：Diagnostic and Coding Manual［J］. Neurology，1991，41（1）：160.

［3］SCHMIDT M H，SAKAI K，VALATX J L，et al. The effects of spinal or mesencephalic transections on sleep-related erections and excopulapenile reflexes in the rat［J］. Sleep，1999，22：409 - 418.

［4］CURTIS D R，JOHNSTON G A. Amino acid transmitters in the mammalian central nervous system［J］. Ergebnisse der Physiologie，biologischen Chemie und experimentellen Pharmakologie，1974，69：97 - 188.

［5］VREUGDENHIL S，WEIDENAAR A C，JONG I D，et al. Sleep-Related Painful Erections：A Meta-Analysis on the Pathophysiology and Risks and Benefits of Medical Treatments［J］. Journal of Sexual Medicine，2017，15（1）：5 - 19.

［6］JOHNSON M J，MCNEILLIS V，CHIRIACO G，et al. Rare Disorders of Painful Erection：A Cohort Study of the Investigation and Management of Stuttering Priapism and Sleep-Related Painful Erection［J］. Journal of Sexual Medicine，2021，18（2）；376 - 384.

附录一　常用缩略语

（以英文缩略语首字母为序）

缩略语	英文全称	中文全称
AASM	American Academy of Sleep Medicine	美国睡眠医学学会
ASL	arterial spin labeling	动脉自旋标记
ASM	anti-seizure medication	抗癫痫发作药物
BECT	benign epilepsy of childhood with centro – temporal spike	儿童良性癫痫伴中央颞区棘波
CJD	Creutzfeldt – Jakob disease	克 – 雅病
CPS	complex partial seizure	复杂部分性发作
CPSE	complex partial status epilepticus	复杂部分性癫痫持续状态
CT	computed tomography	电子计算机体层成像
DWI	diffusion – weighted imaging	弥散加权成像
ECG	electrocardiogram	心电图
ECS	eye closure sensitivity	合眼敏感
ED	epileptiform discharge	癫痫样放电
EEG	electroencephalogram	脑电图
EHS	exploding head syndrome	爆炸头综合征
EMA	epilepsy with myoclonic absence	肌阵挛失神癫痫
EMG	electromyography	肌电图
EOG	electrooculogram	眼电图
EPC	epilepsia partialis continua	部分性癫痫持续状态
ESES	electrical status epilepticus during slow sleep	慢波睡眠期癫痫性电持续状态
FBDS	faciobrachial dystonic seizure	面臂肌张力障碍发作
FCMTE	familial cortical myoclonic tremor with epilepsy	家族性皮质肌阵挛震颤癫痫

缩略语	英文全称	中文全称
FIRDA	frontal intermittent rhythmic delta activity	额区间歇性节律性 δ 活动
FMD	functional myoclonus disorder	功能性肌阵挛障碍
FOS	fixation – off sensitivity	失对焦敏感
GABA	gamma – aminobutyric acid	γ – 氨基丁酸
GGE	genetic generalized epilepsy	遗传性全面性癫痫
GTCS	generalized tonic – clonic seizure	全面强直阵挛发作
HV	hyperventilation	过度换气
ICSD – 3	*International Classification of Sleep Disorders – 3*	《睡眠障碍国际分类》(第 3 版)
IFCN	International Federation of Clinical Neuro-physiology	国际临床神经电生理联盟
IGE	idiopathic generalized epilepsy	特发性全面性癫痫
IPS	intermittent photic stimulation – provoked	间歇性闪光刺激诱发试验
JME	juvenile myoclonic epilepsy	青少年肌阵挛癫痫
LGI 1	leucine rich glioma inactivated 1	富亮氨酸胶质瘤失活 1 蛋白
MAE	myoclonic – atonic epilepsy	肌阵挛 – 失张力癫痫
MMSE	mini mental status examination	简易精神状态检查量表
MRA	magnetic resonance angiography	磁共振血管成像
MRI	magnetic resonance imaging	磁共振成像
MSL	mean sleep latency	平均睡眠潜伏时间
MSLT	multiple sleep latency test	多次睡眠潜伏时间试验
MWT	maintenance of wakefulness test	清醒维持试验
NCSE	non – convulsive status epilepticus	非惊厥性癫痫持续状态
NFLE	nocturnal frontal lobe epilepsy	夜间额叶癫痫
NLC	nocturnal leg cramp	夜间下肢痛性痉挛
NPC	Niemann – Pick disease type C	尼曼 – 皮克病 C 型
NREM	non – rapid eye movement	非快速眼动
PA	paroxysmal arousal	阵发性觉醒
PCR	photo convulsive response	光惊厥反应
PET/CT	positron emission tomography and computed tomography	正电子发射计算机体层显像

续表

缩略语	英文全称	中文全称
PLED	periodic lateralized epileptiform discharge	周期性一侧癫痫样放电
PME	progressive myoclonic epilepsy	进行性肌阵挛癫痫
PPR	photo paroxysmal response	光阵发反应
PSG	polysomnography	多导睡眠监测
PSM	propriospinal myoclonus	脊髓固有肌阵挛
RBD	REM sleep behavior disorder	快速眼动睡眠行为障碍
REM	rapid eye movement	快速眼动
SEEG	stereotactic electroencephalography	立体定向脑电图
SEP	somatosensory evoked potential	躯体感觉诱发电位
SGTCS	secondary generalized tonic – clonic seizure	继发性全面强直阵挛发作
SHE	sleep – related hypermotor epilepsy	睡眠相关过度运动癫痫
SNRI	serotonin – noradrenalin reuptake inhibitor	5 – 羟色胺去甲肾上腺素再摄取抑制剂
SOREMP	sleep onset rapid eye movement period	睡眠起始快速眼动
SP	stuttering priapism	间歇性阴茎异常勃起
SRFMM	sleep – related facio – mandibular myoclonus	睡眠相关面下颌肌阵挛
SRMD	sleep – related rhythmic movement disorder	睡眠相关节律性运动障碍
SRPE	sleep – related painful erection	睡眠相关痛性阴茎勃起
SSRI	serotonin – selective reuptake inhibitor	5 – 羟色胺选择性再摄取抑制剂
SUDEP	sudden unexpected death in epilepsy	癫痫猝死
TCD	transcranial Doppler	经颅多普勒
TEA	transient epileptic amnesia	短暂性癫痫性遗忘
VEEG	video – electroencephalography	视频脑电图
VHE	valproate – induced hyperammonemic encephalopathy	丙戊酸钠诱导的高血氨脑病
V – PSG	video – polysomnography	视频多导睡眠监测

附录二　知情同意书

西京医院神经内科脑电生理监测中心

视频脑电图/睡眠监测及诱发试验检查知情同意书

患者姓名		年龄		性别		住院号	
初步诊断						病情	

该患者因病情需要行□视频脑电图/□睡眠监测及□诱发试验以明确诊断，便于行进一步治疗。

告知内容	1. 在监测过程中，为提高视频脑电监测的阳性率，需进行脑电图诱发试验（包括：□睁－闭眼试验、□过度换气、□间歇性闪光刺激、□其他）。诱发试验是脑电监测中的常规检查，通过各种生理性或非生理性的方式诱发出异常脑波，特别是癫痫样放电，有利于诊断及治疗，包括对癫痫预后的判断。过度换气禁忌证包括新发脑卒中、近期颅内出血、大血管严重狭窄和伴有短暂性脑缺血发作、确诊的烟雾病、颅内压增高、严重的心肺疾病、镰状细胞病，孕妇及其他疾病病情危重时不宜进行过度换气。 2. 在诱发试验过程中，一些对刺激敏感的患者，既往其他疾病可能出现急性发作，可能导致病情加重，甚至心搏、呼吸骤停等危险情况的发生。 3. 在监测过程中，由于个体差异，部分患者可能会出现皮肤变红、瘙痒等对医用胶布过敏或其他不适。 一旦发生上述风险和意外，请随时告知医护，我们会采取积极应对措施。 4. 在监测过程中，您及您的陪护人员均处于摄像头视野中，请您及您的陪护人员注意自己的言行举止，并注意保护隐私，防止出现不雅行为。 5. 您的监测资料也可能会被用于： 　a. 临床资料长期保留； 　b. 用于教学与学术交流使用； 　c. 进行临床与科学研究。 我们承诺在以上 a、b、c 过程中不会泄露您的姓名、ID 号、住院号，注意您的肖像等隐私保护，否则带来的一切后果由本单位承担。 　　　　　　　　　　　　　　　　　　　　　医生签名： 　　　　　　　　　　　　签名日期：　　　年　　　月　　　日
患方意见	以上情况医务人员已经告知，我对可能存在的风险表示理解。 同意进行□视频脑电图/□睡眠监测及□选择的诱发试验检查。
	患者或监护人签字　　签名（与患者关系）签名日期：　　　年　　　月　　　日
	说明：18 岁以下未成年或无完全行为能力的患者由法定监护人签字。